ケーススタディ

摂食・嚥下リハビリテーション
症例から学ぶ実践的アプローチ

Case Study: Eating and swallowing rehabilitation —50 cases of practical approach with DVD

監修 里宇明元 藤原俊之

編集 植松 宏 大田哲生 大塚友吉 近藤国嗣 清水充子 高橋秀寿

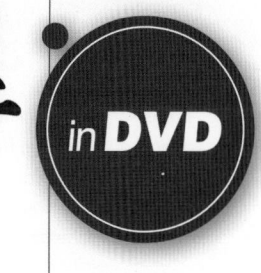

in DVD

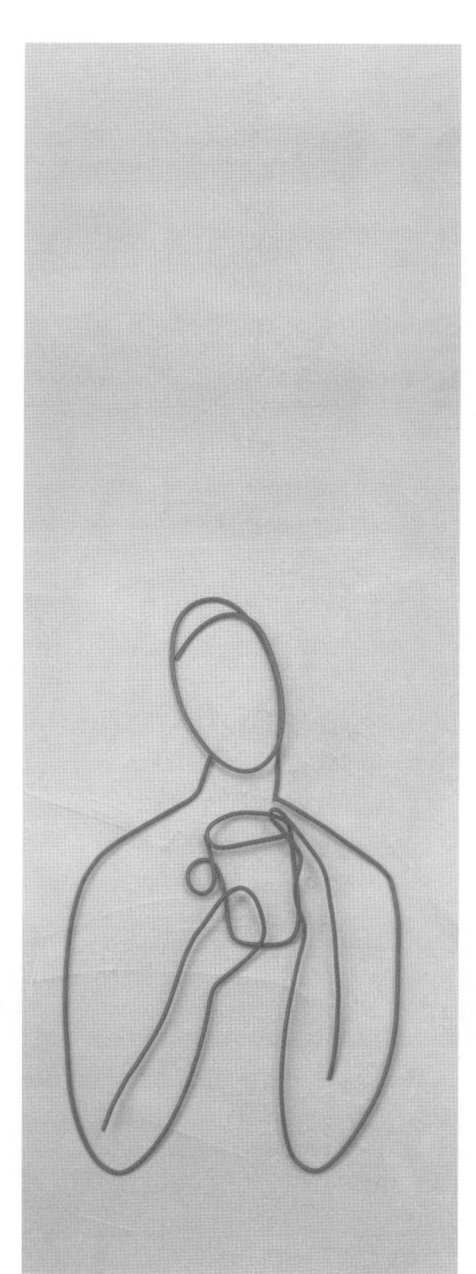

医歯薬出版株式会社

● 監修
里宇　明元　慶應義塾大学医学部リハビリテーション医学教室
藤原　俊之　東海大学医学部専門診療学系リハビリテーション科学

● 編集委員
植松　宏　　東京医科歯科大学大学院高齢者歯科学分野
大田　哲生　旭川医科大学病院リハビリテーション科
大塚　友吉　国立病院機構東埼玉病院機能回復部門リハビリテーション科
近藤　国嗣　東京湾岸リハビリテーション病院
清水　充子　埼玉県総合リハビリテーションセンター言語聴覚科
高橋　秀寿　埼玉医科大学国際医療センター運動・呼吸器リハビリテーション科
辻　　哲也　慶應義塾大学医学部リハビリテーション医学教室

(五十音順)

This book was originally published in Japanese
under the title of：

SESSHOKU ENGE RIHABIRITÊSHON 50 SHOUREI KARA MANABU JISSENTEKI APURÔTI DVD TSUKI
(Case Study：Eating and swallowing rehabilitation—50 cases of practical approach with DVD)

Editors：

LIU, Meigen
　　Professor, Department of Rehabilitation Medicine
　　School of Medicine, Keio University

FUJIWARA, Toshiyuki
　　Lecturer, Department of Rehabilitation Medicine
　　School of Medicine, Keio University

© 2008　1st ed.

ISHIYAKU PUBLISHERS, INC.
　7-10, Honkomagome 1 chome, Bunkyo-ku,
　Tokyo 113-8612, Japan

序

　リハビリテーション（以下リハ）医学は「動く」「考える」「しゃべる」「食べる」「排泄する」というヒトのいわゆる根源的な"動物"的機能を扱う医学である．従来は「食べる」ことに関しては，栄養の吸収ということで，消化管という臓器を中心とした医学が中心であり，「食べる」ことへの医学的アプローチはごく限られたものであった．しかしながら，この10〜20年間における摂食・嚥下リハの広がりとともに，医学，歯学，看護学，介護等の広い範囲にわたり「食べる」ことへの関心が高まりつつある．さらに摂食・嚥下リハの普及に伴い，高齢者，脳卒中に限らず，さまざまな領域で嚥下障害が広く認識されるようになり，ますます需要が高まっている．

　一方で，嚥下障害に伴う誤嚥性肺炎の概念が知られるようになり，そのリスクを恐れるあまり，安易な経管栄養，胃瘻造設が行われる機会も逆説的に増加するという弊害も見受けられるようである．

　近年の摂食・嚥下リハへの関心の高さを反映して，関連する出版物も増加の一途をたどり，情報が氾濫するなかで，エビデンスに基づく，より実践的な摂食・嚥下リハの知識が必要とされている．

　本書では，多岐にわたる摂食・嚥下リハの具体的な症例を提示し，その嚥下造影所見などの実際の画像を参照しながら，より実践的な評価および治療方針の立てかたを，バックボーンとなる知識，考えかたとともに学習することができるように工夫されている．本書を通じて，読者は実践的な評価のしかたやアプローチ方法を学ぶことができ，これから摂食・嚥下障害のリハに取り組もうと考える初学者やこれまでの経験，知識を整理したいと考えている読者は，それぞれの章の最初のオーバービューで，疾患特異的な摂食・嚥下障害の特徴を理解し，その後に提示されている症例について，本文とあわせてDVDを参照することにより，より実践的な評価，アプローチの流れを学習することが可能であろう．また，すでに摂食，嚥下リハに取り組まれている方には，対応に困った場合などに同様の症例を参照することにより，臨床における解決の糸口となるものと期待している．すぐに使える実用書でありながら，単なる経験論によるものではなく，各領域における第一人者によるエビデンスに基づく解説があり，読者の知識の整理および臨床への応用におおいに活用していただければ幸いである．

　本書の出版にあたり，多彩かつ貴重な症例をご提供いただいた執筆者の先生方に深謝いたします．

監修・編者を代表して

2008年8月
慶應義塾大学医学部リハビリテーション医学教室　講師
藤原俊之

ケーススタディ 摂食・嚥下リハビリテーション
50症例から学ぶ実践的アプローチ DVD付

CONTENTS

I 脳卒中による嚥下障害

オーバービュー（大田哲生）……………………………………………………………… 2

症例 1　姿勢と食形態の調節を段階的に進めて経口摂取が可能となった症例（小林由紀子・赤星和人）……………………………………………………………… 5

症例 2　日中独居となる高次脳機能障害を合併した脳梗塞再発の症例（新藤恵一郎）……………………………………………………………… withDVD　10

症例 3　発症から1年半経過後バルーン訓練により粗刻み食摂取可能となった橋出血症例（吉原 博）……………………………………………… withDVD　15

症例 4　長期経管栄養後に経口摂取可能となった全失語・拒食の症例（大田哲生・土屋恵子）………………………………………………… withDVD　20

症例 5　胃瘻による経管栄養に一食の経口摂取が可能となり自宅退院した脳幹梗塞症例（吉原 博）……………………………………………… withDVD　25

症例 6　輪状咽頭筋切断術と術後リハにより経口摂取自立，復職に至った症例（清水充子）………………………………………………………………… 30

症例 7　小脳梗塞で側臥位による直接的嚥下訓練が有効であった症例（野田幸男・横井寛士・他）………………………………………………… withDVD　37

症例 8　頸部回旋嚥下で経口摂取可能となったワレンベルグ症候群の症例（補永 薫）……………………………………………………………… withDVD　42

症例 9　長期間経管栄養であったものの self IOE にて楽しみ程度の摂取が可能となった症例（石川敏和）……………………………………………………… 47

症例 10　入院中に誤嚥性肺炎になったが経口摂取可能となり自宅退院となった症例（石川敏和）……………………………………………………………… 52

Sidememo
食形態と嚥下 ……………………………………………………………………………… 9
不顕性誤嚥と肺尖 ………………………………………………………………………… 14
バルーン訓練 ……………………………………………………………………………… 19
think swallow ……………………………………………………………………………… 19

N-Gチューブと胃瘻 …………………………………………………………… 24
VF・VE ………………………………………………………………………… 29
声の評価 ………………………………………………………………………… 36
嚥下姿位の重要性 ……………………………………………………………… 40
ワレンベルグ症候群 …………………………………………………………… 45
IOE ……………………………………………………………………………… 51
口腔ケア ………………………………………………………………………… 56

Ⅱ 脳損傷・低酸素脳症による嚥下障害

オーバービュー（清水充子）………………………………………………………… 58
症例 11 外傷性脳損傷後1年経過時からアプローチし，長期経過後に経鼻経管から経口摂取自立した症例（清水充子）………………………………… 62
症例 12 急性期の併存病態への対処と平行しての嚥下訓練を行った頭部外傷による嚥下障害の症例（藤谷順子）……………………………………… 68
症例 13 低酸素脳症により嚥下障害をきたし外来での長期的な指導で改善した症例（藤谷順子）……………………………………………………… 73

Sidememo
歯肉マッサージ ………………………………………………………………… 67
嚥下障害と脳CT ……………………………………………………………… 72
嚥下障害を理解するうえでの体幹観察の重要性 …………………………… 78

Ⅲ 神経筋疾患による嚥下障害

オーバービュー（大塚友吉）……………………………………………………… 80
症例 14 患者のニードを尊重しつつ嚥下の残存機能を最大限に活用できた球麻痺型ALSの症例（市原典子）…………………………………………… 83
症例 15 嚥下障害を合併したパーキンソン病の3症例（浦上祐司）………… 88
症例 16 症状の進行に対応した介入で嚥下機能を最大限に発揮できたDuchenne型筋ジストロフィーの症例（野﨑園子）………………………… 94
症例 17 嚥下教育と間接訓練を行った筋強直性ジストロフィーの2症例（池澤真紀・花山耕三・他）……………………………………………… 101
症例 18 経口摂取可能となった球麻痺を呈した脳幹脳炎を伴うギラン・バレー症候群の症例（時里香）…………………………………………… 106
症例 19 多発性硬化症の時間的空間的多発性による特徴のある嚥下障害の症例（川上寿一・福岡達之）……………………………………………… 111

症例 20　内視鏡的バルーン拡張術が有効であったポストポリオ症候群の症例（松嶋康之・佐伯　覚・他）……… with DVD　117

症例 21　多系統萎縮症による嚥下障害で栄養管理と気道確保を目標とした症例（肥後隆三郎）………………………………………………………………………………… 121

症例 22　治療抵抗性の嚥下障害を呈した血中抗 MuSK 抗体陽性重症筋無力症の症例（山脇正永）……………………………………………………………… with DVD　126

Sidememo
ALS……………………………………………………………………………………… 87
Hoehn and Yahr 重症度分類………………………………………………………… 93
Duchenne 型筋ジストロフィーの摂食・嚥下障害………………………………… 99
筋強直性ジストロフィー……………………………………………………………… 105
ギラン・バレー症候群………………………………………………………………… 109
多発性硬化症…………………………………………………………………………… 116
ポストポリオ症候群による嚥下障害………………………………………………… 120
いつ声帯運動をチェックするか……………………………………………………… 125
Osserman 分類と MGFA 分類……………………………………………………… 130

Ⅳ 小児の嚥下障害

オーバービュー（高橋秀寿・小宗陽子）……………………………………………… 132

症例 23　先天性唾液腺欠損症による口腔内乾燥によってう歯が問題となった小児の症例（高橋秀寿・小宗陽子）…………………………………………………… 135

症例 24　心疾患を有し口蓋裂未閉鎖のまま経口指導を行った 21 トリソミー児の症例（佐藤裕子）……………………………………………………………………… 139

症例 25　摂食パターンを修正し咀嚼機能を獲得していった Prader-Willi 症候群の症例（小沢　浩・岩間一実）………………………………………………………… 146

症例 26　嚥下障害を有するアテトーゼ型脳性麻痺の患児が経口摂取を継続できた症例（上石晶子・赤荻芙美子）…………………………………………… with DVD　149

症例 27　むせと嘔吐を繰り返し摂食困難であった先天性心疾患術後・発達遅滞の症例（問川博之・岸　さおり）…………………………………………………… 153

症例 28　外来訓練により咀嚼機能の獲得を促した発達障害に伴う摂食・嚥下障害児の症例（清水充子）……………………………………………………………… 158

症例 29　胃食道逆流症を伴い長期に経管栄養を必要とした 22q11.2 欠失症候群の症例（洲鎌盛一）……………………………………………………………………… 164

症例 30　外表奇形で出生後呼吸困難があり小児歯科的摂食アプローチで摂食障害が

改善した症例（金田一純子）·· 169

Sidememo
ドライマウス ·· 138
スプーンの工夫（選択） ·· 144
Prader-Willi 症候群 ·· 148
アテトーゼ型脳性麻痺の特徴 ·· 152
乳児嚥下と成人嚥下の違い ·· 157
バンゲード法 ·· 157
咀嚼運動 ·· 163
24時間食道 ph モニター ·· 168
ニッセン噴門形成術 ·· 168
Hotz 床 ·· 172

V がんによる嚥下障害

オーバービュー（辻 哲也）·· 174

症例 31　早期退院を目標とした舌亜全摘術後の重度嚥下障害の症例（安藤牧子・辻 哲也）··· 178

症例 32　中咽頭癌術後，後治療が加わり嚥下障害が遷延した症例（安藤牧子・辻 哲也）··· 184

症例 33　食道癌術後の嚥下障害の症例（周術期リハプログラム介入開始前と開始後の比較）（大森まいこ（松本真以子）・山本幸織・他）··········· 190

症例 34　化学放射線療法後に嚥下障害が遷延したが経口摂取可能となった症例（神田 亨）·· 197

症例 35　脳腫瘍の進行によって徐々に嚥下機能が増悪していった症例（神田 亨）··· 202

症例 36　嚥下障害を呈する進行癌の2症例（緩和的リハ）（安藤牧子・辻 哲也）··· 206

Sidememo
舌癌術後のチューブ栄養の種類と適応 ·· 183
メンデルゾーン手技 ·· 189
食道癌術後の食道期嚥下障害への対応 ·· 196
食道癌術後の嚥下訓練 ·· 196
放射線照射後の嚥下リハの関接訓練 ·· 201
悪性脳腫瘍と嚥下障害 ·· 205
末期がん患者の食べることと QOL ·· 211

VI 歯科・口腔外科疾患による嚥下障害

オーバービュー（植松 宏）……………………………………………………………… 214

症例 37 全量経管栄養（PEG）から全量経口摂取に至った舌切除症例（中根綾子）
……………………………………………………………………………… withDVD 218

症例 38 下顎骨切除術後に嚥下障害を生じ，退院後の外来フォローにより常食摂取可能となった症例（村田志乃）…………………………………… withDVD 223

症例 39 寝たきり状態で経口摂取もほとんどなく，廃用により嚥下機能が顕著に低下していた症例（戸原 玄）……………………………………… withDVD 228

症例 40 高齢者ではよくみられる，口腔内および口腔周囲の不随意運動（オーラルジスキネジア）が止まらない症例（田村文誉・菊谷 武）……………… 233

症例 41 習慣性顎関節脱臼にて下顎位が定まらず，摂食・嚥下に困難をきたした症例（菊谷 武・田村文誉）………………………………………………………… 240

症例 42 喉頭摘出術後も嚥下障害が遷延化したワレンベルグ症候群患者に対して軟口蓋挙上装置が効果的であった症例（菊谷 武・高橋賢晃）…… withDVD 245

症例 43 舌接触補助床を装着したことにより口腔移送が改善したALSの症例（西脇恵子・菊谷 武）………………………………………………………… 248

Sidememo
舌切除術 …………………………………………………………………… 222
下顎骨切除 ………………………………………………………………… 227
訪問診療 …………………………………………………………………… 232
オーラルジスキネジア …………………………………………………… 239
習慣性顎関節脱臼 ………………………………………………………… 244
軟口蓋挙上装置 …………………………………………………………… 247
舌接触補助床 ……………………………………………………………… 250

VII その他の嚥下障害

オーバービュー（近藤国嗣）……………………………………………………………… 252

症例 44 肺炎を主訴に入院し嚥下訓練で経口摂取を獲得し退院した症例（田邊亜矢）
……………………………………………………………………………… withDVD 256

症例 45 誤嚥性肺炎を主訴として入院して全身状態改善のため経管栄養とした症例（吉川幸織）……………………………………………………………… withDVD 260

症例 46 口腔機能を中心とした摂食・嚥下障害を有する認知症患者に対して，代償手段の併用にて栄養管理可能となった症例（近藤国嗣）………………… 264

症例 47　大腿骨頸部骨折で牽引中に嚥下障害が認められた認知症の症例（屋嘉比清美）………………………………………………………………………………… 269

症例 48　精神疾患を主訴として入院し，薬剤性嚥下障害を合併した症例（興津太郎）………………………………………………………………………… withDVD 274

症例 49　症状と環境に合わせた対応により摂食・嚥下の問題の改善に至った中年期ダウン症例（清水充子）………………………………………………… withDVD 279

症例 50　頸髄損傷に合併した嚥下障害において骨棘を認めた症例（保存的加療例と骨棘切除術施行例）（大森まいこ（松本真以子）・安藤牧子・他）……… withDVD 285

Sidememo
高齢者の嚥下障害 …………………………………………………………………… 258
アイスマッサージ …………………………………………………………………… 263
口腔相の障害へのアプローチ ……………………………………………………… 267
認知症と嚥下障害 …………………………………………………………………… 273
薬剤性嚥下障害 ……………………………………………………………………… 277
心因性嚥下障害 ……………………………………………………………………… 278
摂食嚥下機能発達障害を有する中高齢者への対応 ……………………………… 284
頸椎骨棘と嚥下障害 ………………………………………………………………… 290

付録 DVD …………………………………………………………………………… 292

I 脳卒中による嚥下障害

I 脳卒中による嚥下障害オーバービュー

大田哲生　旭川医科大学病院リハビリテーション科

はじめに

　わが国における脳血管疾患の患者数は約 134 万人（2008 年）であり，脳卒中患者の嚥下障害の頻度は急性期で 30 〜 50％，慢性期でも 10 〜 30％程度と報告されている[1,2]．また，総合病院における嚥下障害患者の 21 〜 46％が脳卒中患者であるといわれており[3]，脳卒中患者の嚥下障害に対するアプローチはリハビリテーション（以下リハ）上，重要な位置を占めている．本稿では脳卒中の嚥下障害の分類と，リハアプローチについて概説する．

嚥下障害の分類

　脳卒中の嚥下障害はその病変部位により，延髄より上に病変のある仮性球麻痺，嚥下中枢が存在する延髄に病変のある球麻痺に分けられる[4]．さらに急性期には意識障害に伴う嚥下障害に注意を必要とする．

【1】仮性球麻痺

　仮性球麻痺とは延髄の両側性の核上性病変によって起こり，嚥下障害のほかに構音障害も伴う．一側性の病変でも嚥下障害は起こりうるので注意が必要である．嚥下に関係する筋肉の協調性が低下したり筋力が低下することにより，食物の取り込みや咀嚼，送り込み，飲み込みに障害をきたす．嚥下反射は保たれていることが多いが，反射の遅延や減弱を認める．一般的に仮性球麻痺は病変部位により，①皮質・皮質下型，②内包型，③脳幹型に分けられる（図）．

①皮質・皮質下型

　失語症や失行，失認，保続などの高次脳機能障害を伴うことが多い．これらの随伴症状のため集中力や理解力，学習能力が低下していることが多く，リハ上の問題となる．

②内包型

　通常は両側性の大脳基底核病変が責任病巣となる．パーキンソン症候群を呈していることが多く，摂食の動作とともに咀嚼や舌の運動が緩慢なことが多い．

③脳幹型

　延髄より上の橋や中脳の病変が責任病巣となる．病変が小さくても重度の仮性球麻痺を呈するこ

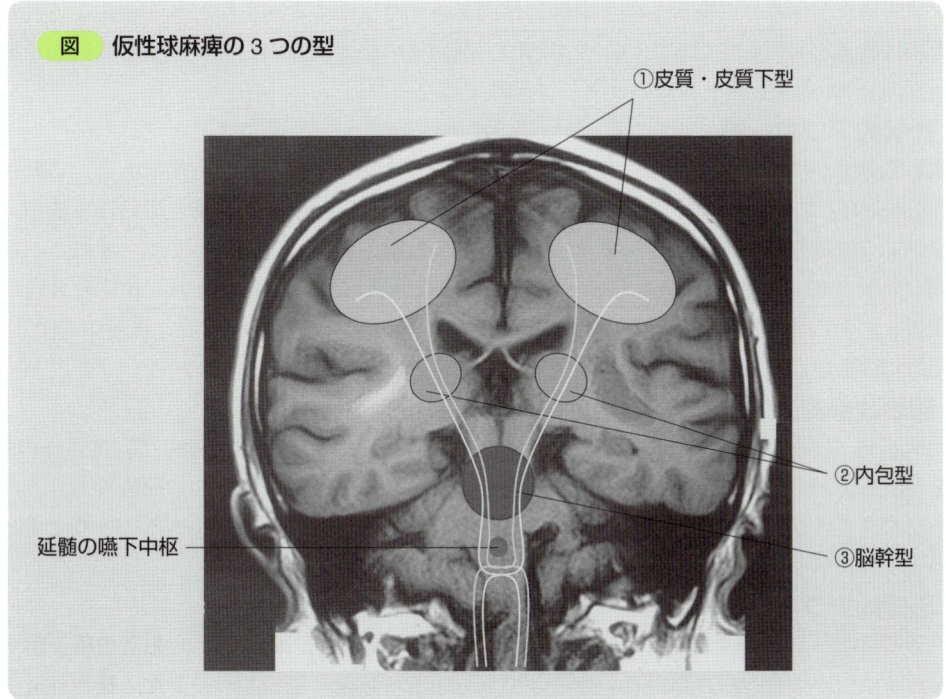

図　仮性球麻痺の3つの型
①皮質・皮質下型
②内包型
③脳幹型
延髄の嚥下中枢

とがある．病変部位によっては眼振，失調症を伴っており，めまい，嘔気などにより食事摂取自体が問題となることがある．また四肢麻痺を伴う場合もあり運動障害のため摂食動作に工夫を要することもある．

【2】球麻痺

延髄から出ている脳神経の障害による麻痺症状を球麻痺という．顔面神経や三叉神経支配の筋も同時に障害を受けていることが多い．ワレンベルグ症候群による症状がこれにあたる．完全な球麻痺では嚥下反射が消失する．舌，軟口蓋，咽頭，喉頭の筋が障害を受けるため，咀嚼，送り込み，飲み込みのすべての機能に影響をきたす．

【3】意識障害による嚥下障害

上記の麻痺以外にも脳卒中では意識障害を認めることが多く，病変部位にかかわらず嚥下障害を伴うことがあるので注意が必要である．直接の脳幹病変のみならず，他部位の病変による脳幹の圧迫により，脳幹網様体が障害を受けている場合は意識の低下が認められる．嚥下中枢は延髄の網様体にあり意識を保つ網様体と密接に関係しているため，意識障害がある場合は嚥下障害を伴うことが十分に考えられる．

リハビリテーションアプローチ

リハでは障害を階層構造としてとらえ，各障害に対して4つのアプローチ方法がとられている[4]．

【1】治療的アプローチ

まず機能形態障害（impairment）に対してアプローチを行う．嚥下に関係する筋力の強化や協調運動を訓練したり，嚥下反射の促通訓練などを行う．食物を用いずに行う間接的嚥下訓練と食物を用いて実際に嚥下を行う直接的嚥下訓練が代表的であるが，摂食訓練の始めと終わりに十分な口腔ケアを行うことを忘れてはならない．間接的嚥下訓練にはアイスマッサージや pushing exercise，バ

ルーン訓練法などがあり，直接的嚥下訓練には交互嚥下や息こらえ嚥下などさまざまな方法があるが，詳細は成書を参照いただきたい．舌や咽頭・喉頭筋の機能回復のためには構音訓練が重要であり，頸椎のROM訓練も嚥下機能の改善には忘れてはならない．

【2】代償的アプローチ

機能形態障害が残存しながらも，なんとか食べる能力を獲得するための方法である．これは能力障害（disability）に対するアプローチで経管栄養や中心静脈栄養などの手技を用いる方法や，嚥下しやすいように体位を整えること，また嚥下に適した食物形態を工夫することが含まれる．嚥下造影検査（VF）で誤嚥を認めるからといって経口摂取をあきらめる必要はない．体位や食物形態の工夫によって経口摂取への道を探ることは嚥下リハの醍醐味であると考える．患者のQOL向上を図るためには可能な限り経口摂取の可能性を検討すべきである．

【3】環境改善的アプローチ

社会的不利（handicap）の克服に対するアプローチ方法で，家族や介護者，社会全体への指導・教育を行う必要がある．麻痺や言語障害と同様に嚥下障害も脳卒中のひとつの障害であり，段階的なリハプログラムがあること，経口摂取が不可能な場合にも代償的な方法があることなどを患者の周りの人々に理解してもらい，環境や機器の整備を進めていく必要がある．

【4】心理的アプローチ

食べることは人間の何よりの楽しみであるため，この機能の喪失は患者に大きな精神的ダメージを与える．口から食べられないということで気分が落ち込み，他のリハに対する積極性も失われることがあるため，これらの患者に対する心理的サポートはきわめて重要である．この心理的アプローチは他のアプローチと並行して進めるべきである．

おわりに

脳卒中患者の場合，嚥下機能障害とともに運動麻痺，高次脳機能障害などを伴うことが多い．脳卒中の摂食・嚥下障害に対するリハでは，摂食動作や飲み込み動作に対するアプローチはもちろんのこと，その前段階の食事に対する意欲や1回ごとの摂取量の調節，時間的なペース配分，食器の位置などにも注意してアプローチを行うことが重要である．本章では，脳卒中患者の典型的な嚥下障害に対するアプローチとともに，リハに工夫を要した症例をあわせて提示する．

文献

1) 才藤栄一，千野直一：脳血管障害による嚥下障害のリハビリテーション．総合リハ 19（6）：611-615，1991.
2) 植田耕一：より質の高い摂食・嚥下リハビリテーションを目指して 他科医からの提言 歯科の立場から（口腔ケア・口腔機能へのアプローチ）改正介護保険制度における「口腔機能の向上支援」の役割と医療−介護連携．リハ医学 44（2）：92-96，2007.
3) Groher ME, Bukatman R：The prevalence of swallowing disorders in two teaching hospitals. *Dysphasia* 1：3-6, 1986.
4) 藤島一郎：脳卒中の摂食・嚥下障害，医歯薬出版，2007.

1 姿勢と食形態の調節を段階的に進めて経口摂取が可能となった症例

小林由紀子　赤星和人　市川市リハビリテーション病院

01 経過

　症例：72歳，男性．
　経過：数年前から，脳出血や多発性脳梗塞によって両片麻痺（右片麻痺軽度，左片麻痺重度）を生じており，2005年以降，屋内の移動は車椅子と介助歩行を併用していた．味噌汁や茶で時折むせていたが常食を摂取しており，肺炎の既往はなかった．
　2006年12月左片麻痺が増悪して，かかりつけ医へ救急搬送された．頭部MRIで脳梗塞の再発と診断されて入院し，保存的に加療された．意識は清明で，第2病日からベッドサイドでリハビリテーション（以下リハ）を開始し，食事は全粥・軟菜食を摂取していた．しかし，第3病日に肺炎を併発して経口摂取は中止となり，末梢静脈から補液や抗生物質の投与などの治療を受けた．肺炎は約3週間で軽快して，第23病日ST介入のもと，ペースト食の経口摂取を再開し，数日で刻み食を食べるようになった．両片麻痺，嚥下障害，構音障害などに対するリハのため，第32病日当院へ転院となった．

02 検査所見とゴールの設定

　画像：頭部MRI（第36病日），両基底核，両放線冠，橋左内側にT1強調低・T2強調高信号域が複数散在．
　胸部X線：転院時，明らかな異常陰影なし．
　併存疾患：なし．
　既往歴：1986年：右視床出血，左片麻痺（軽度）．2004年：脳梗塞，右片麻痺（ごく軽度），構音障害．2005年：脳梗塞，左片麻痺（重度）．
　社会的背景：妻と同居（2人暮らし）．同じ市内に娘が居住しており，週1～2回介護を援助．
　検査データ：転院時，WBC 7,700（Neutr 65％），Hb 14.1，PLT 21.1万，TP 7.2，Alb 3.8，LDH 167，TC 202，TG 141，HDL-C 45，BS 97，BUN 9.8，Cr 0.8，Na 139，K 4.2，Cl 106，CRP 0.9．
　機能障害：両片麻痺（右上下肢は分離運動可能で，徒手筋力テスト（MMT）4相当の軽度の片麻痺．左上下肢は筋の随意収縮がみられず重度の痙性片麻痺），構音障害（気息性嗄声），高次脳機能障害（左半側視空間失認，注意障害，知能低下），ROM制限（左上下肢に加え，頭頸部前屈45度，後屈30度，体幹前屈45度，後屈-20度）．起き上がり動作最大介助，起立・立位保持不能．頸部・体幹の支持性が低く，端座位では円背で左へ傾く．顔を起こそうとすると円背かつ下位頸椎を前屈したまま顎を突き出すように頭部（上位頸椎）のみを後屈し，長時間の保持は不能．車椅子座位は20分程度可能だが疲れやすい．右握力12 kg．SaO$_2$ 95％（room air）．

ADL：FIM 総合計 39 点（運動項目は食事 4, ほか各 1～2 点, 合計 21 点. 認知項目は理解 6, 表出 2, 問題解決 3, 社会的交流 4, 記憶 3, 合計 18 点）.
問題点：両片麻痺（右軽度, 左重度）, 嚥下障害, 構音障害, ROM 制限, 筋力低下, 起立・歩行障害, ADL 低下, 介護者, 家屋.
【嚥下障害の評価】
診察：162 cm, 60 kg（入院前から −8 kg）. 体温 36.6 度. 口腔内湿潤だが白い舌苔付着. 普段は軽く開口しており流涎がときにあるが, 随意的口唇閉鎖は可能. 軟口蓋挙上せず, 咽頭反射左右とも消失. 挺舌はやや左に偏位, 左右への舌運動は緩慢で力が弱い. 反復唾液飲みテスト（RSST）1 回/30 秒. 改訂水飲みテスト 2 回目でむせ, 水飲み後の空嚥下は不能.
摂食状況：車椅子座位. 円背, 顎を突き出すように頭部後屈. 上下総義歯使用. 入院時食形態は全粥, 軟菜刻み（とろみつき）. 右手でスプーンを用い自力摂取. 一食 45 分以上かかり, 後半は食事動作に介助を要することがある. 食形態にかかわらず, ときどきむせる.
VF 所見 1 回目（第 34 病日, 入院 3 日目）：食事摂取時と同じ車椅子座位で, 形態はゼリー（軟, 硬）, 液体（とろみつき, とろみなし）, 全粥, 軟菜刻み（とろみつき）を用いた. 体幹前屈, 頸部（下位頸椎）前屈, 頭部（上位頸椎）後屈し, 首が下がった状態で顎を突き出して前を向く. 矢状面では本来縦になる中咽頭から下咽頭が, この姿勢だと水平に近くなり, 喉頭から気道にかけても同じく水平となって, 咽頭の前方ではなく, 下方に横たわる形となる. 口腔期において, 舌運動が弱く, 食塊形成, 咽頭への送り込みに時間がかかる. 首が下がっているため重力による食塊の移送はうまくはたらかない. 嚥下反射惹起遅延（5～7 秒）. 咽頭期において, 軟口蓋は挙上せず, 喉頭挙上も不十分で, 喉頭蓋は水平位まで反転するが梨状陥凹に食塊残留を認める. 空嚥下を指示しても行えず, 液体（とろみつき）を 5 ml 追加して嚥下を促すと残留は減少する. 液体（とろみなし）では喉頭挙上期型誤嚥あり. むせるまでに時間がかかり咳込みも弱く, 誤嚥物は喀出されなかった.
ゴール設定：肺炎の合併がなく, かつ十分な栄養・水分量を経口で摂取できることを目標とする. そのために, 適切な食形態（**サイドメモ**）や姿勢の検討, 姿勢制御にかかわる体幹機能, ROM の改善や体力向上のための訓練を行う.

03 入院後のリハアプローチと経過

経口摂取の継続

VF では液体（とろみなし）以外の誤嚥はなかったものの, 食事摂取の様子から誤嚥していることが推察された. 転院時, 発熱や白血球・炎症反応の上昇はなく, 食事は全粥・刻み食（とろみつき）の経口摂取を継続することにして, 体を起こすように座位姿勢を調節, とろみ茶と食事との交互嚥下を促すようにした. これらの介入は ST, PT や看護師が食事に同席して行った. 食事後にもとろみ茶を摂取して咽頭残留の解消を図り, 看護師が介助して十分な口腔ケアを行った. 歯科での義歯調整や口内環境の清浄化も開始した. リハとして, PT, OT では, 頸部・体幹の ROM 訓練, 筋力増強訓練, 座位バランス訓練, ST では嚥下器官（口唇・頬・舌など）や頸部の他動ストレッチ, 筋力増強訓練, 発声訓練を行った. しかし, 姿勢調節については, クッションや体幹パッド, ベルトなどを用いても体幹を起こして保持することはなかなか困難だった.

誤嚥性肺炎の併発とその後の対応

入院から 2 週間後, 38.2 度の発熱があり, 精査で誤嚥性肺炎と診断された. WBC 12,800（Neutr

89％），CRP 10.2，BUN 25.8，Cr 1.2．経口摂取は中止し，末梢静脈からの補液と抗生物質投与を行った．約2週間で肺炎は軽快し，再度経口摂取を開始できるかを検討するため2回目のVFを行った．

　VF 2回目（第62病日，入院1カ月後）：リクライニング車椅子で30度仰臥位から施行．頸部は枕で調整して軽度の前屈を保持．クッションやパッド，足台で姿勢を安定するよう調節．食形態は，スライスゼリー，次いで山型ゼリーで行ったところ，座位時よりも全体にスムーズに一連の嚥下が可能だった．誤嚥なし．スライスゼリーでも舌で押し潰してしまい丸飲みはできず，どちらの形状でも嚥下後の喉頭蓋谷，梨状陥凹への残留が少量あり．液体（とろみつき）でも同様．複数回嚥下は指示しても誘発されなかった．さらに45度仰臥位にあげて施行．ゼリーでは30度仰臥位での所見と同様．液体（とろみつき）で喉頭挙上期に喉頭侵入あり．むせなし．検査が進むにつれ疲労して，送り込みや嚥下反射惹起がより遅くなる．経口での十分な栄養・水分摂取は困難と判断し，経鼻胃管を留置した状態で直接訓練が可能かどうか，45度仰臥位でのゼリー摂取を試みた．VF上は明らかな誤嚥・喉頭侵入なく摂取が可能だった．

　この結果を踏まえ，当面は経鼻胃管を留置しての経管栄養を導入した．リハとしては，前述の間接訓練に加え，45度仰臥位（ベッド上）でゼリーを経口摂取する直接訓練を行った．最初はSTによって，1日1回，本人が疲れておらず反応のよい時間帯を見計らって行い，集中できなくなったり，口腔相が延長してきたりしたら終了するようにした．終了後は口腔ケアを行い，吸引した．経鼻胃管の留置が嚥下運動を妨げ誤嚥性肺炎のリスクを上げる側面もあるため[1]，カテーテルが咽頭を左右に横切らず，挿入した鼻孔と同側の梨状陥凹を通過するよう，挿入時，反対側に頸部を回旋させ，挿入後，口内からカテーテルの位置を確認するなどして，留置位置には十分注意し，発熱有無，喀痰の量（日常的な吸引回数），炎症反応などの徴候も細かくチェックした．10日程度で50 m*l* のゼリーを1個，10分程度で食べられるようになり，本人の経口摂取に対する意欲が向上してきたため，看護師や家族の介助で，希望時にゼリーを摂取できるようにして，STではストレッチや発声訓練，咳嗽訓練を強化した．

　家族は，入院当初に座位で3食経口摂取していたこともあり，最初は姿勢や食形態の調節に対する認識が低かった．VFを供覧して，現段階でのリクライニング仰臥位の重要性や疲労による変化などを説明したうえで，摂食介助法を指導した．多く食べさせることを目標にしがちなため，時間がかかるようになったら終了することを強調した．また，吸引を指導して食塊残留や喀痰の量に意識を向けられるようにした．この間，経管栄養は1,400 kcal/日，人工濃厚流動食1,400 m*l* ＋白湯400 m*l* を3回に分けて経鼻胃管から行った．

段階的な直接訓練と嚥下機能の改善

　1回にゼリー2個を10分程度で，1日2回食べられるようになり，一時的な痰の増加はあっても発熱はなく経過したので，さらに直接訓練を進める際の食形態や姿勢を検討するため3回目のVFを施行した．

　VF 3回目（第90病日，入院2カ月後）：リクライニング車椅子上，45度，60度仰臥位で施行．経鼻胃管留置．ゼリー，液体（とろみつき），軟菜刻み食（とろみつき），全粥の摂取が誤嚥なく可能．舌運動が力強くなり，60度仰臥位でも送り込みが十分にできた．嚥下反射惹起遅延や嚥下後の梨状陥凹への食塊残留は依然としてみられたが，ゼリーで追加嚥下を行えば残留はほぼ解消された．90度座位はいまだ体幹前屈が強く耐久性も低いため施行しなかった．

　1日1食，日中にゼリーと軟菜刻み食（とろみつき）の経口摂取を60度仰臥位（ベッド上）で開始

した．まずゼリーを数口摂取，その後刻み食とゼリーの交互嚥下を行う．テーブルの高さや盆の角度を調整して本人に食事がみえるようにした．食事動作を本人が行うと頭を起こそうとして頸部が緊張するため最初は介助で行い，リクライニングの姿勢に本人が慣れたところで，食事をすくってもらったスプーンを本人が口へ運ぶところから食事動作も導入していった．栄養摂取法は経管栄養を主のままとして経鼻胃管留置し前記を継続した．食事前・後の吸引や口腔ケアは継続した．

摂食開始から4日後，痰が増え始め，37度台前半の発熱があり，一時経口摂取を中止した．抗生物質投与により症状は数日で消失し，今度は60度仰臥位でゼリーのみの摂取から再開，これで1週間全身状態が安定していることを確認した後，刻み食（とろみつき）摂取を再開した．しだいに30分以内に一食摂取できるようになり，座位姿勢や体力が改善したところを見計らって，4回目のVFを施行した．

VF 4回目（第118病日，入院3カ月後）：車椅子座位で施行．体幹前屈は改善し頸部も正中や軽度前屈で保持可能となった．食事動作を自分で行っても姿勢は保持できている．リクライニング仰臥位よりやや口腔相が延長するが，舌での送り込みは可能で，嚥下反射惹起も3～5秒と早くなった．梨状陥凹への残留は，全粥，軟菜刻み食（とろみつき）でリクライニング位と同程度に認められ，液体（とろみ）やゼリーの追加嚥下で解消された．

経口摂取への完全移行

1日1回，経口摂取を車椅子座位で行うように変更した．PTが食事時の座位姿勢を評価して，適切な座位を長く保持できるよう，座面クッションと体幹パッドを再調節した．食事動作は本人が行い，STや看護師，家族が同席して姿勢の保持や一口量の調整に注意した．疲労や体調不良で，姿勢保持が困難になったり，30分以上時間がかかったりするときは無理をせず終了とした．経管栄養を併用し，1日800 kcal，濃厚流動食800 ml＋白湯400 mlを朝と夜の2回に分けて注入した．

姿勢や注意力のよい状態で食べられることを優先したので，当初は摂取量にムラがあったが，約2週間で毎回7割程度は食べられるようになった．発熱や炎症反応の上昇もなかったため，経管栄養を中止，経鼻胃管を抜去して，1日3回の経口摂取に切り替えた．朝は看護師が，昼・夕は家族が姿勢の調整や交互嚥下について注意を継続した．毎食6割以上は摂取できて，脱水や肺炎の併発もなく，入院後3.5カ月で経口摂取に完全に移行できた．そして入院5カ月後に，車椅子ADL介助で自宅へ退院した．その後，外来でも大きな問題はなく経過している．

04 退院時の所見

検査データ：WBC 5,800（Neutr 70%），Hb 13.2，Plt 24.2万，TP 7.0，Alb 3.6，LDH 201，TC 209，TG 119，HDL-C 45，BS 99，BUN 15.8，Cr 0.9，Na 140，K 4.1，Cl 104，CRP 0.6．

機能障害：両片麻痺（右上下肢変化なし，左上下肢は近位の筋収縮がわずかにみられるが重度の片麻痺は残存），構音障害，高次脳機能障害，ROM制限（頭頸部前屈45度，後屈45度，体幹前屈45度，後屈0度）．起き上がり動作中等度介助，起立・立位保持最大介助．端座位での円背は改善．シーティング調整された車椅子での座位は2時間程度可能．右握力15 kg．SaO$_2$ 95%（room air）．体重59 kg．

嚥下障害：RSST 2回/30秒．食事は車椅子座位で，クッションや体幹パッドで座位姿勢を調節して，全粥刻み食（とろみつき）を摂取．とろみ茶での交互嚥下を行う．

ADL：FIM総合計48点（運動項目は食事5，整容3，排便コントロール4ほか各1～2点，合計28点．認知項目は合計20点）．

05 症例のポイント

段階的な直接訓練と経口への切り替えと本人・家族の理解

姿勢を調整しながら経口摂取を段階的に進めて，最終的に座位での経口摂取が可能となった症例である．ポイントは，①姿勢と食形態を調節した段階的な直接訓練と，経管栄養から経口摂取へ切り替えるタイミング，②在宅で安全な経口摂取を続けるために，姿勢や食形態調節についての本人・家族の理解，である．

誤嚥性肺炎を繰り返し，体力も低下していたため，まず安全かつ十分に栄養を摂取できることを優先した．VF上，リクライニング仰臥位でも十分な量の経口摂取は困難と判断して，いったん経管栄養を導入し，経口摂取は訓練として行った．経鼻胃管留置と直接訓練を併用するリスクも検討のうえ，VFを交えながら段階的に注意深く姿勢の変更や経口摂取の増量を行った．嚥下機能のほか，体幹機能や体力，注意力が改善し，十分な量を安全に摂取できるようになってから，経口摂取主体に移行したことで，経過中重症な肺炎を合併することなく順調に訓練が進み，経口摂取を確立できた．

本人・家族は姿勢や食形態調節の重要性について認識が低く，一部でも経口摂取ができるとすぐ食事がとれるように思いがちだった．十分な栄養確保の必要性と誤嚥性肺炎のリスクについて繰り返し説明し，経口摂取への移行は段階的に行うことの理解を得た．食形態，姿勢の調節についての指導に加え，吸引を家族が行うようになったことも，肺炎のリスクについて意識が深まる一助となった．

サイドメモ

食形態と嚥下

嚥下しやすい食形態の条件として，①均一な性状，②食塊としての凝集性，③表面の潤滑さ，④味の良さなどがあげられる[2]．水は流動性が高く重力の影響も受けやすいので，送り込みや嚥下のタイミングに合わずに移送され，誤嚥しやすい．細かい刻みは咀嚼機能を補うが，食塊としてまとまりにくく，誤嚥や口腔・咽頭内の残留につながる．これらにとろみをつけると，凝集性が加わり咽頭を一塊となって通過する効果が得られる．しかし，とろみを強くしていくと，増粘食品の種類によってはべたつきが増し，粘膜に付着して飲み込みにくくなる．増粘食品の種類や添加される液体によってとろみがつくまでの時間やとろみの強さは異なる[3]．また，仮性球麻痺とは違い，球麻痺では食道入口部開大不全のため，むしろ水のほうが通過しやすいこともある．その症例の嚥下障害の病態や，選択できる嚥下障害食の特徴，増粘食品の種類や特性を踏まえて，食形態を検討していく．

文献

1) 大熊るり：栄養管理【1．代替栄養法】．よくわかる嚥下障害（藤島一郎編著），第1版，永井書店，2001，pp213-221．
2) 稲田晴生：直接的訓練に適した食形態について．嚥下障害Q&A（吉田哲二・他編），初版，医薬ジャーナル社，2001，pp198-199．
3) 大越ひろ：増粘食品（とろみ調整食品）．摂食・嚥下リハビリテーション（才藤栄一，向井美惠監修），第2版，医歯薬出版，2007，pp244-245．

2 日中独居となる高次脳機能障害を合併した脳梗塞再発の症例

新藤恵一郎　東京都リハビリテーション病院リハビリテーション科

01 経過

症例：63歳，男性．

経過：6月下旬，めまい，左片麻痺のため，A病院へ搬送された．MRIにて，右橋梗塞の診断で保存的加療された．第9病日，出血性胃潰瘍によるショックにより，側脳室周囲・深部白質や脳梁に脳梗塞を再発し，保存的加療された．リハビリテーション（以下リハ）目的に第52病日，当院に転院．

02 検査所見とゴールの設定

画像：MRI画像（T2）第16病日（図）．
併存疾患：高血圧（40歳より）．
既往歴：喫煙1日20本×40年．
社会的背景：妻（仕事のため日中不在：Key person）と2人暮らし．持ちマンション8階，エレベーターあり．
検査データ：入院時：WBC 11,330，Hgb 11.1，PLT 46.2万，TP 7.5，Alb 3.4，BUN 23，Cr 1.19，TC

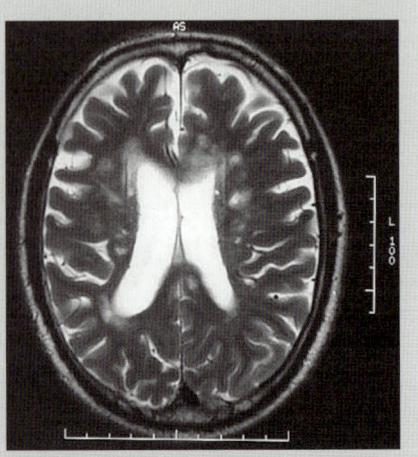

図　MRI画像・T2（第16病日）

右橋にT2 Highを認める　　側脳室周囲・深部白質に多発性の脳梗塞を認める

160，TG 85，CRP 2.42．胸部 X 線写真：明らかな肺炎像を認めず．

機能障害：認知機能検査（MMSE）24，注意障害あり（TMT-A 360秒），動作は性急，感情失禁あり，病態失認あり．右鼻唇溝浅く，流涎あり．Gag reflex は両側なし，舌は左へ偏位し，左への範囲制限あり．歯牙欠損はない．反復唾液飲みテスト（RSST）0回，改訂水飲みテスト3．構音障害は明瞭度2，声は小さく開鼻声，最長発声持続時間9秒．左片麻痺は SIAS-M（4，3，4，4，3）で分離レベル，左上下肢および体幹に失調症あり．握力右23 kg，左2 kg．左半身にしびれあり．車椅子移乗軽介助，歩行中等度介助．尿意あいまいで失禁あり．減塩食で米飯，常菜一口大，水分とろみなしを摂取していた．

ADL：FIM 75 点（運動項目 53 点，認知項目 22 点）．

問題点：高次脳機能障害，左片麻痺，失調症，嚥下障害，構音障害，歩行障害，ADL障害，コミュニケーション，家族，介護保険．

【嚥下障害の評価】

入院時摂食場面：米飯，常菜，水分とろみつき（ポタージュ状）を，右手で箸を用いて自己摂取．前傾姿勢で摂食スピードが早く，右口角からの食べこぼしあり．また，食事中にしゃべってしまい，湿性嗄声あり．咽頭残留を飲み込むためか，1回摂食すると2回嚥下をすることが多い．食物摂取間の水分とろみで何回かむせ込みがみられる．

VF 所見1回目（第56病日） 📹 **DVD症例 2-【1】**：いつも食堂で摂食しているように，車椅子座位で姿勢は制限せず行った．水分とろみ，2%ゼリー，米飯，常菜，水分を徐々に量を増やしていった．検査中，画面が視界に入ると，画面に注意が向いてしまうため，みえないように配置した．右口角からの食べこぼしあり．口腔期は，食塊形成の低下，送り込みの障害あり．咽頭期は，嚥下反射の遅れあり，嚥下時の軟口蓋挙上不全，舌骨の前方移動不十分あり，喉頭挙上型の誤嚥を水分で認めるが，むせに乏しい（不顕性誤嚥，**サイドメモ**）．ゼリーでは喉頭侵入あり（声門上に流入）．喉頭蓋谷＞梨状陥凹に嚥下後残留あり，特に米飯で目立つ．反復嚥下を行うもなかなかクリアされないが本人の残留感はない．食道期に明らかな異常を認めない．

ゴール設定：脳梗塞再発からすでに1カ月半経過すること，両側性病変であること，高次脳機能障害を合併することより，車椅子移乗自立，杖歩行監視（伝い歩き自立），水分のとろみを外せるかどうかは経過をみて，と予後予測した．また，日中独居になる社会的背景のため，失禁がなくなりトイレ歩行が自立するか，食形態にとろみを要するかという点が，家屋設定や介護体制を含めた在宅環境設定の大きなポイントと考えられたが，高次脳機能障害（注意障害や病態失認）の影響が懸念された．

03 入院後のリハアプローチと経過

リハ開始時の状況

前医からの食事は，米飯，常菜一口大，水分とろみなしであり，すでに1週間経過していたが，入院時診察で水分での誤嚥が疑われたため，水分にとろみをつけて食事を開始した．注意障害があるので，食堂では，周囲へ気が散りにくい席とし，摂食場面の観察（むせ込みの頻度，摂食ペース，食べこぼしなど）し，および口腔ケアを並行して開始した．

リハ処方は，PTに関節可動域訓練，筋力増強訓練，基本動作訓練，バランス訓練および歩行訓練，OTに関節可動域訓練，左上肢巧緻性評価訓練，ADL訓練，高次脳機能障害評価訓練および家屋評価，STに摂食嚥下障害評価訓練および構音障害評価訓練とし，具体的には，咽頭アイスマッサージ，

メンデルゾーン手技，鏡をみながらの構音訓練，発声訓練，呼吸訓練が行われた．

嚥下状態の改善と水分とろみの継続

　第56病日に1回目のVFを施行した．結果，食形態は水分とろみのまま継続とした．ゆっくり食べることや頸部屈曲位は，むせにくくするアプローチとして有効と考えられたが，日々の摂食場面での指導によっても継続性が得られなかった．さらに，在宅復帰後は，高次脳機能障害のために一人では実施困難なことが予想され，摂食姿勢や摂食ペースは患者本人にある程度任せて経過をみていくこととした．

　第59病日（入院8日目）の血液検査では，WBC 8,000，CRP 0.38と低下した．以降，1カ月に1～2回程度検査を施行したが，発熱，喀痰増加，炎症反応の上昇などを認めなかった．間食の希望が非常に強かったが，嚥下障害や高血圧（減塩食）のために禁止した．

　第98病日，嚥下障害の経過をみるために，2回目のVFを施行 DVD症例2-【2】．1回目と同様の設定で，水分とろみ，水分，2％ゼリー，米飯で施行した．前回よりも嚥下反射の遅れ，嚥下時の舌骨の前方移動の改善，嚥下後残留の減少がみられ，嚥下障害は改善傾向にあり．しかし，水分で喉頭挙上型の誤嚥を認め，むせはみられない．ゼリーは，嚥下反射の遅れおよびタイミングのずれあり，喉頭侵入がみられるが，誤嚥はみられない．嚥下障害は改善傾向と考えられたが，依然として水分の誤嚥がみられ，とろみは継続とした．

　第99病日，家屋訪問を行い，屋内は伝い歩きの設定で手すりの設置，浴室の段差解消（すのこ補高），布団からの立ち上がり時に手をつく場所や玄関に椅子を設置するなど改修点を検討した．病棟での課題として残っていた靴をきちんと履くことを習得し，第128病日より，車椅子移乗フリーに，また病棟での杖歩行訓練も開始した．

　第137病日，食事形態の変更を再度検討するために評価を行った．RSSTは3回となったが，改訂水飲みテストでは嚥下時にむせ込みがみられ（3点），水分とろみを継続とした．日中独居となってしまうと，自分で水分にとろみをつけることは困難が予想されたので，妻と今後の方向性につき協議した．もし，水分とろみを徹底するのであれば，妻が仕事を辞める，施設に入所する，一人で水分を取れないように水道や冷蔵庫に対策をする，といった案が考えられた．しかし，VF上での水分の誤嚥量が多くはないので，肺炎となる可能性が高くないのではないかということ，また上記の3つの対策はいずれも現実的ではなかったので，日中独居となる時間ができてしまうのはやむをえないという方針となった．

外泊から自宅退院へ

　減塩食指導，水分とろみをつけること，餅を避けるなど，食事療法・食形態の指導を患者本人と妻に行った後，第151病日から2泊の初回外泊を行った．外泊の結果は，妻が見守っていたので水分とろみは徹底されて食形態は問題なかったが，床からの立ち上がりに難があり，折りたたみベッドを購入し，また，介護保険（要介護4）でデイケアおよびホームヘルパーサービスを導入することとした．介護サービス時に，水分にとろみをつけたものを用意し，食事時などに積極的に摂取を促すようにすることとした．

　第159病日，あんパンをベッド上で寝ながら摂食しているのを看護師が発見，その後，自動販売機でお茶やコーヒーを飲むなど，病棟生活での自立度向上により，許可していない食形態を購入し，間食するようになった．水分はとろみをつけた物にするように指導するも，「俺は大丈夫」と理解してもらえなかった．

　第163病日にVF3回目を施行 DVD症例2-【3】．1回目と同様の設定で，水分，2％ゼ

リー，蒸しパンで施行した．右口角からの食べこぼしはみられない．水分は，嚥下反射の遅れ，喉頭挙上期および嚥下後に誤嚥あり，むせ込みなし．ゼリーでの喉頭侵入（嚥下前に声門上へ落下）は依然としてみられるが，誤嚥はしない．蒸しパンは喉頭蓋谷に著明に残留し，反復嚥下にてもなかなかクリアされない．水分での誤嚥は相変わらずみられており，画像をみせながら水分にとろみをつける必要性を再度説明したが，その後も水分を隠れて飲むなど守られなかった．

退院直前の第178病日の血液検査で，発熱や喀痰増加はみられないものの，WBC 9,650と軽度上昇がみられ（しかしCRPは0.04），在宅復帰後に日中一人となる時間帯に水分などを摂取し，誤嚥性肺炎を発症しないかが心配された．その一方で，食事時の水分にとろみをつけることがある程度管理されれば，それ以外の場面で仮に守られなくても，最近数週間は肺炎を発症しなかったという実績もあった．これらを鑑みて水分を摂取できないようにする環境調整や介護体制が望ましいが現実的ではなかったため許容とした．退院前にあらためて，本人・妻へ食形態の指導を行い，自宅付近の近医で通院加療とし，第180病日，自宅退院とした．

04 退院時所見

検査データ：入院時：WBC 9,650, Hgb 13.5, PLT 29.7万, TP 7.9, Alb 4.0, BUN 29, Cr 1.42, TC 174, CRP 0.04.

機能障害：MMSE 25, 注意障害（TMT-A 162秒）や感情失禁は軽減も残存，病識乏しい．右鼻唇溝やや浅く，流涎ときにあり．Gag reflexは両側なし，舌は左へ偏位し，左へ制限若干あり（軽減）．RSST 3回，改訂水飲みテスト3，構音障害明瞭度1，最大発声時間13秒．左片麻痺はSIAS-M (4, 4, 4, 4, 4) で分離レベル，左上下肢および体幹に失調症あるが軽減．握力右25.5 kg，左5 kg．左半身にしびれあり．車椅子移乗自立，杖歩行近監視．失禁なし．減塩食で米飯，常菜一口大，水分とろみつきを摂取．

ADL：FIM 103点（運動項目78点，認知項目25点）．

05 症例のポイント

「食べること」とQOL

嚥下障害に対するアプローチとして，食事形態の工夫，摂食時の姿勢，摂食するペースが重要であるが，高次脳機能障害を合併し理解力に乏しい患者の場合，各アプローチは困難なことがある．常時介護者が見守ることができない家庭環境，特に一人暮らしのケースでは，摂食時の姿勢やペースどころか，食事形態の工夫すら守られるか危うく，在宅復帰を見据える場合は，患者本人へのアプローチのみならず，家族指導・介護体制や家屋調整を行うことが肝要となる．

一方で，「むせ込みやすいものを摂取すること＝誤嚥性肺炎の発症」ではないため，むせ込みやすい食形態の摂取をどこまで許容（あるいは制限）するかについては一概に判断はできず，その患者の体力・栄養状態・活動度などを考慮する必要があると思われる．また，家族など介護者の都合や経済力などに左右されることがある．われわれ医療従事者は，どちらかというとリスクを避けることを重視する立場であろうが，障害をもつ患者にとって，「食べること」は大きな楽しみとなることが多く，Quality Of Lifeという観点でとらえ

ないとならない側面もある．退院までに何度も指導したにもかかわらず，外来で会うたびに指導した範囲を超えたさまざまな食べ物にチャレンジしてくる患者を，誰しも経験していることだろう．

サイドメモ　Sidememo

▶不顕性誤嚥と肺尖

むせ症状がみられない不顕性誤嚥（silent aspiration）は，食物摂取時の誤嚥のみならず，睡眠臥床時にも目を向ける必要がある．睡眠中は，嚥下反射が低下し，また，仰臥位は誤嚥しやすく，胃食道逆流が起こりやすい．そのため，睡眠臥床時は，少量の口腔咽頭分泌物や胃食道逆流による胃液を，気道内へ繰り返し吸引（microaspiration）しやすい．健常者ですら約50％が夜間睡眠中に不顕性誤嚥をしているとも報告されている[1]．そのため，睡眠臥床時の不顕性誤嚥予防のひとつとして，睡眠時体位をギャッジアップ（>30度）としたほうが有利であるとされる[2]．食物摂取による誤嚥性肺炎は右下肺野に起こりやすいとされるが，microaspirationは仰臥位で生じやすいため，右肺尖部S2にもみられる場合もあり[3]，肺尖部に異常陰影を認める場合は，睡眠臥床時の不顕性誤嚥も疑ってみる必要がある．

文献

1) Gleeson K, Eggli DF et al：Quantitative aspiration during sleep in normal subjects. *Chest* **111**（5）：1266-1272, 1997.
2) Drakulovic MB, Torres A et al：Supine body position as a risk factor for nosocomial pneumonia in mechanically ventilated patients：a randomised trial. *Lancet* **354**（9193）：1851-1858, 1999.
3) 丸山一義，手塚知子・他：嚥下障害と呼吸器疾患．よくわかる嚥下障害（藤島一郎編著），永井書店，2001, pp72-76.

3 発症から1年半経過後バルーン訓練により粗刻み食摂取可能となった橋出血症例

吉原 博　NTT東日本伊豆病院医療技術協力センター療法室

01 経過

症例：45歳，男性．

経過：意識障害が出現し，近医救急搬送され，橋出血の診断で保存的に加療された．第7病日，他院に転院，保存的治療継続後，リハビリテーション（以下リハ）施行．第220病日，さらなるリハ目的にて他院に転院．経鼻栄養から三食ペースト食摂取可能となるも，水分摂取困難なため胃瘻造設された．第580病日，さらなる嚥下機能改善の目的にて当院に転入院となった．

02 検査所見とゴールの設定

画像診断：第581病日，MRI，T2強調画像で，橋両側（左＞右）および小脳虫部に高信号域を認めた（図）．

併存疾患：眩暈，頭痛．

既往歴：特記事項なし．

社会的背景：公務員，妻・長男と同居．

検査データ：WBC 5,700，Hb 12.9，PLT 31.4万，TP 7.5，Alb 4.2，TC 165，TG 119，HDL 31，Na 143，K 4.9，Cl 104，CRP 0.1．

身体所見：四肢麻痺（右が重度 SIAS-M（3, 2, 3, 3, 2））と四肢体幹に著明な失調症（右が重度），右半身の表在覚・深部覚消失，左顔面神経麻痺，左外転神経麻痺，嚥下障害，聴力障害（左＞右）を認めた．立位バランスは不良で起立・歩行は困難．前医で胃瘻造設済み．

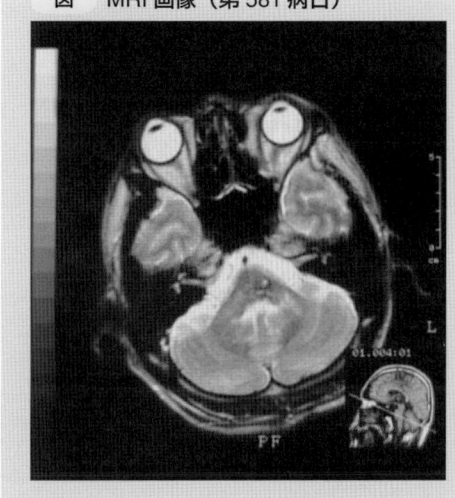

図　MRI画像（第581病日）

ST所見：平衡機能障害，失調，四肢麻痺等の影響で座位はやや不安定．嚥下反射あり，反復唾液飲みテスト（RSST）2回，軟口蓋反射消失，咽頭反射なし．末梢性左顔面神経麻痺のため，左側口唇の運動制限あり．舌は挺舌時に左側偏位，舌尖挙上不良，奥舌挙上は比較的良好．口蓋ミオクローヌスあり，発声時の軟口蓋挙上可，湿性嗄声みられ，咽頭への唾液の貯留あり．発声持続は14秒，振戦あり，構音は左側口唇の閉鎖不全による口唇音の歪み以外に浮動的な音の誤りがみられ，弛緩性と失調性の混合型構音障害を認めた．会話明瞭度は2（ときどきわからない）．理解は良好，

レーヴン色彩マトリシス検査は32/36で，知的機能は保たれていた．
　ADL：FIM食事4，整容1，入浴1，更衣（上）1，更衣（下）1，トイレ動作1，排尿3，排便4，車椅子移乗3，トイレ移乗3，浴槽移乗1，歩行1，車椅子移動6，階段1，理解7，表出6，社会的交流7，問題解決6，記憶7．
　問題点：四肢麻痺，顔面神経麻痺，嚥下障害，構音障害，ADL障害，介護者負担，転帰先．
　ゴール設定：本人の強い希望もあり，刻み食などペースト食より上のレベルの食形態と水分（とろみつき）の経口摂取が安定的に可能な状態をゴールとした．

03　リハアプローチの経過

間接訓練の経過（表）

　入院2日目のVF　DVD症例3-【1】　では，体幹角度90度，頸部前屈，体幹頸部正中位，コーヒーゼリー2gにて，嚥下反射遅延，食道入口部通過不良，嚥下前および嚥下中誤嚥，多量の喉頭侵入が認められた．咳反射はあり，喀出もある程度可能だが不十分だった．とろみコーヒー2mlでは，嚥下反射遅延，食道入口部通過不良のため嚥下前に大量に誤嚥，咳反射あり．
　食事は，前院同様，1日3食のペースト食と胃瘻からの水分摂取を継続．嚥下間接訓練として嚥下前体操，頭部挙上訓練，咽頭のアイスマッサージ，メンデルゾーン手技，バルーン法（間欠的拡張法，バルーン嚥下法，嚥下同期引き抜き法）（**サイドメモ**），息こらえ嚥下（頸部突出法にて），発声・構音訓練などから開始．また，VFの画像で嚥下の機序と本人の現状を十分に説明し，食事の際に think swallow（嚥下の意識化）を徹底してもらった（**サイドメモ**）．嚥下前体操は，食事開

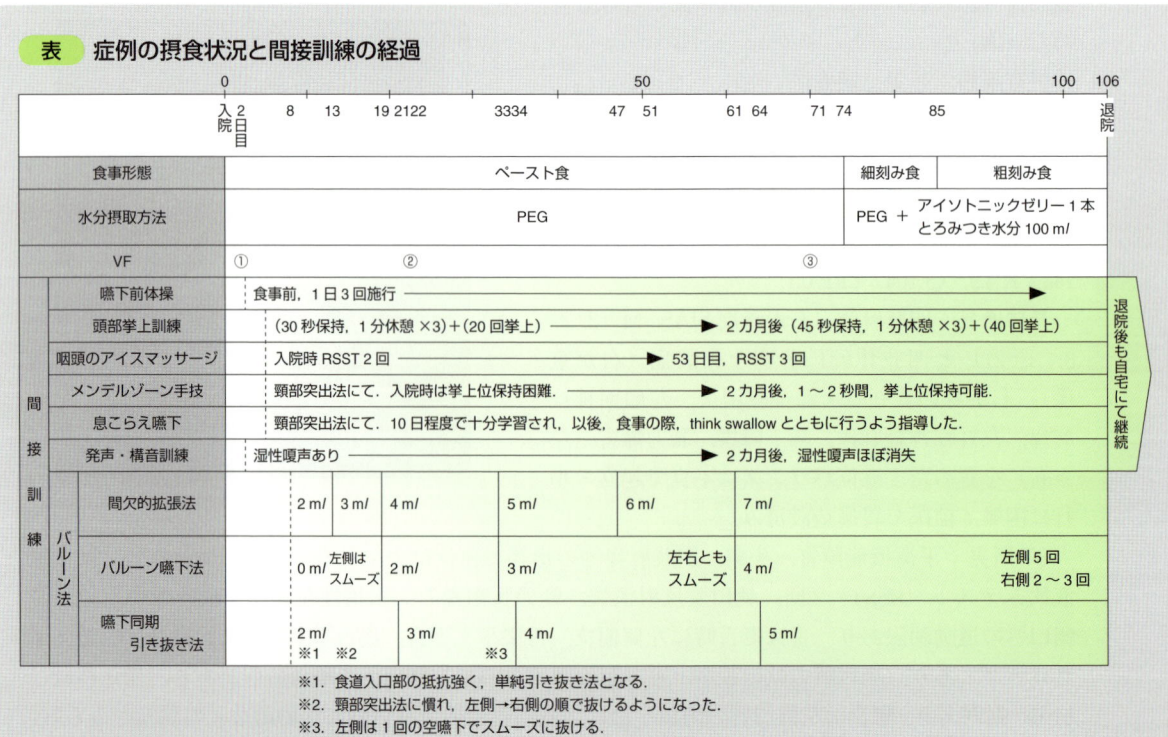

表　症例の摂食状況と間接訓練の経過

始時の誤嚥が多いことから，頸部・体幹のリラクセーション・口腔・咽頭のウォーミングアップの目的で行った．内容は，腹式呼吸，頸部・肩・体幹運動，下顎・口唇・舌・軟口蓋挙上運動，発声持続，構音交互運動，メンデルゾーン手技など20分程度で行えるメニューを作成し，テープレコーダーに指示を録音し，食事前に1日3回，行ってもらった．

頭部挙上訓練は，喉頭挙上筋群の筋力強化と輪状咽頭筋開大効果を目的に，仰臥位から足の先がみえるまで，頭部をもち上げさせた．通常は1分間保持だが，本症例は30秒が限界で，30秒保持，1分間休憩を3回繰り返した．その後，20回連続で繰り返し頭部を挙上させた．これを1日3回，自主訓練で行ってもらった．咽頭のアイスマッサージは，メンティップに水をつけて凍らせ，氷水につけながら，両側の口蓋弓周辺をマッサージし，嚥下反射を誘発した．両側で10回ずつの嚥下反射を誘発，STと病棟で1日2回行った．メンデルゾーン手技は，喉頭挙上筋群の筋力強化と輪状咽頭筋開大効果を目的に，本人の指で喉仏を軽く触らせて空嚥下させ，喉仏が一番上にあがった所で，そのまま止め，3秒我慢するよう指示した．嚥下前体操のメニューに入れて，行ってもらった．

バルーン法は間欠的拡張法およびバルーン嚥下法，嚥下同期引き抜き法の3つの手技をSTにて1日2回行った．いずれも12Fr膀胱留置バルーンカテーテル（球状バルーン）を使用した．

間欠的拡張法は，カテーテル先端が食道に達してから，バルーンを2ml拡張し，ゆっくり引き，食道入口部下部の抵抗で止まった位置でいったん空気を抜き，数ミリ引き抜き輪状咽頭筋部位で再度バルーンを拡張，20秒ほど止めてから空気を抜く．再度，食道に挿入し，引き抜く長さを3～5mm程度ずつ延長しながら，上記の作業を繰り返し，左右4～5カ所ずつ拡張を行った．バルーン嚥下法はバルーンカテーテルを左右の梨状窩を目標に交互に咽頭に挿入し，頸部突出法にて嚥下してもらった．咽頭反射はなかったが，食道入口部の抵抗が強く，嚥下反射と同時に輪状咽頭筋が弛緩しないと嚥下できなかった．0ml，左右2～3回ずつから開始，左右5回ずつスムーズに嚥下可能となってからバルーンの拡張量を増加させていった．嚥下同期引き抜き法は，カテーテルを嚥下した後，バルーンを拡張し，ゆっくり引いて食道入口部下部での抵抗を確認，頸部突出法にて空嚥下を行わせ，喉頭挙上と同時に食道入口部を開くイメージを意識させながら，わずかにテンションをかけて入口部開大と同時に自然に抜けるのを待った．引き抜くのではなく，喉頭挙上と食道入口部開大によってバルーンが自然に通過する感覚を繰り返し学習させた．左右2～3回ずつから開始し，左右5回ずつスムーズに抜けるようになってからバルーンの拡張量を増加させていった．

刻み食から自宅退院へ

バルーン訓練では常に左側の通過が良好な印象だったため，横向き嚥下の適応もあると思われた．しかし，入院22日目のVFでは右横向き嚥下にて，食塊が左側梨状窩だけでなく右側梨状窩にも回り込み，そこから行き場を失って喉頭侵入する様子が確認されたため，あえて横向き嚥下は勧めず，正中位で嚥下させ，両側の梨状窩を有効に使うことを目標とした．

経過の表のとおり，入院2カ月後には間欠的拡張法にて6～7ml，バルーン嚥下は3～4ml，嚥下同期引き抜き法は4～5ml拡張にて可能となり，RSSTも3回可能，メンデルゾーン手技や頭部挙上訓練も良好な経過を示した．恒常的に認められた湿性嗄声もかなり減少し，ペースト食でむせることはほとんどなくなった．

入院71日目の3回目VF　DVD症例3-【2】　では，体幹角度90度，頸部前屈，頸部突出法，コーヒーゼリー3gにて，喉頭蓋谷への一時的貯留はみられたが，嚥下反射の遅延，食道入口部通過不良はかなり改善され，喉頭侵入や誤嚥はみられなかった．とろみコーヒー3ml（濃いめ）では，喉頭蓋谷・梨状窩への貯留がみられ，少量の喉頭侵入を認めたが，誤嚥はみられず，複数回嚥下にて咽頭のクリアランスは保たれていた．

入院74日目より，とろみつき細刻み（2～3 mm）食開始となり，85日目より，とろみつき粗刻み（5～10 mm）食が摂食可能となった．水分はアイソトニックゼリー1本/日と，ティースプーン1杯ずつとろみつき100 m*l*程度の水分摂取が可能となった．本人より「牛乳とコーヒーが飲めるようになってうれしい」，妻からは「飲み込むときにごくっと音がするようになり，食事の際のむせが減った．刻み食が食べられるようになり，食事の支度が楽になる」との感想が述べられた．入院106日目，自宅退院．バルーン訓練は退院を契機に終了したが，嚥下前体操，頭部挙上訓練，メンデルゾーン手技などは自宅で継続して行うよう指導した．

04　退院時の所見

　摂食・嚥下：体幹角度90度，頸部前屈，頸部突出法にて，とろみつき粗刻み食を三食摂取のほか，1日にアイソトニックゼリー1本と，とろみつき飲物100 m*l*が経口摂取可能となった．

　その他：右片麻痺は入院時SIAS-M（3, 2, 3, 3, 2）が退院時（3, 3, 3, 3, 3）と軽度改善が認められ，座位バランスも軽度改善した．トランスファーはセッティングで監視レベルとなった．構音は著明な変化は認められなかったが，湿性嗄声はほとんどみられなくなった．

　FIM（退院時）：食事5，整容2，入浴2，更衣（上）2，更衣（下）3，トイレ動作2，排尿7，排便4，車椅子移乗4，トイレ移乗4，浴槽移乗3，歩行1，車椅子移動6，階段1，理解7，表出6，社会的交流7，問題解決6，記憶7．

　検査データ：WBC 4,700，Hb 12.6，PLT 26.9万，TP 6.5，Alb 3.8，TC 153，TG 88，HDL 33，Na 142，K 4.1，Cl 105，CRP 0.1．

05　症例のポイント

間接訓練の徹底による食事レベルの改善

　食事および嚥下訓練に対する本人の意欲は非常に高かったが，嚥下の機序や本人の現状についての理解がほとんどなく，入院時は咀嚼から嚥下までのプロセスが性急で，喉頭挙上と輪状咽頭筋弛緩のタイミングも合わないまま，強引に飲み込もうとして誤嚥するというパターンを繰り返していた．そこで，嚥下の機序と問題点を十分に説明し，think swallowおよび頸部突出法とバルーン法を中心とした間接訓練を2カ月間，徹底的に繰り返した．バルーン間欠的拡張法で機械的に食道入口部を拡げるだけでなく，バルーン嚥下法と嚥下同期引き抜き法により，喉頭挙上と食道入口部開大のタイミングを合わせることを重点的に再学習してもらった．また，摂食時に頸部突出法を常時行わせることにより，梨状窩からすぐに喉頭へ流入するリスクを軽減することができた．これらのアプローチにより，発症から1年半以上が経過していたにもかかわらず，食事レベルの改善につなげることができたと考えられた．

サイドメモ

▍バルーン訓練

　球麻痺症状のひとつである嚥下反射の減弱がみられたり，嚥下反射はあっても食道入口部が開きにくく（輪状咽頭嚥下障害），食塊が食道入口部をスムーズに通過できない場合がある．間接訓練として咽頭のアイスマッサージなどで嚥下反射誘発訓練を繰り返したり，直接訓練ではリクライニング位で患側の体幹を上にし，横向き嚥下（患側に頸部を回旋）や，頸部突出法（頸部前屈し顎を前方に突き出しながら嚥下する）を組み合わせることで通過障害が改善される場合がある．それでも通過が不十分で，なおかつバルーンカテーテル挿入時に咳反射や咽頭反射が少ない場合は，バルーンで食道入口部の狭窄部を機械的に拡張する方法がある．球状バルーン（膀胱留置バルーン），筒状バルーン（食道ブジー用バルーン）を目的に合わせて使い分ける．間欠的拡張法，嚥下同期引き抜き法，単純引き抜き法，持続的拡張法などの手技がある．即時効果が認められる場合もあるし，数カ月単位で根気強く行うことで徐々に効果がみられる場合もある．輪状咽頭嚥下障害では輪状咽頭筋切除術が行われる場合があるが，手術に伴うリスクや瘢痕狭窄などの問題もあり，まずはバルーン訓練が第一選択となる場合が多い．

サイドメモ

▍think swallow

　認知症，注意障害，その他の高次脳機能障害などが背景にあって，摂食・嚥下の際に，テレビや他者をぼんやりみていたり，食べながら会話するなど，摂食・嚥下以外の事象に注意がそれていたり，一回摂食量やペーシング，複数回嚥下や横向き嚥下など誤嚥を防ぐための摂食・嚥下方法の指導をしても，そのことに意識を向け集中することができず，結果的に誤嚥を招いている患者がいる．こうした場合，テレビを消したり，集団ではなく介助者と1対1で食事をするなど，摂食・嚥下に集中できる環境を整えたり，介助者がタイミングよく声かけをすることで，摂食・嚥下に注意を向けることができるようになり，誤嚥を防ぐことができるようになる場合がある．また，注意機能，知的機能が保たれている嚥下障害患者についても，積極的に嚥下のメカニズムを説明し，患者の問題点とその解決方法を十分に理解してもらい，それを意識し，注意しながら摂食・嚥下を行ってもらうことで，有益な結果が得られることが少なくない．

文献

1) 聖隷三方原病院嚥下チーム：嚥下障害ポケットマニュアル，第2版，医歯薬出版，2003.
2) 北條京子，藤島一郎，他：輪状咽頭嚥下障害に対するバルーンカテーテル訓練法—4種類のバルーン法と臨床成績—．日摂食嚥下リハ会誌 **1**：45-56, 1997.

4 長期経管栄養後に経口摂取可能となった全失語・拒食の症例

大田哲生　旭川医科大学病院リハビリテーション科
土屋恵子　慶應義塾大学月が瀬リハビリテーションセンター

01 経過

症例：78歳，女性．
経過：2005年9月下旬に自宅で倒れているところを発見された．救急車でS病院に搬送され左内頸動脈閉塞による左大脳半球広範囲の脳梗塞と診断された．搬送時の意識レベルはE1V1M1．気管内挿管施行され同院で保存的に加療され，第13病日気管切開術施行．同日経管栄養が開始された．徐々に意識状態改善認め，第34病日車椅子に乗車．E4VTM4の状態で経管栄養施行中は車椅子座位可能となった．右片麻痺，失語症，嚥下障害を認め，リハビリテーション（以下リハ）目的で第61病日に当院に気管切開，経管栄養（N-Gチューブ，**サイドメモ**）の状態で転院．

02 検査所見とゴールの設定

画像：MRI画像（FLAIR）第238病日（図）．
併存疾患：糖尿病（入院時　FBS 163，HbA1c 6.9．退院時　FBS 109，HbA1c 5.4）．
既往歴：特記すべきことなし（医療機関にかかることはなかった）．
社会的背景：2人の息子と同居（3人暮らし）．
検査データ：入院時　WBC 9,200，Hb 12.5，PLT 34万，TP 6.4，Alb 3.7，TC 191，TG 120，HDL

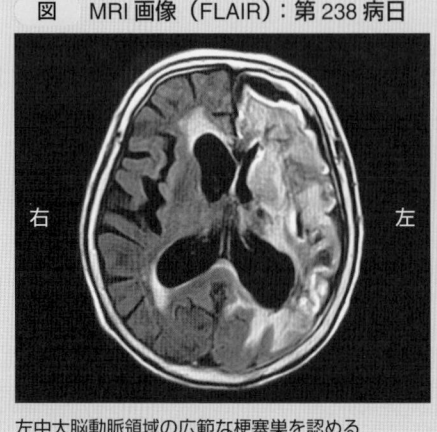
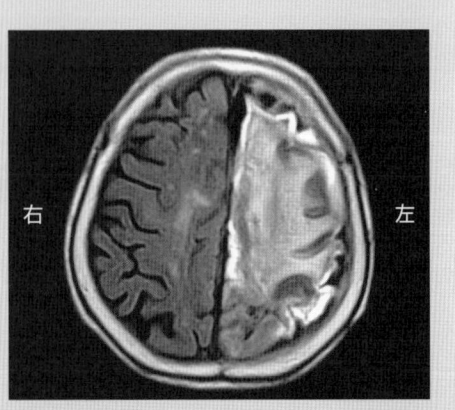

図　MRI画像（FLAIR）：第238病日
左中大脳動脈領域の広範な梗塞巣を認める

63, Na 133, K 4.9, Cl 98, CRP 0.97.

機能障害：右片麻痺（右上下肢とも随意性認めず．弛緩性麻痺），失語症（全失語），起き上がり動作全介助．座位バランス不良で体幹保持不能．前医では寝たきりの状態で，数分の車椅子座位で疲労の表情あり．頸部の支持性不十分．左握力　1.0 kg，SpO_2 97%（room air）．

ADL：FIM　全項目1点（総得点18点）．

問題点：右片麻痺，失語症，嚥下障害，ROM，筋力低下，コミュニケーション，ADL，介護者，退院先．

【嚥下障害の評価】

コミュニケーション不能のため各種検査の実施困難．持久性の改善後初回 VF 施行．

VF 所見 1 回目（第 162 病日） ▶DVD症例 4-[1]：ペースト食（ヨーグルト状）で行ったが，舌による送り込みは行われず，口腔内にしばらくの間保持された状態であった．ペースト食の追加を試みるが口腔内に取り込まれず，口唇より口腔外に垂れて出てくる状態であった．意図的に口腔外に押し出しているように感じられた．徐々に咽頭下部に流れてきたものは嚥下可能であった．喉頭挙上はやや不十分で，喉頭蓋の萎縮，嚥下反射の遅延を認めたが，誤嚥は認めなかった．

ゴール設定：家族の経口摂取への希望が強く，胃瘻造設は避けたいという意向であった．まずは全身の持久力改善を目指し，座位耐性獲得後の VF で咽頭期の嚥下機能が割合と保たれていたため，摂食拒否を認めたものの，経口摂取を目標とした．

03　入院後のリハアプローチと経過

嚥下訓練と拒食への対応

食事は前医より行われていた経管栄養を継続し，Cz-Hi 400 m*l* ＋湯 200 m*l* を 3 回 / 日投与とした．当初は気切からの排痰量が多く，嘔吐も時に認められ頻回の吸引を必要とした．持久性の低下を認めており，まずは座位耐性訓練を施行し，座位を十分にとれる体力がでてきてから，経口摂取の可能性を検討することとした．体温は 37 度前後で推移したが，第 85 病日ごろに 38 度台の熱発．誤嚥性肺炎が考えられ，一時経管栄養を中止して点滴による栄養管理を行った．第 95 病日ごろには全身状態が改善し気管切開孔の閉鎖を検討．気管カニューレをレティナに変更し，積極的に閉鎖訓練を行った．第 105 病日ごろより経管栄養を再開したが，嘔吐，熱発なく経過．第 147 病日ごろには日中は気管切開孔閉鎖で過ごせるようになってきた．座位保持時間も延長し，座位での頸部の支持性が改善してきたが，まだ，リクライニング車椅子の使用が必要であった．

持久性の改善をある程度認めたため第 162 病日に 1 回目の VF を施行．ペースト食で行ったが，舌による送り込みは行われず，口腔内にしばらくの間保持された状態であった．ペースト食の追加を試みるが口唇より口腔外に垂れて出てくる状態であった．意図的に口腔外に押し出しているように感じられた．徐々に咽頭下部に流れてきたものは嚥下可能であった．喉頭挙上はやや不十分で，喉頭蓋の萎縮，嚥下反射の遅延を認めたが，誤嚥は認めなかった．第 164 病日より ST による間接的嚥下訓練が開始され，看護師による口腔内マッサージなどの嚥下を目的とした口腔ケアも開始した．

第 169 病日より ST による直接的嚥下訓練を開始．このころより気管切開孔からの喀痰吸引はほとんど行う必要がなくなり，気管カニューレを自己抜去することもあった．直接的嚥下訓練開始当初は，口腔内に食物を入れることを嫌がり，口を閉ざしてしまうことが多く，一度閉ざしてしまうと 15 分程度待機して再度行う必要があった．また，口腔内に食物が入っても口腔内に溜めたまま

で，嚥下を行うまでに5分以上の時間を要した．根気強く口唇や下顎への刺激を行い，食物摂取，嚥下を促しながら直接的嚥下訓練を継続した．訓練用の食材としてヨーグルトやプリンを用い，患者の好みの味を探しながら訓練を行った．ブルーベリー味のゼリーなどでも試したが，ゼリーを舌と口蓋に挟んで口腔内に保持したままで唾液のみを嚥下，咀嚼を行うこともなく15分後にスプーンでゼリーを取り出すこともあった．意図的に食べないといった印象であった．食塊を嚥下せずに唾液だけを嚥下しようとしているようであり，ときどきむせを認めた．微量元素の不足による味覚異常の可能性も考え，亜鉛の測定を行ったが正常範囲であった．

根気強い直接的嚥下訓練の継続

第191病日，咳嗽により気管カニューレが抜去，そのまま気管切開孔閉鎖で問題ないと判断し気管カニューレの再挿入は行わず，気管切開孔を閉鎖とした．第196病日ごろにはパイナップル味の柄付のキャンディーを用いて舌を刺激し舌の運動を促すことを行った．キャンディーの出し入れに伴い，舌の動きが認められ，意図的にキャンディーを口腔外に押し出す動作などが認められた．このころ，卵豆腐で直接的嚥下訓練を行うと，1口目は嚥下を行うが2口目からは拒否しており，キャンディーでは拒否しないことも考慮すると，嚥下動作に味の嗜好が関与しているものと思われた．嗜好を考慮し第205病日に干し梅をつぶしゼリー状にしたもので訓練したところ，自ら口を開け，咀嚼・嚥下し，むせも認めなかった．5口摂取してゼリーはなくなったが，まだ食べたそうな表情をみせた．

第214病日には気管切開孔は完全に閉鎖．喀痰による気道閉塞を認めることはなく，呼吸苦の表情もなく経過した．このころより普通型車椅子での座位保持が可能な身体能力となり，リクライニング車椅子使用の必要性はなくなった．柄付キャンディーによる訓練では，自ら口を開けなめることができるようになり，舌や下顎の動きも良好となってきた．嚥下動作が割合スムーズにみられることも多くなり，熱発もなく経過したため，第236病日ごろよりレモン水による味覚刺激を与えながらの直接的嚥下訓練を看護師も毎日施行することとした．1～2mlのレモン水を口腔内に注入し，唾液の分泌を促しつつ嚥下反射を促した．当初はレモン水を口腔外に吐き出すことが多かったが，徐々に嚥下動作がみられる頻度が多くなった．吐き出したりする動作や表情をみると，酸味に対する味覚は残存していることが伺えた．プリン，コーヒーゼリー，お茶ゼリー，フルーツゼリーなど味を変えて訓練を継続したが，1口，2口程度の摂取で嫌そうな表情をしたり，顔を背けてしまい，食べることへの興味がないように感じられた．レモン水による嚥下動作惹起は当初は5分以上口腔内にとどめておいた後であったが，第246病日ごろには2～3分で飲み込めることが多くなった．

第257病日ごろには1分以内に嚥下動作が起こることが多くなったが，第267病日ごろ以降は訓練に拒否的となり，はちみつ入りのレモン水に変更して訓練継続した．嚥下に要する時間は短縮傾向にあったが，訓練拒否の頻度は増加した．嚥下機能に変化があるか否かを確認するために第275病日に2回目のVFを施行 ▶DVD症例4-【2】 ．ペースト食（ヨーグルト状）で行おうとしたが，開口してもらえずスプーンは使用不能．注射器でペースト食を3ml口腔内に注入したものの，舌の上にペースト食を保持したまま舌の動きは認めなかった．追加で水分3ml注入したところ咽頭下部に流れ込んだ分（少量）は誤嚥なく嚥下できたが，その他は口腔外に出してきてしまい検査の続行を断念した．嚥下量は少量であったが，咽頭期嚥下機能の悪化はないと判断しその後も根気強く直接的嚥下訓練と頸部のROM訓練，口腔ケアによる口腔・咽頭への刺激を継続した．

N-Gチューブ抜去への取り組み

第287病日ごろより笑顔がみられることが多くなり，挨拶にうなずいて答えるなど気分の変化が

認められた．このころよりヨーグルト半分をスムーズに摂取したり，プリン1個を完食するなど経口摂取量の増加を認めた．食欲を促すため，第296病日にはN-Gチューブを一時的に抜去し，好物であったお寿司の経口摂取にトライした．うれしそうな表情をして笑顔もみられ，自らスプーンで1口すくう動作もみられた．しかし実際に嚥下したのは2口のみで，それ以上の摂取は困難であった．

第318病日ごろにかけて経口摂取量の増加に努めたが，口を開けてもらえないことも多く，十分量の栄養確保のためには経管栄養の継続が必要と考えられた．ご家族の経口摂取に対する要望が強く，その後1カ月ぐらいは根気強く経口摂取量の増加に努めるもプリンやヨーグルトを半分程度食べるのが精一杯で，それ以上は経口摂取を拒否されてしまう状態であった．胃瘻の適応も考慮したが，家族の了承が得られず，N-Gチューブのまま経口摂取の可能性を求めて訓練を継続していたところ，第389病日ごろには水羊羹1個をスムーズに摂取してもらえるようになってきた．これを機に，昼食のみペースト食を少量だが2種類の味で用意し，看護師の介助で摂取を試み，STでは，口腔機能の改善目的でより弾力性のある食物形態（ごま豆腐）による直接的嚥下訓練を開始した．ペースト食2皿を全量摂取できることもあったが，摂食量のむらが多く，経管栄養は継続が必要であった．弾力性を増した食物での嚥下訓練は功を奏し，咀嚼動作が以前に増してみられるようになった．ペースト食の摂取量の増大および咀嚼動作の改善によりN-Gチューブなしでの経口摂取訓練のほうが効果的と考えられ，やっと家族の胃瘻に対する同意が得られたため第436病日胃瘻造設目的で近医に転院した．

胃瘻造設と経口摂取の併用

第443病日胃瘻造設（PEG）が行われ，第453病日に当院に再度転院．3週間弱の安静により持久力低下，座位バランスの低下を認めたため胃瘻からの経管栄養で栄養管理行いつつ，プリン，ゼリー，ごま豆腐などでの直接的嚥下訓練を継続した．N-Gチューブがなくなったことで，むせることなく比較的早いペースで摂食可能となり，咀嚼運動も以前よりしっかりと認められた．

第481病日ごろには持久力・座位バランスの改善を認め，胃瘻造設前の状態に回復．以前より摂食拒否の頻度も減少し，第503病日より昼のみ五分粥五分菜で食事を開始．看護師の介助で9割摂取可能であった．五分粥では水分が多めであったため，第505病日より全粥五分菜に変更．全量摂取で熱発も認めず経過し，第519病日より経口摂取を昼・夕の1日2回に増加した．その後も熱発することなく摂食動作には介助が必要なものの昼・夕は全量摂取で経過した．病棟介助の都合上朝のみ胃瘻からの経管栄養継続し，昼・夕は全粥五分菜の経口摂取可能な状態で第565病日，自宅近くの長期療養可能な病院に転院した．

04 退院時の所見

検査データ：WBC 6,600，Hb 12.6，PLT 26.4万，TP 6.4，Alb 3.6，TC 192，TG 134，HDL 57，Na 131，K 4.8，Cl 98，CRP 0.18．

機能障害：右片麻痺（右上下肢とも随意性認めず．弛緩性麻痺），失語症（全失語），起き上がり動作全介助．座位バランス15分程度の端座位保持可能．日中，車椅子乗車可能．座位時の頸部の支持可能．左握力　4.0 kg，SpO_2 96%（room air）．

ADL：FIMは更衣（上）と理解が2点．他の項目は1点（総得点20点）．

症例のポイント

経口摂取への希望に応えた継続的な訓練

　入院当初は気管切開・N-G チューブによる管理を受け，全失語，寝たきりの状態で摂食に対しても拒否的であった患者が，1 年以上，根気強く口腔ケア・直接的嚥下訓練を行うことで，少しずつ経口摂取が可能となった症例である．持久力の改善を図りつつ，口腔・咽頭への刺激を行い，あきらめずに直接的嚥下訓練を継続したことが経口摂取能力獲得に結びついたと考えられる．家族の経口摂取への希望が強く，それにスタッフが応えられるように努力した結果であると思われる．途中，胃瘻造設時の安静による廃用を認め，一時的な摂食嚥下能力の後退を認めたものの，1 年以上継続的に経口摂取能力獲得に向けて取り組むことができたことがよかったと考えられた．患者は全失語であったため，意思疎通を互いにうまく行えない分苦労した症例であった．

サイドメモ　　　　　　　　　　　　　　　　　　　　　　　　　　　　　Sidememo

▶N-G チューブと胃瘻

　経口摂取困難時の代償的手段として，点滴を用いる手段と，経鼻的経管栄養（naso-gastoric tube feeding：NG 法）などの管を用いる手段がある．手技的に簡易で腸粘膜の萎縮を防ぐという点から経管栄養が用いられることが多い．代表的な経管栄養に N-G チューブと胃瘻があるが N-G チューブは最も一般的な方法として用いられてきた．簡便ではあるが，鼻腔や咽頭でのチューブの圧迫による違和感や潰瘍形成のリスクがあったり，チューブに痰などがからみつき不潔になったり，胃食道逆流を起こしやすいなどの欠点がある．さらに嚥下の際にチューブ自体が咽頭や喉頭蓋の動きを妨げる．これらの欠点を補う方法として胃瘻が考えられる．

　1980 年代以降，経皮内視鏡的胃瘻造設術（percutaneous endoscopic gastrostomy：PEG）が可能となり，患者の身体的侵襲が軽減されるようになった．しかし，体に傷をつけたくないと胃瘻造設を拒む患者も少なくない．チューブを挿入したままの経口摂取訓練よりチューブなしでの訓練のほうが嚥下機能改善にメリットがあり，長期的に N-G チューブを使用する場合は胃瘻造設を検討することも必要であろう．

文献

1）藤島一郎：脳卒中の摂食・嚥下障害，第 2 版，医歯薬出版，2007．

5 胃瘻による経管栄養に一食の経口摂取が可能となり自宅退院した脳幹梗塞症例

吉原 博　NTT東日本伊豆病院医療技術協力センター療法室

01 経過

症例：63歳，男性．
現病歴：構音障害・歩行障害が出現，近医救急搬送後，脳幹梗塞と診断．呼吸障害増悪にて気管切開施行．重度四肢麻痺と構音障害に加え嚥下障害を認め，栄養摂取は経鼻経管栄養のみ．第67病日に精査のため他院に転院，第94病日にリハビリテーション（以下リハ）専門病院に転院．気管カニューレは抜去できず，経口摂取も不可能で胃瘻造設となった．第161病日，さらなるリハ目的にて，当院に転入院となった．

02 検査所見とゴールの設定

画像診断：左小脳・橋に梗塞，両基底核〜皮質下に小梗塞散在（図）．
併存疾患：糖尿病，高血圧，高脂血症．
既往歴：糖尿病，高血圧，高脂血症，TIA．
社会的背景：職業は弁護士，妻と2人暮らし．
入院時身体所見：意識清明，四肢麻痺．随意運動は頸部の粗大な動きと眼球運動，瞬目，口唇下顎運動とわずかな挺舌のほか，第4，5指のわずかな集団屈曲のみ．ADLは全介助．
入院時ST所見：座位は体幹，頸部とも不安定．呼吸は浅く頻回で息止めなど随意的な呼吸調節は不可．嚥下反射は減弱（反復唾液飲みテスト（RSST）0回，K-point刺激無効，咽頭アイスマッサージにて弱い反射があるも複数回嚥下不可），軟

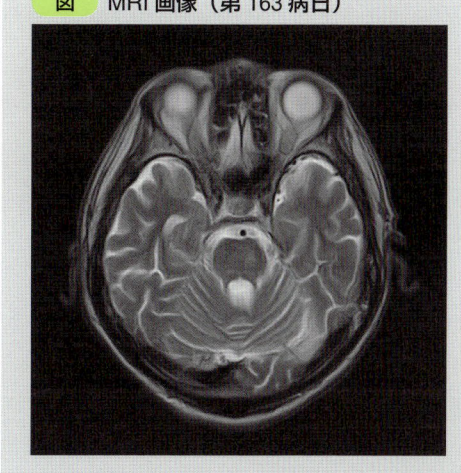

図 MRI画像（第163病日）

口蓋反射は消失，下顎反射・吸啜反射はなく，咽頭反射は正常．唾液の貯留が著明で，口腔および気切孔からの吸引が頻繁に必要．下顎，口唇の粗大運動可（可動域制限あり），舌は両側に軽度萎縮みられ，挺舌は偏位ないが口唇に接する程度，挙上や左右運動は不可で著明な運動制限を認めた．軟口蓋は両側とも下垂し，挙上運動はみられず．カフつきカニューレを装着しており，発声は不可．理解は良好だがコミュニケーションは透明文字盤と瞬目によるyes-no反応のみ．レーヴン色彩マトリシス検査は33/36で，知的機能は保たれていた．主病巣から脳幹部型仮性球麻痺と考えられたが，臨床症状としては下顎反射や吸啜反射がなく，舌と軟口蓋の両側の弛緩性麻痺，嚥下反射

の減弱などから，球麻痺の要素も併存しているものと考えられた．
 検査データ：WBC 7,100，Hb 12.5，PLT 32.6万，TP 6.3，Alb 3.4，TC 151，TG 163，Na 140，K 3.5，Cl 107，CRP 0.26．
 問題点：四肢麻痺，音声・構音障害，嚥下障害，気管切開，介護者負担，転帰先．
 ゴール設定：本人・妻の強い希望もあり，在宅にて何らかの形態で経口摂取を継続的に行える状態（藤島の摂食・嚥下能力のグレード4以上）をゴールとした．

03 摂食・嚥下機能評価および訓練経過

第1期：間接訓練実施期（入院〜44日目）

 入院3日目のVF　DVD症例 5-【1】　では，体幹角度30度，体幹頸部正中位，とろみコーヒー2 mlで梨状窩に貯留，嚥下反射が遅く弱い．嚥下前および嚥下中に誤嚥したが咳反射はなし（藤島のグレード2）（**サイドメモ**）．誤嚥のリスクが高いため食物による直接訓練は行わず，咽頭のアイスマッサージによる嚥下反射誘発訓練，腹式呼吸，頸部の運動（頭部挙上訓練含む），口腔器官の自動・他動運動などの間接訓練から開始した．当面は咽頭アイスマッサージによる嚥下反射誘発訓練を重点的に行い，嚥下反射の感度および喉頭挙上と咽頭収縮力を高めていくことを目標とした．
 咽頭アイスマッサージによる嚥下反射誘発は当初は半分程度空振りだったが，反射が起こる頻度・速度とも徐々に改善，日常的にも唾液嚥下の改善傾向を認めた．カフ上の吸入による唾液や痰の排出量も徐々に減少，全身状態も安定しており，入院30日目，カフを収縮．入院38日目，カフなしカニューレに交換，スピーチバルブ装着．
 入院40日目，1回目と同条件でVF 2回目施行　DVD症例 5-【2】　．嚥下反射惹起が速くなったが，喉頭挙上および前方移動不良で食道入口部通過不十分，喉頭浸入し喀出できず誤嚥，咳反射みられるも一部不顕性誤嚥あり．

第2期：直接訓練実施期（入院45〜148日目，ST時限定）

 主治医より少量の直接訓練を許可され，入院45日目，嚥下直接訓練開始．嚥下前体操後，咽頭アイスマッサージで嚥下反射を10回程度誘発した後，体幹角度30度，体幹頸部正中位，頸部前屈にて，右奥舌と頬の間にシリンジで濃いめのとろみコーヒー1 mlを注入．咀嚼様の動きがあり嚥下可，左奥舌への注入では嚥下反射がかなり遅く，左側ルートでの嚥下は不良．初日は合計5 ml．頸部聴診にて湿性呼気音が聴かれることがあり，咳払いによる喀出を促すも困難なことが多く，適宜，吸引を行った．入院50日目，妻のつくった味噌汁にとろみをつけ合計30 ml嚥下，感激して発声あり．入院時には自力での複数回嚥下はできなかったが，少しずつ可能となり，咽頭残留除去のため複数回嚥下を促し，できなければ咽頭アイスマッサージで複数回嚥下させ，嚥下後横向き嚥下を適度に行いながら，徐々に摂食量を増やしていった．左横向き頸部前屈位で右奥舌に食塊を入れたほうが，スムーズに嚥下でき，むせが少ない傾向が認められた．入院66日目，レティナカニューレに変更．入院67〜86日目，嚥下できる総量は徐々に増えたが嚥下反射は日差あり，出にくいときは逐一アイスマッサージを行う必要があった．
 入院87日目，VF 3回目とVE　DVD症例 5-【3】　を施行（**サイドメモ**）．VFは体幹角度30度，左横向き頸部前屈位，とろみコーヒー2 mlにて行い，嚥下反射がみられるも喉頭挙上および食道入口部通過不良，喉頭蓋谷〜梨状窩に貯留あり，嚥下中〜後に少量の誤嚥がみられたが，1〜2回目のVFにくらべ誤嚥は減少していた．VEでは，とろみコーヒー2 mlにて左横向き頸部前屈

位で咽頭残留が少ないことが確認された．また，嚥下反射時のwhite outが不完全で咽頭収縮力の低下が認められた．披裂部周辺の浮腫が強く，翌日よりネブライザーにて去痰剤，副腎ホルモン剤の吸入実施．入院90日目より30度左横向き頸部前屈位にて，とろみのほかにゼリーやプリンをミキサーしたものをシリンジで1回3～5ml 合計100 ml程度で直接訓練施行．舌骨を徒手的に動かすと入院時より抵抗感あり，舌骨上筋群の筋力の改善がみられてきている印象だった．入院97日目より，嚥下総量150～200 ml，嚥下回数40回程度まで連続して可能（所要時間約1時間）になった．40回を超えると嚥下反射は急速に低下，誤嚥しやすくなりその時点で終了した．入院101日目より，嚥下訓練の際にシリンジによる注入をやめ，スプーンに変更（1回量は3～5 ml），ゼリー系，とろみ系，プリン系の性状の異なる食品を3～4品，妻が用意し，交互嚥下にて訓練施行．102日目ごろより湿性呼気音の際，指示によりハフィングや小さな咳払いができはじめた．入院111日目，70～80口400 ml以上嚥下可能．直接訓練開始後，数回の微熱がみられたがすぐに下がり，誤嚥性肺炎の兆候は認められなかった（入院115日目以降は，37度以上の発熱は退院まで一度も認められなかった）．

入院121日目，粥・ペースト食検討のためVF 4回目施行 DVD症例5-【4】．体幹角度30度，左横向き頸部前屈位でペースト食にて喉頭浸入や誤嚥が認められ，ペースト食への移行は見送られた．入院124日目，40口程度の嚥下後，嚥下反射が出なくなり，入院133日目より，それまではみられなかった気切孔からの液状の食塊噴出が一食に2，3回出現してさらに状況が悪化した．発熱や体調不良など内部的要因は見当たらなかった．そこで，これまでの摂食方法と食品について全面的な見直しを行うことにした．

まず体幹角度30度については，口腔から咽頭へ重力による食塊移送ができ，気管が上・食道が下となるため物理的に誤嚥しにくいという利点があり，教科書的にも直接訓練開始時期に特に推奨される体位である．しかし，本症例のような重度の弛緩性麻痺と考えられる症例では，体幹角度30度では頸部前屈位をとっても，下咽頭および喉頭周辺の位相が重力の影響を受けやすく，特に喉頭の前方移動が困難となり，結果的に食道入口部が開きにくくなり，逆に誤嚥しやすくなる可能性が考えられた．体幹角度を上げて頸部前屈位で嚥下したほうが，喉頭蓋谷や梨状窩も広くなるため嚥下反射も出やすく，食道入口部開大も容易になるのではないかと考えた．幸い，PT・OTでの頭頸部運動訓練や嚥下前体操時の頭部挙上訓練などが奏功し，入院時に比べ頭頸部の安定性も高くなっており，体幹角度を上げても自力で頭頸部の姿勢を維持することができた．

入院140～148日目，体幹角度60度に上げ，頸部は自力で前屈位左横向きに保持して直接訓練を施行したところ，とろみ系食品は湿性呼気音や気切孔からの噴出は全くみられず，スムーズに嚥下可能となった．しかし，ゼラチンを使用したゼリー系食品は湿性呼気音が聞かれ，気切孔から少量だが噴出した．症例は嚥下反射の減弱から，口腔内で咀嚼している時間が長く，ゼラチンが口腔内の温度で溶けて液状となり，下咽頭から喉頭に垂れ込み，気切孔から噴出しているのではないかと推察された．そこでゼラチンの使用をやめ，寒天系増粘剤に変え口腔内の温度で食塊が溶けないよう配慮し，直接訓練を行ったところ，気切孔からの噴出は消失，気切孔から吸引しても食塊が引けることはなく，結果誤嚥は大幅軽減し，1カ月ぶりに400 ml以上を嚥下できるようになった．

第3期：1食/日の嚥下食実施期（入院149日目～退院）

入院149日目，VF 5回目施行 DVD症例5-【5】．体幹角度60度，左横向き頸部前屈位，寒天ゼリーでは全く誤嚥が認められず，喉頭蓋谷残留がみられるも複数回嚥下にて軽減．ペースト状粥では少量の喉頭浸入がみられたが誤嚥はなかった．入院153日目より，1日1食，嚥下食（ペースト状粥，ペースト状副食（いずれも寒天系増粘剤を使用））を開始．STの介助にて摂食訓練を

行ったところ問題なく，翌日より妻の介助（STは見守り）にて摂食．入院159日目，歯科受診し舌接触補助床（palatal augmentation prosthesis：PAP）の適応ありとの診断にて，入院166日目にPAPベース作成．PAPベースにモデルコンパウンドを少しずつ追加し，嚥下と構音の両方に有利となるような形状で作成（構音は発声不可のため人工喉頭を使用して評価）した．PAP装着にて摂食してもらうと左右の頬の内側への食塊の貯留が減り，頸部前屈のままでも後方への送り込みがスムーズになり，食事時間が短縮された．

　入院174日目，レティナカニューレ抜去．気切孔は2週間程度で自然閉鎖．食事中のむせも減少し，1食に2，3回程度となった．咳反射により誤嚥物の喀出はできている様子で発熱や痰の増加はみられず．妻の介助のため本人が一口量を増やすよう要求したり，ペースをあげるなど，放置すると誤嚥リスクが高まる傾向があり，見守りを続け助言や指導を繰り返した．入院210日目，VF 6回目施行 🎬DVD症例5-【6】．体幹角度60度，左横向き頸部前屈位，PAP装着して妻のつくった粥で行った．食塊搬送がスムーズになり，喉頭蓋谷への残留みられるも誤嚥なし．同条件の正面像では，食塊が右梨状窩から食道へスムーズに通過していることが確認された．入院218日目，呼吸発声訓練と頸部口腔の運動および摂食嚥下に関する注意など，ホームプログラムの指導を行い自宅退院．発声発語および摂食嚥下に関して外来にてフォローアップ継続とした．

04 帰結

　摂食・嚥下：胃瘻による経管栄養に1食（ペースト食）の経口摂取が可能（藤島のグレード5）となった．経口摂取は2食も可能と考えられたが，妻の負担と誤嚥リスクの増大を懸念し，当面は1食のみとした．退院後，約4カ月経過（退院123日目）時点で当院外来にてVFを行った 🎬DVD症例5-【7】．体幹角度60度，左横向き頸部前屈位，PAP非装着にて粥を嚥下．退院直前に比べ咽頭収縮力が高まり，喉頭蓋谷や梨状窩への残留がかなり減少し，喉頭侵入や誤嚥も少なくなった．摂食・嚥下の速さも全体的に速くなっていた．

　その他：四肢麻痺，著変なし．頸部体幹の安定性向上．発声困難だが単語程度は口形で伝達可，意思伝達装置導入，自宅にコール（呼出）設置．近医による往診と訪問看護，訪問リハ，その他各種サービス整備して在宅生活に移行．

　FIM（入院時/退院時）：食事1/1, 整容1/1, 入浴1/1, 更衣（上）1/1, 更衣（下）1/1, トイレ動作1/1, 排尿1/5, 排便1/4, 車椅子移乗1/1, トイレ移乗1/1, 浴槽移乗1/1, 歩行1/1, 車椅子移動1/1, 階段1/1, 理解7/7, 表出2/6, 社会的交流6/7, 問題解決6/7, 記憶7/7.

　検査データ：WBC 9,500, Hb 12.6, PLT 26.7万, TP 7.0, Alb 3.4, TC 147, TG 139, HDL 32, Na 139, K 4.4, Cl 107, CRP 0.54.

05 症例のポイント

✦ リスク管理のもとで「食べる」ことを継続することが改善につながる

　重度の嚥下障害で，当院入院までの経過からは実用的な摂食・嚥下能力の再獲得は困難であることが予測された．発症から160病日を過ぎた時点で，いまだカフつきカニューレを装着し，嚥下反射が弱く唾液誤嚥があり，痰の量は多く，咽頭反射の残存によりバルーン法も困難，口腔機能障害，声門閉鎖不全もあるなど阻害因子は山積していた．咽頭のア

イスマッサージによる嚥下反射誘発という基礎の基礎から地道に積み上げていき，何よりも本人・妻の熱意があったことで，予想外の改善を示した．入院 121 〜 139 日目の 20 日間，原因不明の嚥下機能低下がみられた時点で，保存的な治療訓練はここまでが限界で，喉頭挙上術や輪状咽頭筋切除術などの検討が必要かもしれないと考えられたが，再度，定石を見直し体位や食材を工夫することで，最終的には手術をせずに1食ではあるが実用的な経口摂取が可能となった．ただ，もし手術を検討していたら，どうなっていただろうという思いは常にある．「食べる」ことを継続することでさらに改善していくのか，下降線をたどるのかを見極め，正しいタイミングで適切な介入をしたいと考えている．

ちなみに退院 4 カ月経過時点の VF では，明らかな改善傾向を示していた．リスク管理のもとで「食べる」ことを継続することが，摂食・嚥下障害の改善につながることを改めて実感させられた．また，毎日の食事からフィードバックされた食材選びや調理・介助方法の工夫など，妻の努力の成果でもあることも付け加えなければならない．

サイドメモ　Sidememo

▶VF

嚥下造影検査（videofluoroscopic examination of swallowing）の略称．造影剤を加えた食品（液体，とろみ，ゼリー，お粥，刻み食など）を X 線透視下で患者に摂食・嚥下してもらい，口腔，咽頭，食道の動き，食塊の動きを評価する検査である．摂食・嚥下障害を引き起こす静的・動的障害についてきめ細かく評価することが可能なだけでなく，その場で，誤嚥しにくい体位，摂食方法の工夫，食物形態などを比較検討することができるなど，治療的意義も大きい．誤嚥してもむせないタイプの嚥下障害（不顕性誤嚥）も確実に検出することができるなど，VF でしか得られない情報も多く，メリットは大きい．一方，最大のデメリットは被曝で，最低限必要な評価をなるべく手早く行い，患者の被曝量を最小限に留める必要がある．またベッドサイドでの評価は不可能で，VF の設備がない施設では行うことができない．

▶VE

嚥下内視鏡検査（videoendscopic examination of swallowing）の略称．VF と並んで，摂食・嚥下障害の評価法として多用されている．ファイバースコープがあれば検査可能で，ベッドサイドでも施行可能である．被曝もなく，造影剤も必要ない．検査用の食品ではなく，実際の食事を使って検査が可能．ファイバーを鼻腔から挿入し，上咽頭または中咽頭の位置から下咽頭を視野に入れながら，摂食・嚥下してもらい評価を行う．喉頭蓋，披裂喉頭蓋ヒダ，披裂，声帯，梨状窩，咽頭後壁などが実際の映像で視診でき，唾液や痰などの分泌物や粘膜の状態も観察できる．またファイバーの先端で喉頭蓋喉頭面に触れることで嚥下反射がみられるかなど感覚テストとして利用したり，発声時の声帯の動きや，食塊が喉頭侵入した際の声門閉鎖や咳払いの可否など，VE ならではの貴重な情報も得られる．正常例または咽頭収縮に大きな問題がない症例では，嚥下反射の瞬間は咽頭収縮のため画面がホワイトアウトするため，嚥下中誤嚥だけは評価することができない．

文献

1) 藤島一郎：脳卒中の摂食・嚥下障害，第 2 版，医歯薬出版，1998．
2) 藤島一郎：目でみる嚥下障害（DVD 付）―嚥下内視鏡・嚥下造影の所見を中心として，医歯薬出版，2006．

6 輪状咽頭筋切断術と術後リハにより経口摂取自立，復職に至った症例

清水充子　埼玉県総合リハビリテーションセンター言語聴覚科

01 経過

　症例：49歳，女性．
　現病歴：1998年7月くも膜下出血，延髄梗塞（ワレンベルグ症候群）にて発症．A大学病院救急入院．左椎骨動脈解離性動脈瘤トラッピング術施行．約1カ月後，脳血管撮影後に嗄声および左片麻痺出現，左尾状核頭部に低吸収域出現，脳梗塞を認めた（図1）．発症から約3カ月経過時に軽度左片麻痺，重度嗄声，嚥下障害が残存するため当院転院．
　主訴：食べることを一番回復させたい（次女より）．

図1　発症時のMRI画像

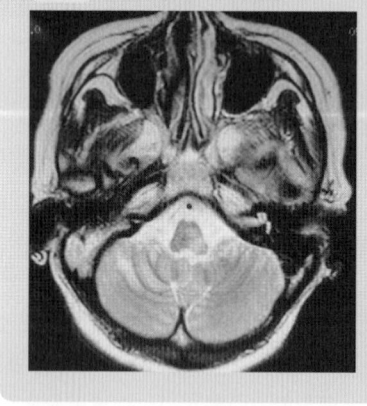

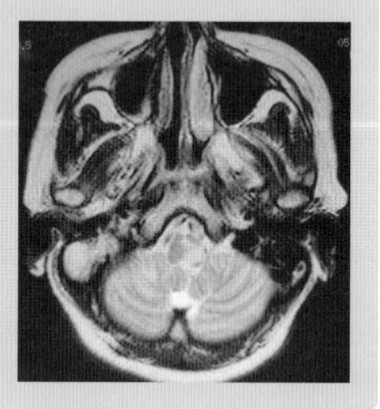

02 初診時評価

　診断名：脳幹部梗塞，くも膜下出血，椎骨動脈瘤．
　障害名：嚥下障害，発声障害，構音障害，温痛覚障害，左不全片麻痺．
　既往歴：特になし．
　社会的背景：会社員（常勤，工場勤務），家族は夫，次女．
　【機能障害】 左舌下神経，迷走神経麻痺が認められ，下記の機能障害がみられた．
　口腔器官の運動：軟口蓋，舌，口唇の左側に軽度麻痺が認められ，運動範囲の狭小化，力の低下が認められた．舌は左側に軽度萎縮も認められた．軟口蓋は口腔側からの視診で右側が少し動く程度で左側は不動，カーテン徴候陽性，鼻息鏡にてa：発声（実際は有響発声不可のため，発声しようと構えて呼気流出を行った）時，鼻息鏡にて右3，左4の漏出が認められた．水blowingでは，

開鼻：9秒81，閉鼻：14秒72と明らかな差が認められた．

感覚障害：顔面右温度覚異常，左上下肢痛覚過敏．硬口蓋，軟口蓋とも感覚低下が認められ，催吐反射は右側減弱，左側消失していた．

呼吸・発声・構音：安静時呼吸1分間に20回で深呼吸可能と，特に呼吸の問題は認められなかった．呼気持続時間10秒89に対し，発声しようとしたときの呼気持続は3秒75で，有響発声は不可能であった．声の評価[1]は，G（グレード：3），R（粗ぞう性：1），B（気息性：3），A（無力性：1），S（努力性：1）と，息漏れの強い声，無響発声であり，重度の声門閉鎖不全が疑われた（**サイドメモ**）．仮声帯発声であるが構音操作は比較的良好で，会話明瞭度は2（ときどきわからない）レベルで，コミュニケーションはスピーチで十分可能であった．

嚥下機能：咽頭期嚥下障害重度，喉頭挙上，嚥下反射惹起不全で水1mlむせあり嚥下不可．唾液嚥下は不可能ではないが極めて困難．VFで，後傾（リクライニング）45度，とろみつき液体1mlでも食道入口部開大不全が顕著で，梨状陥凹pooling，誤嚥が認められた．正面像では右咽頭を通過しており，左咽頭筋麻痺が示唆された．

身体機能：軽度運動失調が残存するものの，下肢は概ね問題なく屋内外平地歩行自立レベル，階段昇降も手すりを用いればほぼ自立レベル．上肢は左右ともROM制限なし，患側（左）は感覚はほぼ正常，握力10 kg，健側（右）は，痺れ感があるも握力は19 kgであった．ADLは食事，入浴以外はほぼ自立レベルであった．

高次脳機能：HDS-R：30/30，KHOAS IQも健常範囲内であった．

摂食状況：経口摂取不可，経鼻経管（留置）栄養．

リハゴール：経口摂取自立，家庭復帰．

03 リハアプローチと経過（図2）

本症例は，輪状咽頭筋切断術とその後のリハビリテーション（以下リハ）で経口摂取可能となった．アプローチの経過を以下の3期に分けて述べる．

第1期：術前リハ（発症後16～28週：入院にて訓練実施．29週～在宅）

栄養摂取法：入院直後のVFにて確認し，間欠的経口食道経管栄養法（OE法）を選択した．栄養剤の準備，チューブの嚥下，正しいチューブ挿入の確認などすべて自己実施可能であった．

訓練目標と内容
(1) 食道入口部の弛緩不全の改善：バルーン拡張法．
(2) 嚥下反射の惹起不全，喉頭挙上不全の改善：アイスマッサージ，supraglottic swallow（息こらえ嚥下）ほか，間接訓練．
(3) 口腔期の問題改善：口腔器官の運動訓練，舌萎縮の改善のための舌ストレッチなど．
(4) 発声の問題改善：発声訓練．

訓練経過
(1) 訓練頻度：週5回，1回30分間の個人訓練．1日3回の自習を実施．
(2) 口腔器官の運動改善，感覚回復のための間接訓練および発声訓練

口腔器官の運動訓練（自動運動，抵抗運動），舌の他動的ストレッチ，メンデルゾーン手技，口腔内のアイスマッサージ（前口蓋弓基部，舌上，軟口蓋），発声訓練としてアクセント法などを実施した．約1週間後より舌の萎縮に軽減がみられ始め，舌の運動範囲が拡大し，左口角への舌尖のタッチが可能となった．食道入口部開大不全改善のための訓練としてバルーン拡張法を行った．

図2 リハアプローチと経過

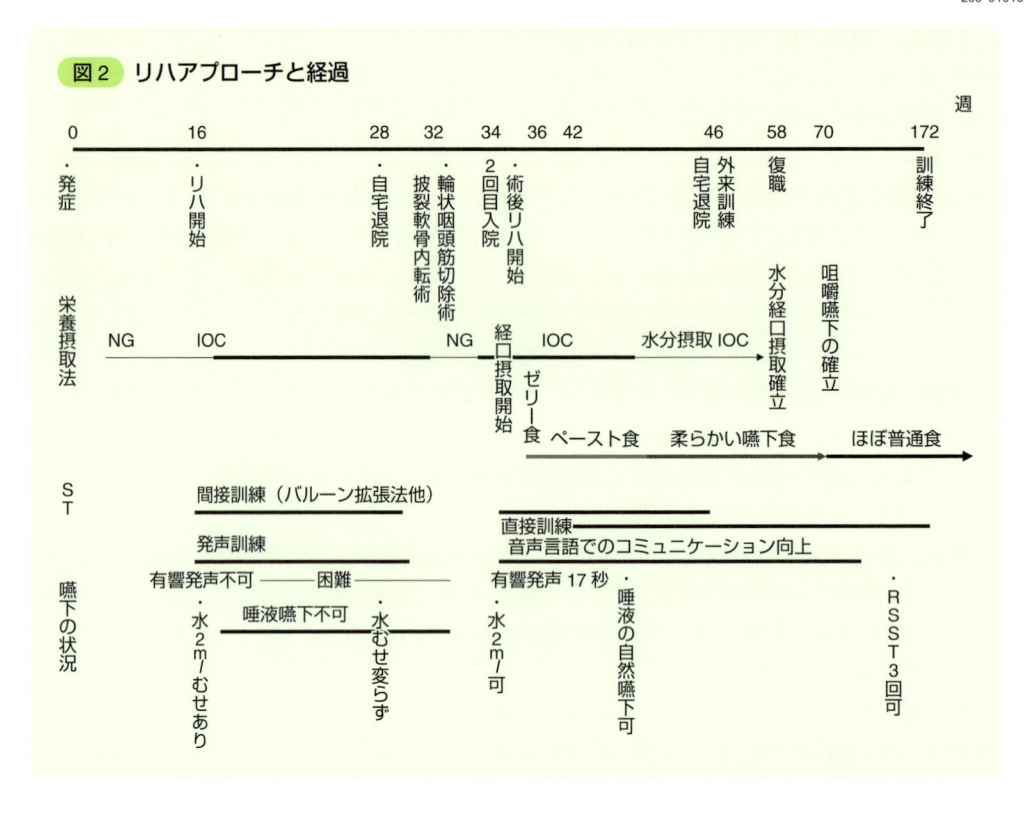

週	0	16	28	32	34	36	42	46	58	70	172
	・発症	・リハ開始	・自宅退院	・輪状咽頭筋切除術披裂軟骨内転術	・2回目入院	・術後リハ開始		外来訓練・自宅退院	復職		訓練終了

栄養摂取法：NG ─ IOC ─ NG ─ IOC（経口摂取開始）─ 水分摂取 IOC ─ 水分経口摂取確立 ─ 咀嚼嚥下の確立
　ゼリー食 → ペースト食 → 柔らかい嚥下食 → ほぼ普通食

ST：間接訓練（バルーン拡張法他）／発声訓練／直接訓練／音声言語でのコミュニケーション向上

嚥下の状況：有響発声不可──困難── ／ 水2ml むせあり ／ 唾液嚥下不可 ／ 水むせ変らず ／ 有響発声17秒・水2ml可・唾液の自然嚥下可 ／ RSST3回可

　VFにてチューブ（14 Fr. シリコン製バルーンカテーテル）の挿入および拡張位置決めをし，入院1週目より実施．水3mlで引き抜き法とし，一度に5回の設定で2日間，ベッドサイドで言語聴覚士（以下ST）とともに行った．3日目から看護師と1日に2～3回行った．水の量は4mlで定着．拡張直後の唾液嚥下に若干の改善がみられた．しかし，計量した水では0.5mlはなんとか嚥下できるが，1mlではむせて不可であった．3週目より1度の引き抜き回数を8回に増やして実施した（注：ここでは，より弾力があって望ましいと考え，拡張に水を用いた．しかし，その後の経験より，水ではシリンジの操作に力が必要で自己実施には望ましくないこと，体内で拡張中にバルーンが破裂した際に水では危険が予測されること，空気で十分な拡張が得られることなどから，拡張は空気で行うことが望ましいと考える．バルーン拡張法の手技や効果については，角谷ら[2]，藤島[3]，北條ら[4]の報告を参考にされたい）．

　また，約1カ月後にOE法のチューブを飲む際に入りにくくなり，また，滴下中にも催吐反射が起こることがあるようになった（感覚入力の改善）．以降徐々にOE法のチューブ，バルーンカテーテルともに飲みにくさが増していった．特に朝が入りにくく，まっすぐ入れたつもりでも咽頭で滞り，引き抜くときに曲がっていることがあった．発声については，浮動性があるものの，バルーン拡張直後に若干の改善がみられ，有響発声（2～3秒）がみられることがあった．

(3) 手術適応の診断を目的にB大学病院耳鼻咽喉科受診

　1回目受診（入院4週目：発症より4カ月時）では，内視鏡検査の結果，軟口蓋挙上不良，左側の咽頭感覚低下，舌の左側への運動制限および萎縮を認める．左声帯は傍正中位に固定，発声時には声帯にスリットが入る．VFでは食道入口部の開大が悪く，液体が気管へ流入．圧測定では咽頭圧上昇時に食道入口部の圧変化がみられずかえって上昇している．以上の結果であったが，発症から日が浅いため，3カ月間ほど保存的リハを行い，椎骨脳底動脈瘤の治療を含め，全身麻酔に耐えられる状態になるまで待つ，との方針となった．

2回目受診（発症から6カ月目）では，内視鏡的には変化がないものの，VFでは中下咽頭の嚥下圧が出てきている．食道入口部の平圧化も起こっているが，その時間が短いため誤嚥がみられる，とのことで，方針として，披裂軟骨内転術と輪状咽頭筋切除術を行うこととなった（以上，担当医の診断）．

(4) 第1期終了

約1カ月後にB大学病院にて上記手術を受けることを前提に，当院退院．在宅にて療養し手術に備えることとなった．この時点の評価としては，嚥下機能は水0.5 mlはむせなく嚥下可能だが，1 mlではむせあり．空嚥下の惹起は，1回目4秒69，2回目5秒54と可能だが喉頭挙上範囲はやや狭く，挙上不全が依然疑われた．発声機能：最長発声持続時間3秒18，無声呼気持続時間5秒86．声の質の評価は，G（3），R（1），B（3），A（1），S（1），会話明瞭度2（ときどきわからない）と，訓練開始時評価に比して著明な改善は認められなかった．

第2期：術後リハ（発症後8カ月，術後2～13週）

嚥下機能および発声機能改善術：発症後8カ月時にB大学病院にて左輪状咽頭筋切除術および左披裂軟骨内転術施行．術直後声帯はほぼ中央に寄り，発声は良好となり，呼吸にも問題はみられなかった．食道透視検査で輪状咽頭筋部が広がり，食塊はいったん頸部食道へ入ることが確かめられたが，嚥下圧は食道入口部，中下咽頭で静止時，嚥下時ともほぼゼロであった．そのためいったん食道に入った食塊の一部が頸部食道下端あたりから逆流する所見が認められ，逆流した食塊が一部誤嚥された．一応嚥下反射は認められ，食道入口部への流入は改善しているので，まずは間接訓練からの開始をすすめる（以上，B大学病院主治医の報告より）．術後2週間で当院へ再転入院し，術後リハを開始した．

第2期訓練開始時評価

(1) 嚥下機能：1 mlでも口腔移送のコントロールが悪いとむせることがあるが，水2 mlまでむせずに嚥下可能（リクライニング70度程度で）となった．本人によれば，術後1週間は創部の奥まで痛みがあり，唾液を飲み込めずに吐出していた．10日～2週目に少し飲めるようになってきたが大方は吐出していた．2週目くらいから痛みがなくなり飲み込めるようになった．飲み込む際に圧迫感があった，とのことであった．3週目の当院転院時には日常の座位での唾液嚥下が，意識して飲み込めば3回に1回は飲み込め，嚥下できたときは残留感がないとのことであった．

(2) 呼吸，発声，構音：術後有響発声が可能となり，最長発声持続時間は17秒16に延長．声質はG（2），R（2），B（2），A（0），S（1）に改善し，2～3メートルの距離間で発声，挨拶などが可能となった．ただし，開鼻声がかえって目立つようになっていた．構音は，単音では誤りがないが，単語レベル以上で音の環境や発話のスピードによって音の歪や子音（k, g, s, r）の省略がみられ，会話明瞭度は2（ときどきわからない）レベルであった．

(3) 栄養摂取法：術後10日間経鼻経管栄養，11日目からOE法再開．

(4) 本人の訴え：嚥下については，「唾液が飲めるようになったが，喀出する癖がついていて，つい飲み込まずに溜めてしまう．溜めすぎると飲めなくなるので喀出する．痰は以前より減ったが，粘り質の痰になった．夜間の痰や唾液の喀出が減り目を覚ましたときに嚥下する程度となり，むせて起きることがなく良眠でき，楽になった」であった．発声，呼吸，構音については「声が出るようにはなったが，自分の声ではなく電気的なロボットの声のよう．発音も何かひとつ呂律が回らない感じがする．息を吸うとき，吐くときに苦しさがある」と話した．

(5) 評価のまとめ：嚥下および発声機能に改善がみられ，唾液程度の嚥下が可能となり，有響発声でのコミュニケーションができるようになった．夜間に唾液の嚥下困難によるむせがなくなり良眠

できるようになったことを含めて，QOL の向上もみられた．しかし，声の質の改善，実用的な経口摂取の確立へ向けた訓練が必要と判断された．期待した手術により症状が改善方向へ向かったが，完全ではない回復状況とその後の改善の見込みについて，本人および家族とも不安を抱いていた．

訓練目標と内容
(1) 口腔器官，特に舌の運動機能改善，舌萎縮の改善：口腔器官の運動訓練，舌萎縮の改善のための舌ストレッチなど．
(2) 咽頭期の問題改善：輪状咽頭筋弛緩不全の改善：バルーン拡張法継続．
(3) 嚥下反射の惹起不全，喉頭挙上不全の改善：アイスマッサージ，supraglottic swallow 他，間接訓練．
(4) 発声の改善：アクセント法による呼吸，発声訓練，構音訓練．
(5) 経口摂取の推進：間接訓練，唾液嚥下の観察などから嚥下機能の変化を確認し，ステップを踏んで経口摂取，直接訓練を進める．

訓練の目的と内容について丁寧に説明し，本人の理解を得て訓練に臨むことができるよう，それにより症状への不安を軽減することができるよう努めた．

訓練経過
(1) 間接訓練の再開

術後3週目より，アイスマッサージ→冷水嚥下（supraglottic swallow，横向き嚥下を併用），舌運動の能動，抵抗運動訓練，メンデルゾーン手技などを再開した．バルーン拡張法は，術後4週目より再開した．以前同様のバルーンカテーテルを食道まで挿入して3 ml の水を入れ，抵抗のある位置まで引き抜いてその位置でさらに水量を6 ml まで増やし，バルーンを収縮させると「くすぐったい感じがする」との感覚をもたれるようになった．また，徐々に慣らしながら収縮法を行った．ST が行う際は，概ね6 ml 程度までを10回収縮する方法を行った．自主訓練では4～5 ml の水で引き抜き法を2～8回，これを1日2回行った．バルーン拡張法再開後3日目に5～6回の引き抜きを行ったところで吃逆が出現した．以降，吃逆が出現したら，念のためバルーン拡張訓練を中止することとした．入院中には4～5日に一度起こる程度であった．以降バルーン拡張訓練は自己実施で術後8週目まで行った．拡張直後は毎回唾液の嚥下がしやすくなるが，その効果が持続しない（半日以下）こと，実施していると吃逆が出現しやすいこと，経口摂取が進んできたことなどから終了とした．

(2) 直接訓練の導入と経過

当センターへ転入院後3週目にVFを実施．リクライニングなしでは液体1.5 ml で嚥下中の誤嚥がみられるものの，リクライニング50度で液体2 ml を横向き嚥下で改善，ゼリーでは咀嚼，嚥下のリズムが比較的良好で，少量ずつであれば嚥下可能であることを確認した．また，ごく少量の誤嚥ではむせがみられないことがあり，注意を要することを確認した．翌日より直接訓練を少量の液体（清涼飲料水）とそのアイスキューブ（1 cm 角程度）を用いて開始した．リクライニング位，横向き嚥下で施行，1日1回行った．

開始後1週間目（術後1カ月目）よりゼリー摂取訓練を開始した．1回に5～6口，総量20 ml 程度から始めた．ゼリーは水分より残留感がなく飲みやすいと自覚されたが，摂取後に唾液分泌量が増え，複数回嚥下が必要となった．さらにヨーグルト（滑らかなもの）やアイスクリームの摂取訓練を行った．supraglottic swallow を併用するとよりよく嚥下できた．開始から2週目には100 ml のヨーグルトを約20分かけて摂取していたが，3週目には10分以内で可能となり，昼食時にゼリー摂取を開始した．ゼリーは2%濃度のゼラチンゼリー100 ml で，内容はアップル，オレンジグレープフルーツなどのジュース，紅茶，牛乳ヨーグルトなどを用いたもので，栄養科で作成した．摂取時間は開始日は25分であったが，3日目には15分で可能となった．

術後2カ月目に行ったVFにて，ミキサー食を施行．座位では喉頭浸入があるものの，60度リク

ライニング位ではゼリー，ミキサー，ポタージュスープとも良好であることを確認した．
(3) 食事としての経口摂取開始：VFの翌日よりミキサー食で経口摂取（1日1食：昼食時）を開始した．内容は粥（七分粥ミキサー），主菜1品，デザート1品．ベッド上リクライニング60〜70度で自己摂取した．所要時間は約1時間であった．調理の素材による粘度や食感の違いによって摂取しやすさに変動があるものの，粥を利用しての調整（固めの粥に柔らかめのサツマイモ煮のペーストを混ぜる，柔らかめの粥に固めのかぼちゃのペーストを混ぜるなど）を自ら行い，摂食経過は良好であった．摂食時間も順調に短縮し，開始から1週間後には約30分で摂取可能となった．11日後より1日3食経口摂取となった．さらに1週間後には初めて形のあるもの（温泉卵）が摂取可能となった．また，その1週間後に「刻み食」を試すが，食塊形成に困難がありむせた．「一口大嚥下障害食」のほうが多少の変動はあるものの，食材の難点への対応を，自らの工夫とsupraglottic swallowや複数回嚥下などの併用により，なんとかこなすことが可能となった．この時期には，唾液も自然に嚥下できるようになっていることを自覚した．訓練として摂食を行う際は，おやつの食材でsupraglottic swallowや複数回嚥下など飲み込みかたの工夫を主に行った．
(4) 発声，共鳴（開鼻声）の変化：術後1カ月を経過したころより，声が少しずつ高くなってきていることを自覚．発声が自然に近くなり，呼吸時の苦しさの訴えもなくなった．また，3食の経口摂取が確立し，唾液の嚥下が自然になると同時期に聴覚印象上，開鼻声の軽減が認められた．
(5) 集中的な摂食訓練の終了：術後14週目に嚥下食にて経口摂取自立し自宅退院となった．退院時評価は嚥下機能は冷水3m*l*をリクライニング80度程度でむせずに嚥下可能．発声，構音は最長発声持続時間：12秒59，声質はG（2），R（2），B（2），A（0），S（1）であった．口唇の運動，舌の萎縮，運動範囲，力の改善がみられ，会話明瞭度も2（ときどきわからない）〜1（わかる）レベルに改善がみられていた．

第3期：食形態のアップ・フォロー期：退院（発症から11カ月〜23カ月：週1回，〜33カ月：隔週1回，〜37カ月：月1回，〜43カ月：隔月1回）

　退院後，本人からの希望が強く，在宅生活での食形態の適応指導，さらなる機能向上を目指した訓練，復職のサポートなどを目的に，外来にて訓練を継続した．
　退院後1カ月の間に体調を崩し，10日間ほど経口摂取を休止しOE法で栄養摂取をする期間があった．特に誤嚥性肺炎と診断されたわけではなく，他の理由による体調不良と考えられた．その後，同様のエピソードはなかったが，しばらくの間は自宅にOE法の用具と経腸栄養剤を備えておいた．
　その後は順調に摂取できるものが増えていった．退院から3カ月目までに液体の摂取力も向上し，野菜ジュースや経腸栄養剤を経口で飲めるようになった．次の3カ月間では，咀嚼しながらの嚥下が可能となり，柔らかめの赤飯，ドーナツ，かき揚げ（三つ葉と人参），レトルトのすき焼き丼などが順次食べられるようになった．食事のレベルが向上したことに加え身体機能や耐久性にも向上がみられ，退院後6カ月目に復職，お弁当持参で出勤し，時間はかけるが同僚とともに昼食をとることができるようになった．徐々に勤務時間と日数を増やし完全に復職したが，食物選択の不安と発声訓練の希望があり，上記の頻度で訓練を続けた．

04 訓練終了時の状況

　発症から43カ月経過時（術後35カ月目）にフォローアップを終了とした．終了時の嚥下機能は，水2m*l*嚥下可，反復唾液嚥下：3秒，16秒，26秒（30秒間に3回可能）で，一食20分程度で摂食可能，かた焼きそばも食べられるようになり，体重増加が悩ましいほどとなっていた．発声持続時間は18秒43と，発声機能にも改善がみられていた．

05 症例のポイント

患者の心理面を配慮したうえで，外科的治療の可能性を探る

延髄外側症候群，いわゆるワレンベルグ症候群の摂食・嚥下障害へのアプローチでは，食道入口部の開大を促す方法として，バルーン拡張法や頭部挙上訓練[5]が用いられる（本症例の訓練期には頭部挙上訓練はまだ一般的でなく，筆者も用いる術をもたなかった）．また，一定期間で自然回復をみることもあり，患者本人の食べられないこと，唾液さえも嚥下しにくいことへの心理面のサポートをしながら間接訓練を行い，経過観察をすることもある．さらに，自然回復の状況を窺い時期に至って手術を選択する場合がある．また，「早期に食べられるようになること」を希望する場合は，比較的早期であっても手術を選択するなど，状況によって外科的治療の対象となる．また，本症例のように外科的治療の後，段階的摂食訓練や嚥下法の習得を促すことにより，さらに経口摂取の質を高めることができる場合がある．患者の心理面への配慮をしながら，主治医および手術を行う医師と訓練担当者間の緊密な情報交換に基づく連携をとることが大切である．

サイドメモ　Sidememo

▶声の評価[1]

声は声帯の振動によって生じる複合音であり，その評価には声帯振動の検査，声の高さや強さに関する検査，空気力学的検査，音響分析による検査，聴覚的評価，喉頭の筋電図検査や内視鏡検査，画像診断など発声機能に関する検査などがある．

嚥下障害の評価，治療に関連の深い検査としては，喉頭の内視鏡検査や聴覚的印象評価があげられる．内視鏡検査では嚥下の瞬間は観察できないが，構造上の診断ができるばかりでなく，嚥下反射前の喉頭浸入や嚥下後の残留や誤嚥後の観察が可能である．聴覚的印象評価では，声の質や大きさや高さ，話す速さや話しかた，共鳴，構音（発音）などを評価する．なかでも，摂食・嚥下障害の問題点に関連が深いのは，声質の評価のうち，気息性嗄声（息が漏れる，囁き声のような声で声門閉鎖不全を疑わせる声）や鼻咽腔閉鎖不全を疑わせる開鼻声，湿性嗄声であり，声の状態のチェックがリスク管理に役立つことがある．

文献

1) 日本音声言語医学会編：声の検査法 基礎編，第2版，医歯薬出版，1994.
2) 角谷直彦，石田 暉・他：第Ⅱ相嚥下障害のリハビリテーション バルーンカテーテルによる間欠的空気拡張法．総合リハ **20**（6）：513–516，1992.
3) 藤島一郎：脳卒中の摂食・嚥下障害，第2版，医歯薬出版，1998，pp109–112.
4) 北條京子，藤島一郎・他：輪状咽頭嚥下障害に対するバルーンカテーテル訓練法—4種類のバルーン法と臨床成績．日摂食嚥下リハ会誌 **1**：45–56，1997.
5) Shaker R, Kern M et al：Augmentation of deglutitive upper esophageal sphincter opening in the elderly by exercise. *Am J Physiol* **272**：G 1518–1522, 1997.
6) Shaker R, Easterling C et al：Rehabilitation of swallowing by exercise in tubefed patients with pharyngeal dysphagia secondary to abnormal UES opening. *Gastroenterology* **122**：1314–1321, 2002.

7 小脳梗塞で側臥位による直接的嚥下訓練が有効であった症例

野田幸男　横井寛士　小嶋康則　静岡リハビリテーション病院

01 経過

症例：76歳，男性．
経過：1993年より再生不良性貧血でK総合病院第一内科通院中．
　2006年1月よりめまいを認め，右後下小脳動脈閉塞によるワレンベルグ症候群の診断でアスピリン投与されていたが自己判断で中止していた．2006年3月下旬に再びめまい，嘔吐，嚥下障害および歩行障害を認め，K総合病院に救急車で搬送された．入院時，両上下肢および体幹の失調症，意識障害，左顔面神経麻痺および左外転神経麻痺がみられ，MRI所見などから両側小脳，左橋外側および右中小脳脚の脳梗塞と診断された．MRAでは椎骨動脈は描出されず，両側内頸動脈狭窄および左中大脳動脈狭窄を認めた．保存的治療施行するも嘔吐と熱発を繰り返し，傾眠傾向，両側四肢および体幹の失調，構音障害，嚥下障害，左顔面神経麻痺，左外転神経麻痺残存．2006年5月中旬リハビリテーション（以下リハ）目的で当院入院となる．入院時，経管栄養（N-Gチューブ），ADL全介助の状態であった．

02 検査所見とゴールの設定

画像：CT画像　入院1日目（図）．
併存疾患：再生不良性貧血（1993年に診断され，入院時からプリモボラン10 mg，プレドニン5 mg内服中）．
既往歴：脳梗塞（2006年1月：ワレンベルグ症候群）．
社会的背景：妻と次女との3人暮らし．妻は肝臓癌で，S総合病院入院中（当院入院中の2006年7月総合病院にて永眠）．キーパーソンは次女．元会社員であるが，退職後は自宅で妻の面倒をみて家事全般を行っていた．趣味は家庭菜園．再生不良性貧血のため特定疾患受給．
検査データ：身長163 cm，体重38.6 kg．入院時，WBC 7,800，Hb 15.7，PLT 15.1万，TP 6.5，Alb 3.73，TC 194，LDH 301，GOT 27，GPT 18，ALP 240，

図　CT所見

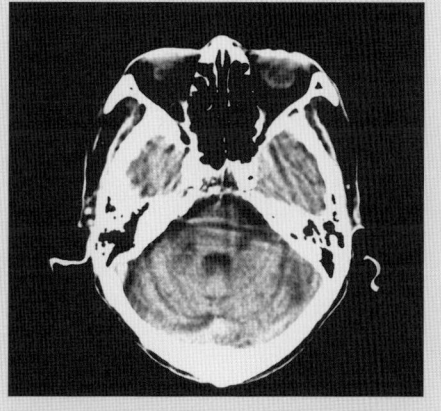

両側小脳半球に低吸収域がみられる．MRIでは小脳に加え左橋外側および右中小脳脚にも病巣が認められた

CRP 6.39.

機能障害：意識 JCS I -2, 見当識障害著明．脳神経症状：左外転神経麻痺，複視あり．左顔面神経麻痺．Gag reflex 両側消失．失調性構音障害著明で，会話の明瞭度はときどきわかる程度（レベル 4），経口摂取不能で経管栄養施行中，舌は突出不能．

運動機能：軽度の左片麻痺（ブルンストロームステージ上肢 4, 手指 4, 下肢 4），両側失調症，測定障害および企図振戦著明，座位保持困難．

基本動作：30 度座位でめまいを訴え，座位保持困難，寝返り，起き上がり重介助，立ち上がりおよび移乗全介助，歩行不能．

ADL：Barthel Index 0 点．

問題点：両側および体幹の失調症，めまい，意識障害，構音障害，嚥下障害，筋力低下，コミュニケーション，ADL，内科的問題，介護者，退院先．

【嚥下障害の評価】

認知機能：食物の認知可能，食欲はあるが軽度の意識障害を伴い意識レベルの変動あり．

口腔咽頭機能：開口 20 mm，左顔面神経麻痺のため流涎あり，咀嚼不十分，食塊形成不能，Gag reflex 両側消失，カーテン徴候左に偏位，鼻咽頭閉鎖不全あり，構音障害著明，舌の突出は歯列まで，左右への動きは著しく制限されていた．

VF 所見（入院 35 日目） DVD症例 7-【1】：45 度仰臥位でのゼリーの嚥下では，嚥下反射の遅れと梨状陥凹への咽頭残留がみられたが，明らかな誤嚥は認められなかった．同じ姿位でのペースト食でも，同様の所見がみられ，頸部の回旋やうなずき嚥下を行っても梨状陥凹での残留の減少はみられなかった．また，液体の飲み込みでは，反射の遅れと咽頭残留およびむせを伴う誤嚥が認められた．

次に，80 度座位にて同様の検査を行った．80 度座位では，食物の咽頭への送り込みが困難で，ゼリー状の食形態からむせを伴う誤嚥が認められた．特に一口量の増大に伴い誤嚥量の増大を認めた．ペースト食でも，嚥下反射の遅れ，咽頭残留，誤嚥が認められ．頸部回旋にても咽頭残留は減少しなかった．

側臥位での嚥下を試みたところ，左下側臥位にて比較的スムースな嚥下が認められた（**サイドメモ**）．

ゴール設定：前医からは経口摂取は無理といわれていたが，本人および家族の経口摂取への希望が強かったため，体力向上とめまいの改善，介護量の軽減および自分で経口摂取可能になることを目標にリハを開始した．

03 入院後のリハアプローチと経過

座位耐久性向上後 VF を施行

入院時，軽度の意識障害（JCSI-2）を認め，さらに 30 度程度の仰臥位でもめまいや嘔吐を生じていた．入院後，前医から行われていた経鼻経管栄養食（F2α300 ml，白湯 150 ml，1 日 3 回）を開始した．

入院の翌日より，ベッドサイドにて理学療法士による寝返り，起き上がり，座位訓練，体幹および上下肢の筋力増強訓練，作業療法士による座位耐久性訓練，上肢の失調に対する機能的作業療法を開始した．また，言語聴覚士による，発声，構音訓練および舌および口唇の機能訓練，看護師による口腔清拭を開始した．入院 18 日目ごろより，リクライニング車椅子を使用してリハ室訓練が

可能となった．入院時，37度台の発熱を認め，CRPも6.39であったが，約1カ月でCRP0.5以下に改善し，発熱もみられなくなった．また入院18日目ごろまで白色粘稠痰の吸引が必要であったが，その後は吸引回数が著しく減少した．傾眠傾向は改善され，車椅子座位も20〜30分可能となり座位耐久性は向上，めまいの訴えも少なくなったため，入院35日目VF施行．

VFでは，舌の障害による食塊の咽頭への送り込みの障害，嚥下反射の遅れおよび咽頭残留を認めた．検査翌日より30度臥位での低粘度ミキサー食（ST全介助による）での直接的嚥下訓練を開始した．開始当初，仰臥位での直接訓練でむせが多くみられたため，左下側臥位でベッド30度ギャッジアップの状態で経口訓練を施行．左下側臥位の体位では，むせはほとんどみられなかった．

入院2カ月後から転院までの経過

入院66日目，以前より療養中であった妻が肝臓癌で永眠される．

入院68日目より左下側臥位の姿位で，昼夕に1日2回のミキサー食経口摂取となる．

入院69日目，自分で食器を引き寄せて食べようとする動作がみられたため，側臥位のまま失調症の比較的軽い右手関節に500gの錘を装着して，右手スプーンでの自己摂食訓練を開始．食べこぼし中等度あり．この時期より寝返り，起き上がり，車椅子移乗が全介助レベルから軽介助レベルに改善した．また，座位が安定してきたため，リクライニング車椅子から普通型車椅子に変更となった．入浴も，ハバード浴から普通の浴槽への介助浴となる．

入院83日目より，自助食器を使用して1日3食の経口摂取となる．N-Gチューブ抜去．食べこぼしはあるが，ほとんどむせはみられない．食事時間30〜40分を要していた．

入院87日目より主食全粥，副食ミキサーに変更．むせ込みなし．体位は45度ギャッジアップ，左下側臥位．自助食器と小さめのスプーンを使用．

入院98日目より，側臥位から80度座位での体位に変更．この際，体幹を少し左に傾け，首も左に回旋した姿位で摂食した．むせはほとんどなく，食事時間も20〜30分に短縮．

入院106日目より全粥で副食は軟菜を中心とした嚥下障害食に変更．失調症が残存するため，右手の重錘は500gを継続．このころ，車椅子駆動が可能となり，車椅子移乗は監視レベル．歩行器を使用しての歩行器歩行も30m程度介助にて可能となった．構音練習も継続中で，会話レベルは話の内容を知っていれば聞き取れるレベルにやや改善した．

入院111日目より車椅子座位での摂食開始．

入院114日目より全粥，副食刻み食および汁にとろみを添加．スプーンの大きさも小から中へと変更になった．むせはみられないが，中等度の食べこぼしが継続している．

以後，退院時まで車椅子座位での全粥刻み食，汁とろみつきを継続した．汁のとろみの程度を薄くするとむせ込みが認められた．全経過中，幸いにも誤嚥性肺炎は認めなかったが，入院28日目ごろまで，痰の吸引が必要であった．退院時に食事に要する時間は20〜25分程度であった．また経過中，再生不良性貧血に対してしてプリモボラン内服し，併存疾患も安定していた．

入院173日目，同居予定のキーパーソンが病弱のため，介護老人保健施設に転院となる．

04 退院時の所見

検査データ：WBC 5,300，Hb14.4，PLT 10.4万，TP 5.9，TC 188，LDH 331，GOT 19，GPT 8，ALP 148，CRP 0.31．

機能障害：意識清明．脳神経症状：左外転神経麻痺，複視あり．左顔面神経麻痺．Gag reflex両側消失．失調性構音障害，会話の明瞭度は話の内容を知っていればわかる程度（レベル3），全粥

刻み食車椅子にて経口摂取.
　運動機能：軽度の左片麻痺（ブルンストロームステージ上肢 5，手指 5，下肢 5），両側失調症，測定障害および企図振戦中等度.
　基本動作：座位保持，寝返り，起き上がり，立ち上がり見守りレベル.
　ADL：ベッドから車椅子の移乗は監視レベル．車椅子駆動可能．靴の着脱可能．歩行は，固定式歩行器を使用して 30 m 程度軽介助．食事は車椅子座位にてスプーンを用いて自己摂取．主食全粥，副食刻み食，汁とろみつき．Barthel Index 40 点．

05 症例のポイント

側臥位での直接的訓練

　本症例における今回の発症は左の脳幹から小脳にかけての病巣を呈しているが，以前からの右延髄外側の障害が指摘されていて，再発にて右咽頭機能の障害がさらに悪化したものと推察される．それに対して，比較的機能障害の軽度な左側を下にすることにより直接的摂食訓練が可能になったものと思われる．

　側臥位での直接的訓練では，感覚障害の少ない健側を食塊が通過すること，さらに側臥位になることで食塊の咽頭通過速度が遅くなる効果が期待できる．側臥位での摂食訓練は，初期には水平位で行うが徐々に 30 〜 45 度付近までギャッジアップし，その後は仰臥位にして成功する例が多い．初期は完全側臥位で，健側が下になるため，健側の上肢を使って食事を自己摂取する場合は，インピンジメント症候群による肩関節痛の発症に注意する必要がある．喉頭や咽頭の感覚障害と食塊通過側の関係については十分な検討はなされているとはいいがたく，今後この方面での研究の充実が望まれる．

　最後に，嚥下障害と直接的関係は疑問であるが，逆流性食道炎の症例では左下側臥位で胃内容の pH が改善することが報告されている[1]．

サイドメモ
Sidememo

▶ 嚥下姿位の重要性

　以前から嚥下障害に対する嚥下姿位の重要性について，種々の報告がなされている．主な姿位には，体幹のリクライニング姿位[2]（誤嚥の減少と，食塊の咽頭への送り込み補助効果），頸部回旋姿位（同側の梨状窩狭小化と反対側梨状窩拡大および反対側輪状咽頭筋静止圧低下効果[3]），頭部屈曲姿位[4]（咽頭腔および気道の狭小化効果）などがあるが，最近側臥位の姿位も臨床上用いられてきている．

　側臥位の効果としては，体幹の側傾を極端にしたものと考えられ，基本的には食塊を健側に通過させることによって誤嚥を防ぐ方法と考えられる．臨床例では，ワレンベルグ症候群や腫瘍の術後などで報告があるが，当院の症例では最近 4 例の適応例があり，3 例は小脳梗塞または小脳出血後の症例で，1 例は混合型脳出血後重度左片麻痺の症例であった．従って，ワレンベルグ症候群に限らず，健側機能が比較的保たれている症例が適応と思われる．また，側臥位でも完全側臥位にて直接的嚥下訓練を開始する例と徐々にギャッジアップしていく側

臥位があり，当院では重症例に対して完全側臥位から開始している．当院の4症例中，退院時までに2例では側臥位から仰臥位の摂食が可能となったが，残りの2症例は側臥位のまま退院となった．

文献

1) Kaltenbach T, Crockett S et al：Are lifestyle measures effective in patients with gastroesophageal reflux disease? An evidence-based approach. *Arch Intern Med* **166**（9）：965-971.
2) 才藤栄一，木村彰男・他：嚥下障害のリハビリテーションにおける videofluorography の応用． リハ医学 **23**：121-124, 1986.
3) Logemann JA, Kahrilas PJ et al：The benefit of head rotation on pharyngoesophageal dysphagia. *Arch Phys Med Rehabil* **70**（10）：767-771.
4) Shanahan TK, Logemann JA et al：Chin-down posture effect on aspiration in dysphagic patients. *Arch Phys Med Rehabil* **74**（7）：736-739.

8 頸部回旋嚥下で経口摂取可能となったワレンベルグ症候群の症例

補永 薫　東京湾岸リハビリテーション病院リハビリテーション科

01 経過

症例：58 歳，男性．
経過：2004 年 8 月中旬，嚥下・歩行障害出現．救急車にて K 病院に搬送され頭部 MRI 検査にて脳幹部梗塞（延髄外側症候群：ワレンベルグ症候群，**サイドメモ**）と診断され，保存的に加療された．内科的加療後も失調症状に伴う日常生活動作・歩行障害および嚥下困難認めるためリハビリテーション（以下リハ）目的に第 22 病日当院に転院となった．

02 検査所見とゴールの設定

画像および検査所見：頭部 MRI：左延髄外側に虚血性病変を認める（**図 1 矢印**）．
併存疾患：糖尿病（入院時 HbA1c 7.1％，FBS 145 mg/dl．退院時 HbA1c 6.2％，FBS 109 mg/dl．）・高血圧．
既往歴：特記すべきことなし．
社会的背景：建築業（現場監督），妻・息子と同居（3 人暮らし）．

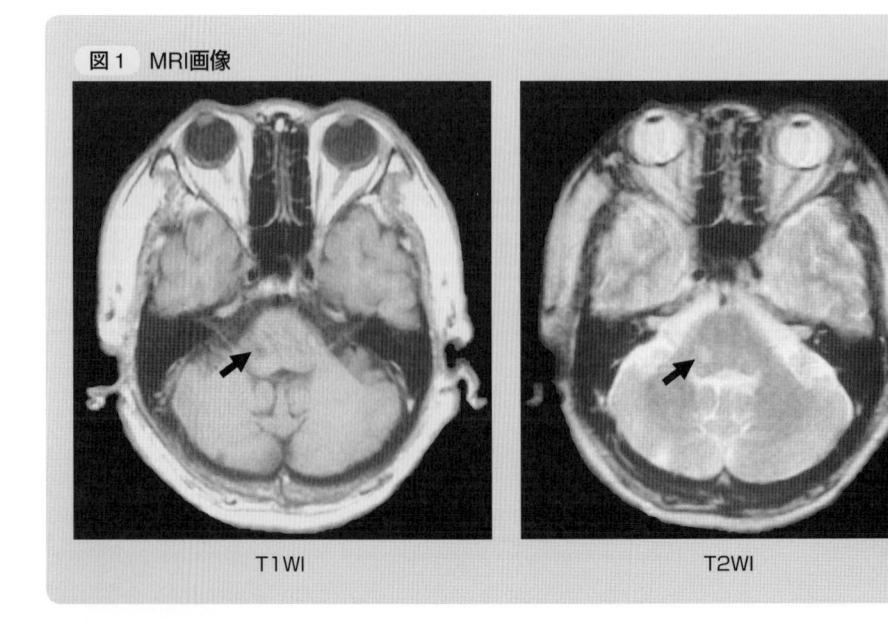

図1　MRI画像

T1WI　　　T2WI

検査データ：WBC 5,800/μl，Hb 13.8 g/dl，PLT 29 万/μl，TP 6.6 g/dl，Alb 3.9 g/dl，TC 214 mg/dl，TG 134 mg/dl，HDL 58 mg/dl，Na 141 mEq/L，K 4.1 mEq/L，Cl 104 mEq/L，CRP 0.3 mg/dl，胸部X線：両肺野ともに肺炎など異常所見なし．

機能障害：意識清明，構音障害なく意思の疎通良好．右顔面（特に口角付近の）に痺れを認める．額しわ寄せ：対照，鼻唇溝：右側浅い．軟口蓋：発声時に右側の下垂を認める．明らかな四肢の麻痺症状なし．感覚は触覚・痛覚・位置覚正常．関節可動域制限なし．筋力は上下肢とも正常（徒手筋力テスト（MMT）で5レベル）．指鼻試験・踵膝試験：右上下肢失調中等度を認め，企図振戦あり．起き上がり，座位は自立．立位にて右方へのふらつきあり．歩行は失調様でワイドベースであり歩行器にて中等度介助レベル．栄養は経鼻胃管使用，常時喀痰を著明に認める．食事以外のセルフケアは軽介助～修正自立レベル．

ADL：FIM運動項目 63（食事1，整容4，清拭4，更衣上半身6，更衣下半身6，トイレ動作6，排尿7，排便7，移乗6，トイレ移乗6，浴槽移乗6，歩行3，階段1），認知項目35点．

問題点：嚥下障害，失調およびそれに伴う歩行障害，感覚障害（しびれ），ADL低下，復職．

【嚥下障害の評価】
反復唾液飲みテスト（RSST）：1回，喉頭挙上は低下しているものの可能（強い努力を要する）．

改訂水飲みテスト：2 ml にてむせこみを認める．頭部右回旋位での嚥下では嚥下可能であり，頭部回旋嚥下の有効性が示唆された．

VF所見（第22病日）：正面位での嚥下では口腔―咽頭間の送り込みは良好であり，喉頭挙上や軟口蓋挙上などの一連の嚥下反射は努力性に発生するも，咽頭から食道への通過は困難であり，一部は前方への垂れ込み（喉頭侵入）を認めた．数回の嚥下により，一部は食道に送り込まれるが咽頭でのクリアランスは悪い　DVD症例 8-【1】．

右回旋位での嚥下では口腔―咽頭間の送り込みは同様に良好であり，喉頭挙上軟口蓋挙上などの一連の嚥下反射から食道への送り込みが正面位に比べ良好である．一部咽頭への残留を認めるが複数回嚥下によりクリア可能であり，喉頭侵入・誤嚥などは認めない　DVD症例 8-【1】．

ゴール設定：本人，家族ともに何かしらの形での経口摂取を希望であり，体位工夫による嚥下の改善が期待されたための経口摂取の確立を目標とした．また，失調による動作障害に対し，移動手段の修正自立を目標とした．

03 入院後のリハアプローチと経過

とろみ食による回旋嚥下訓練

入院時摂食は前医よりの経鼻胃管を継続とした．喀痰の自己排出は可能であるが患者本人からは常時喀痰が著明であり，1日でティッシュ1箱がなくなるペースであるとの話があった．これは，唾液・喀痰の嚥下困難を示す所見と考えられたが水飲みテストでは頸部回旋による効果が期待されたため，入院翌日（第22病日）にVFを施行した（詳細は前記）．正中位での嚥下は誤嚥のリスクが非常に高いが，右回旋位では摂食が良好に可能であると判断した．血液検査および画像検査において炎症，肺炎所見を認めないため，STにおいて直接訓練としてとろみ食の回旋嚥下を開始し，とろみ食での回旋嚥下，および交互嚥下を訓練として施行した．嚥下後の呼吸や発声の状態を観察したうえ2～3 mlから開始し徐々に量を増やしていった．また，回旋位にすることの安全性を患者教育として行い，動作の習得を促した．

患者の理解は良好であり，数日後より1日1個程度のプリン・ヨーグルトの摂食を開始．数日は

STが付き添いにて施行しその後看護師の監視にて試行した．摂食により変化をすることはなかったがこの時点でも喀痰は著明であり，入院時と大きな変化はみられなかった．

経鼻胃管抜去後，経口摂取を開始

　1週間の訓練にて発熱および炎症反応の増加もみられないため，第33病日より経鼻胃管抜去のうえ，嚥下食（とろみ食）での経口摂取を開始した．経鼻胃管抜去後，喀痰の量は著明に減少した．

　当初，本人の慎重さもあり摂食時間は40～50分と長かったが，臨床上大きな誤嚥所見なく推移した．フォローアップのため第40病日に再度VFを試行した．右回旋位でのとろみ食の嚥下は良好であり，お粥や刻み食では嚥下後の食道入口部の残留が少量みられるものの交互嚥下によりクリア可能であった．ただし，正中位では前回に比べ咽頭部の通過量は増加しているものの依然として通過困難を認めた．そのため回旋嚥下は継続として，食形態を徐々にアップさせた．摂食量・発熱などの全身状態・本人の摂食時の自覚的な飲み込みやすさなどを参考に食形態をあげていった結果，最終的には常食および液体の摂取が可能となった．

　第68病日施行のVFでは，右回旋嚥下においてご飯・通常の副食でも通過良好であり嚥下後の残留は少なく，交互嚥下は必要ない状態であった．また，正中位でも，とろみ・お粥であれば比較的通過良好であり，嚥下後の残留が少量認められるものの，喉頭侵入などは認められなかった．そのため，実際の摂食場面でも正中位での摂食を部分的に取り入れていった．

　運動機能面では，歩行時の失調を抑えるため殿部中心に筋力トレーニングを施行．四肢・体幹の失調を軽減させる目的で，重錘や腹帯などを使用した歩行訓練を施行，最終的に応用歩行可能となった．糖尿病に関しては，食事療法・αグルコシダーゼ阻害薬内服にてHbA1c 6.2％まで減少した．

退院までの経過

　第80病日を過ぎると実際の食事場面でも液体以外は正中位での摂取が可能となった．液体に関してはVF上（第93病日施行），少量であれば正中位でも嚥下可能であったが，量が増えた場合もしくは連続嚥下を行った場合には喉頭侵入が残存した．そのため，液体のみ回旋嚥下を行う方針として第100病日に退院となった．

04 退院時の所見

検査所見：WBC 6,200/μl，Hb 12.4 g/dl，PLT 24万/μl，TP 6.7 g/dl，Alb 3.9 g/dl，TC 208 mg/dl，TG 128 mg/dl，HDL 56 mg/dl，Na 142 mEq/L，K 3.7 mEq/L，Cl 98 mEq/L CRP 0.1mg/dl．

機能障害：失調軽度残存するもT字杖使用での屋内外歩行は修正自立．摂食に関しては液体のみ右回旋嚥下を行っており，固形物は通常の嚥下が可能（本人は飲み込みやすさに応じて複数回嚥下を行っている）．

ADL：FIM運動項目83点（食事6，整容7，清拭6，更衣上半身7，更衣下半身7，トイレ動作6，排尿7，排便7，移乗6，トイレ移乗6，浴槽移乗6，歩行6，階段6），認知項目35点．

05 症例のポイント

長期の経鼻胃管の留置は二次性の嚥下機能低下をきたす

　本症例は脳幹部梗塞（延髄外側症候群）により嚥下障害をきたした一例である．脳梗塞発症から1カ月程度であること，片側性病変であること，比較的若年齢であることにより将来的な嚥下機能の獲得が期待されると判断し積極的に摂食訓練を行い，効果を得た．本症例では経鼻胃管抜去後に喀痰の著明な減少を認めたが，長期の経鼻胃管の留置は，咽頭の感覚低下をもたらし，二次性の嚥下機能の低下をきたすこともある．また，症例によっては経鼻胃管の刺激により喀痰の増加を強く認めることも臨床上経験されるため，可能であれば早期に抜去することが望ましい．長期の非経口摂取が見込まれる例であれば，胃瘻造設のうえでの摂食訓練も検討されるべきである．

　また，一般的ではないが症例によってはOE法（intermittent oroesophageal tube feeding）が功を奏することもある．一般に延髄外側症候群において機能回復例では発症後数カ月で回復し，3～6カ月で回復しない場合は機能の長期予後不良であるといわれている[1]．

サイドメモ　　　　　　　　　　　　　　　　　　　　　　　　　　　　　　　Sidememo

▶ワレンベルグ症候群

　ワレンベルグ（Wallenberg）症候群（延髄外側症候群）は，1895年にAdolf Wallenbergによって報告され知られるようになった症候群である[2]．後下小脳動脈や椎骨動脈の血栓症によって起こることが多く，典型例では同側の小脳失調，同側のHorner症候群，同側顔面および対側体幹・四肢の温痛覚障害，構音障害，嚥下障害をきたすが部分型も存在する．通常四肢の片麻痺は認めないが梗塞巣の浮腫の強い例では対側の片麻痺を認めることもある．同症候群において約半数に嚥下障害を認める．同症候群における嚥下障害は咽頭筋・食道入口部括約筋（輪状咽頭筋）の麻痺や協調不全によると考えられる[3]．

図2　頸部回旋法

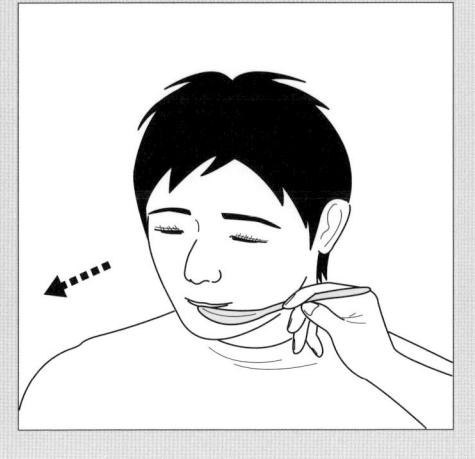

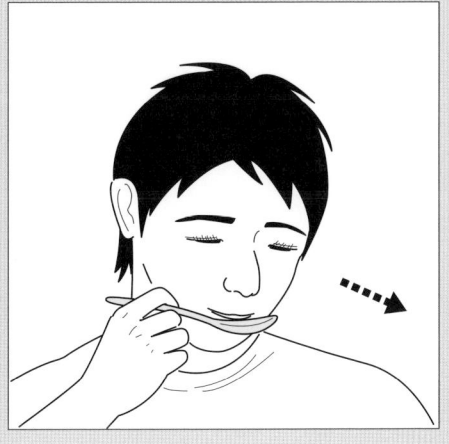

頸部回旋での嚥下は通過不良側（一般的には麻痺側）へ頸部回旋を行うことにより良好側の下咽頭の拡大，良好側の食道入口部の静止圧の低下を通して食塊を通過良好側へ誘導し，嚥下運動を改善するものである[4]．筆者らは「（回旋方向の）肘をみて飲み込んでください」と声かけを行い姿位の学習を促している（図2）．

　それで不十分な場合はさらに通過良好側を下に側臥位をとり一側嚥下を組み合わせることもある[5]．本症候群は基本的に四肢の麻痺がなく，また認知能も保たれている場合が多いため，姿勢・体位調節のみで摂食嚥下が困難な症例ではOE法やバルーン拡張法を試みることもある[6]．

　ワレンベルグ症候群では，一般に麻痺側（障害側）の通過が悪いとされるが，症例や時期により一定ではないとの報告もある[7]．そのため，一律に回旋嚥下を行うのではなく，VFなどによる評価のうえ本法の適応を検討することが重要である．

文献

1) 笠原 隆, 小山祐司・他：重度の嚥下障害で発症し対照的な経過を辿った延髄外側症候群の2例. リハ医学 41：555-560, 2004.
2) Wallenberg A：Acute bulbar affection. *Arch Psychiatr Nervenheilkd* 27：504-540, 1895.
3) 藤島一郎, 柴本 勇・他：Wallenberg症候群における食塊の輪状咽頭部優位通過側. 神経内科 52：309-315, 2000.
4) Logemann JA, Kahrilas PJ et al：The benefit of head rotation on pharyngoesophageal dysphagia. *Arch Phys Med Rehabil* 70：767-771, 1989.
5) 聖隷三方原病院嚥下チーム：嚥下障害ポケットマニュアル, 医歯薬出版, 2003, pp.59-95.
6) 才藤栄一, 藤谷順子・他：家庭復帰への援助　脳卒中と重度嚥下障害. 総合リハ 22：943-947, 1994.
7) 谷口 洋, 藤島一郎・他：ワレンベルグ症候群における食塊の下咽頭への送り込み側と食道入口部の通過側の検討. 日摂食嚥下リハ会誌 10：249-256, 2006.

9 長期間経管栄養であったものの self IOE にて楽しみ程度の摂取が可能となった症例

石川敏和　東京湾岸リハビリテーション病院・国際医療福祉大学大学院（元熱川温泉病院リハビリテーションセンター）

01 経過

症例：60歳，男性．
経過：1993年5月脳梗塞を発症し，左不全片麻痺が出現したが，その後軽快した．1997年に脳梗塞を再発し保存的治療を施行され，転院（病院）を繰り返していた．2002年3月上旬某病院に転院し加療．リハビリテーション（以下リハ）・療養目的にて2002年6月下旬に経管栄養（持続的経鼻胃経管栄養法：Continuous Naso-Gastric Catheterization：CNG）の状態で転院となる．

02 検査所見とゴールの設定

画像：CT画像（入院2日目，図1）．両側視床・尾状核部などの穿通枝領域に多発性の小梗塞を認めるほか，両側前頭葉をはじめとする広範な大脳皮質の萎縮を認める．
既往歴：不整脈（ECG上，心室性期外収縮あり）．
社会的背景：独居．
検査データ：入院時　WBC 6,900, Hb 13.5, TP 8.4, Alb 4.2, TC 182, TG 134, Na 141, K 3.6, Cl 99, CRP 0.72.

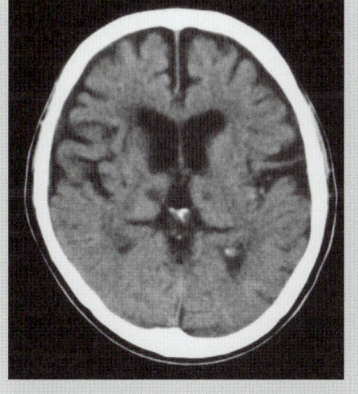

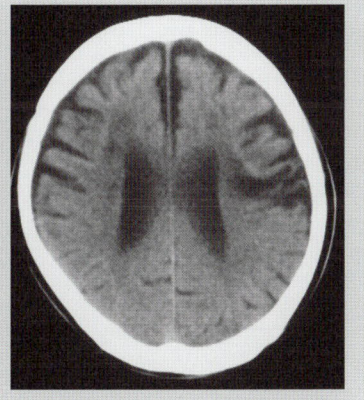

図1　CT画像

両側視床・尾状核部などの穿通枝領域に多発性の小梗塞を認めるほか，両側前頭葉をはじめとする広範な大脳皮質の萎縮を認める

現症：E4V2M6/GCS，Parkinsonian syndrome，左片麻痺，感覚障害，構音障害，失語症，全般的精神機能低下，眼球運動障害，歩行可能（遠位監視レベル）．

ADL：FIMは運動項目：64点，認知項目：20点，総得点：84点．

問題点：左片麻痺，摂食・嚥下障害，構音障害，失語症，全般的精神機能低下，感覚障害，筋力低下，ADL低下，退院先．

【嚥下障害の評価】

スクリーニング検査：転院前よりCNG（14〜16Fr）を長期間（2年6カ月以上）施行していたとのことであった．口腔内視診より，上下義歯ともにないが，残存歯がある状態であった．随意的咳嗽は減弱しており，gag reflexは消失していた．常時両側口角より流涎がみられた．声質としては，湿性嗄声および開鼻声を認め，発話明瞭度は5（全く了解不能）であった．嚥下各器官の機能低下がみられ，なかでも著明な両側鼻咽腔閉鎖機能不全を認めた．

食道造影検査：入院27日目（図2）．gag reflexが消失しており，嚥下訓練もかねて間欠的経口経管栄養法（Intermittent Oral Catheterization：IOC）の導入を試みることにし，食道造影検査を施行．

カテーテル先端を胃および食道内（食道下部）に留置ともに胃食道逆流（gastro-esophageal reflux：GER）は認めなかった．検査により，（株）イズモヘルスのゴム製栄養カテーテル5号にて間欠的経口食道経管栄養法（Intermittent Oro-Esophageal Catheterization：IOE，**サイドメモ**）とした．留置位置としては，口角から胃内：50cm・食道下部：35cmとし，カテーテルに検査時にマーキングをした（図3）．

図2 食道造影検査（入院27日目）

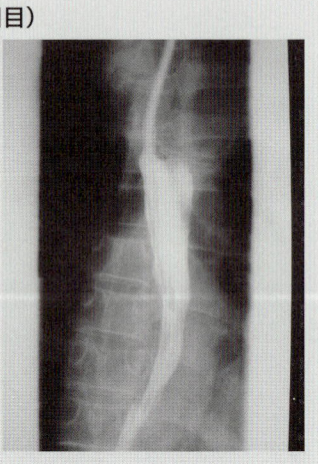

食道造影検査にて，カテーテルを胃・食道に留置し，造影剤を注入して，GERを認めないことを確認

図3 ゴム製栄養カテーテル5・6号 Frサイズ：15・18 Fr （株）イズモヘルス

食道下部〜中部（気管分岐部下端）
噴門部
胃内

VF所見1回目（入院48日目）：水分（3 m*l*）・ペースト食（カスタードクリーム状）・ゼラチンゼリーで行ったが，舌の送り込みは不良であり口腔内にしばらく保持された状態が続き，口頭指示により舌運動がみられるが，送り込めず顎をあげる動作がみられた．食塊は徐々に咽頭に送り込まれるが，嚥下反射惹起遅延を認めた．喉頭挙上・軟口蓋挙上などは不十分であり，咽頭内残留（喉頭蓋谷・梨状陥凹）がみられた．水分3 m*l*・ゼラチンゼリーにおいて，誤嚥がみられるとともにむせを認めた．

ゴール設定：適切な経管栄養法の選択を施行し，IOCが可能なため self IOE を可能とすることを目標とした．また，本人の経口摂取への希望が高いことより代償手段を用いた楽しみ程度の経口摂取を目標とした．

03　入院後のリハアプローチと経過（図4）

入院当初の経過

入院時食事は前医より施行されていた経管栄養を継続したが，カテーテルのサイズを14 Frから10 Frとした．また，カテーテルの径を細くしたことによる薬剤の詰まり[1]などを考慮した．経管投与としては，L-6プラス® 400 m*l* + 湯200 m*l* を3回/日投与した．Nakagawaら[2]は，シンチグラフィーを用いた研究より，両側大脳基底核の梗塞の場合には90%以上において胸部トレーサーがみられたと報告している．このことより，本患者の頭部画像所見より，両側大脳基底核に損傷を認めることから口腔ケアを徹底した．口腔ケアは当初より，病棟で歯科衛生士の指導のもと3回/日行うとともに歯科にて専門的な口腔ケアを施行した．また，入院時から常時両側口角より流涎を認め，患者もそれを気にして常にタオルを首からかけて拭く行為がみられた．しかし，タオルを毎日変えることをせず湿ってくるとティッシュなどで口腔内に入れて唾液をとる行為がみられた．ティッシュなどで口腔内を拭うと口腔内に張り付いてしまい危険なため，タオルを頻回に病棟で交換する指導を施行し，就寝前に必ずベッド上の枕脇に交換用のタオルを置くようにした．

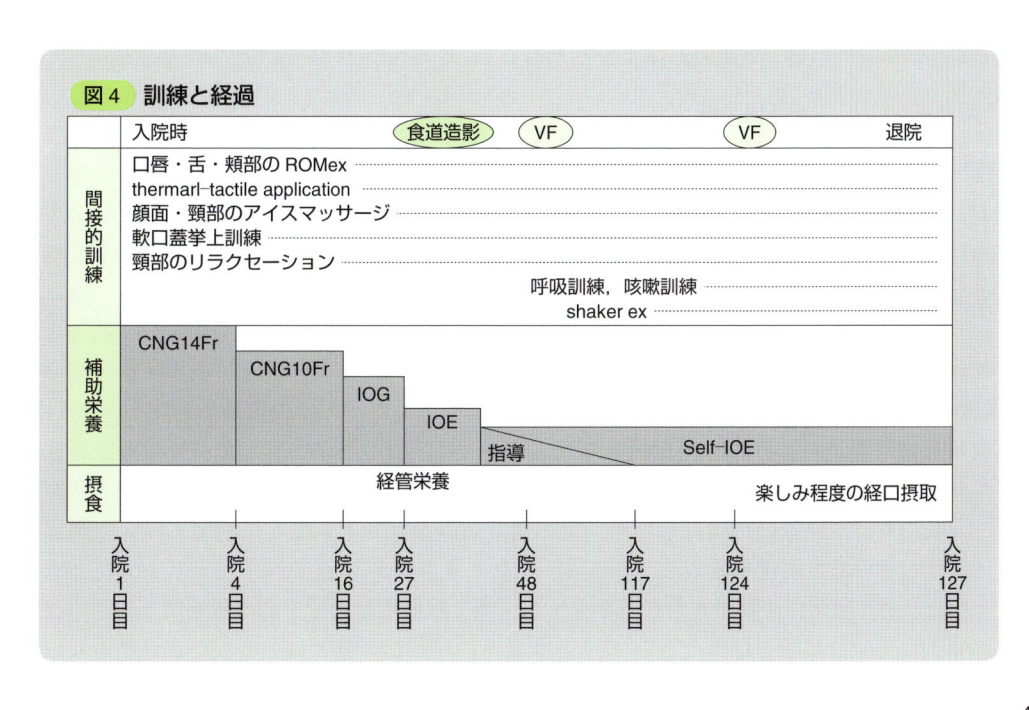

図4　訓練と経過

	入院時		食道造影	VF		VF		退院
間接的訓練	口唇・舌・頬部のROMex thermarl-tactile application 顔面・頸部のアイスマッサージ 軟口蓋挙上訓練 頸部のリラクセーション				呼吸訓練，咳嗽訓練 shaker ex			
補助栄養	CNG14Fr	CNG10Fr	IOG	IOE	指導	Self-IOE		
摂食			経管栄養			楽しみ程度の経口摂取		
	入院1日目	入院4日目	入院16日目	入院27日目	入院48日目	入院117日目	入院124日目	入院127日目

初診時嚥下機能評価結果（スクリーニング検査）より，経口摂取の移行は現段階では困難であると判断し，適切な経管栄養法の選択および間接的訓練を施行しながら経過をみることとした．STが間接的訓練を施行した．間接的訓練内容としては，口唇・舌の運動範囲の拡大訓練（ROM ex），thermal tactile application，顔面・頸部のアイスマッサージ，軟口蓋挙上訓練，頸部のリラクセーションを施行した．適切な経管栄養法の選択としては，入院当初カテーテルのサイズの変更を行ったが，スクリーニング検査結果より gag reflex が消失しており IOC を施行できる可能性があると考えた．IOC は咽頭反射がいくぶんかでも改善する症例，咽頭通過時間の短縮する症例，咳込み・流涎・舌運動障害の改善する症例など嚥下機能の改善を得られたことが報告[3]されており，嚥下機能訓練にもなると考えた．

嚥下機能の改善を目的とした IOE と間接的訓練

入院 16 日目に間欠的経口胃経管栄養法（Intermittent Oro-Gastric Catheterization：IOG）を施行したところ，口腔からの挿入は比較的スムーズで問題がなかったため，CNG から IOG（3回/日）に変更した．IOG 変更後も嘔吐や逆流，発熱などの症状なく経過をした．患者本人も常時経管栄養のカテーテルが挿入されていないことは精神的負担がおおいに軽減したようで，笑顔が増え喜んでいる様子が見受けられた．滴下時間の短縮を目的に入院 27 日目に食道造影検査を施行．食道造影検査において，カテーテル先端を胃・食道下部留置ともに GER は認めなかった．この結果より，IOG から IOE に変更し間接的訓練は継続した．

経口摂取の可能性を確認するため入院 48 日目に 1 回目の VF 検査を施行．舌の送り込みは不良であり口腔内にしばらく保持された状態が続き，口頭指示により舌運動がみられるが送り込めず顎をあげる動作がみられた．食塊は徐々に咽頭に送り込まれるが，嚥下反射惹起遅延を認めた．喉頭挙上・軟口蓋挙上などは不十分であり，咽頭内残留（喉頭蓋谷・梨状陥凹）がみられた．水分 3 ml・ゼラチンゼリーにおいて，誤嚥がみられるとともにむせを認めた．VF 検査結果より現段階での経口摂取は困難であると判断し，IOE と間接的訓練を継続し嚥下機能の改善を図ることとした．間接的訓練を病棟看護師にも依頼し，経管栄養前に施行（3回/日）してもらった．入院 100 日目前後，依然として流涎・唾液誤嚥が認められるが発熱などの症状なく経過した．また，空嚥下が起こるようになり，口唇・舌運動に改善がみられた．

楽しみ程度の経口摂取が可能に

身体機能・理解力は他の機能より保たれているため，IOE 施行後段階的に self IOE を指導した．入院 111 日目より，看護師監視下で self IOE 可能となったが，カテーテルのテープ固定はあまりうまく施行できない状態であったので，ベッド上座位にてテーブルをセットし，鏡を使用して施行した．また，カテーテルとイルリガトールのチューブの接続がうまく施行できなかった．これには，カテーテルのコネクター部分にも問題があった（現在はカテーテルの接続部分がロート状になっており改善されている）．コネクターの接続をうまく行うために，イルリガトールのチューブをテーブルに固定しカテーテルとの接続を容易にするように工夫した．その改案後，入院 117 日目には，自己接続可能となった．そこで経口摂取が行えないかと考え，入院 124 日目 VF 検査を再施行．ペースト食（カスタードクリーム状・ハチミツ状）・水分 3 ml を行った．ペースト食（カスタードクリーム状）では，座位にて施行したが，舌の送り込み不良であり徐々に咽頭に流入し梨状陥凹に貯留後にむせのある誤嚥を認めた．その後，リクライニング 45 度位にてペースト食（ハチミツ状）を行ったが，咽頭に流れてきたものを嚥下し，嚥下反射惹起遅延を認めるが誤嚥は認めなかった．水分 3 ml では，誤嚥を認めた．VF 検査結果より，喀出は十分とはいえないが発熱もないため

リクライニング30度にて，楽しみ程度の経口摂取を開始することとした．ペースト（ハチミツ状：100 m*l*）を経口摂取し，むせなどもなく経口摂取可能であった．入院当初から退院先が問題となっていたが，摂食・嚥下リハを継続できる病院に入院127日目転院となった．

04 退院時の所見

検査データ：TP 7.4，TC 134，TG 130，Na 138，K 4.2，Cl 102．
機能障害：左片麻痺，摂食・嚥下障害，構音障害，失語症，全般的精神機能低下，感覚障害，筋力低下，ADL 低下．
ADL：FIMは運動項目74点，認知項目26点，総得点100点．

05 症例のポイント

適切な経管栄養法が経口摂取につながる

入院時より長期間CNGを施行されており，摂食・嚥下リハを積極的にされてこなかった症例であるが，胃瘻を選択しなく適切な経管栄養法を施行したことが経口摂取につながったと考えられる．発症からかなり経過している症例でも，摂食・嚥下リハを行うことにより，楽しみ程度ではあるが，経口摂取に至る可能性があることが再認識された症例であった．また，入院中に肺炎を起こさなく経過したのは積極的に口腔のケアに取り組んだことによるものと考えられた．

サイドメモ

Sidememo

▶ IOE

IOEは，IOCの一法であり間欠的にカテーテルを口腔から挿入し食道に留置するものである．IOCは舟橋ら[4]により重症心身障害児に対して口腔ネラトン法として報告されたものを，木佐ら[5]が成人脳卒中患者に対して応用したことから始まる．藤島によりOE法として知られるようになる．IOC（IOE）は咽頭反射の減弱〜消失した嚥下障害症例に適応．禁忌としてZenker憩室，頸椎前部の骨棘が著明な症例などがある．IOEを行う場合は，食道造影にてGERの有無を確認する必要がある．カテーテルの選択には注意が必要である．あまり内径が細くなると口腔内でとぐろを巻いたり，通過困難な経管栄養食がでてくる．咽頭反射の改善にしたがって，径を細くする場合は内筒（スタイレット）がついた製品を使用するとよい．

文献

1) 倉田なおみ：経管投与ハンドブック―投与可能薬品一覧表―，じほう社，2001.
2) Nakagawa T, Sekizawa K et al：High incidence of pneumonia in elderly patients with basal ganglia infarction. *Arch Intern Med* **157**：321-324, 1997.
3) Kisa T, Igo M et al：Intermittent oral catheterization（IOC）for dysphagic stroke patients. リハ医学 **34**：113-120, 1997.
4) 船橋満寿子，中島末美・他：嚥下困難児に対する口腔ネラトン法の試み．脳と発達 **17**：3-9, 1985.
5) 木佐俊郎，中尾安次・他：摂食・嚥下障害に対する"口腔ネラトン法"の応用．総合リハ **19**：423-430, 1991.

10 入院中に誤嚥性肺炎になったが経口摂取可能となり自宅退院となった症例

石川敏和　東京湾岸リハビリテーション病院・国際医療福祉大学大学院（元熱川温泉病院リハビリテーションセンター）

01 経過

症例：71歳，女性．
経過：2000年11月中旬トイレに行こうとして突然激しい頭痛を発症し大学病院に入院した．クモ膜下出血の診断（Lt. MCA aneurysm）でクリッピング術を施行した．6日後脳血管攣縮による脳梗塞を合併．また水頭症に対し12月下旬V-Pシャント術を施行した．リハビリテーション（以下リハ）目的にて2001年3月上旬に経管栄養，ほぼ植物状態，左片麻痺で転院となる．

02 検査所見とゴールの設定

画像：CT画像（入院1日目，図1）．右前頭葉・左後頭葉に低吸収域を認め，右前頭硬膜下腔の拡大を認め，右後角穿刺による脳室腹腔（V-P）シャント術が施行されている．
既往歴：特記すべきことなし．
社会的背景：子ども夫婦・孫と同居（10人暮らし）．
検査データ：入院時　WBC 7,200，Hb 12.9，TP 7.2，Alb 3.7，TC 216，TG 97，Na 146，K 3.8，

図1　CT画像（入院1日目）

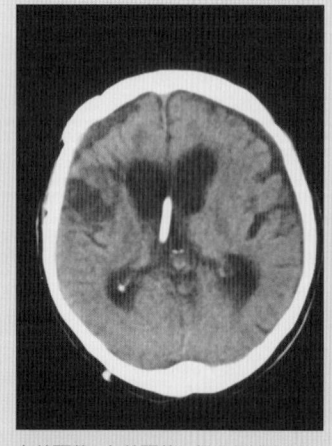

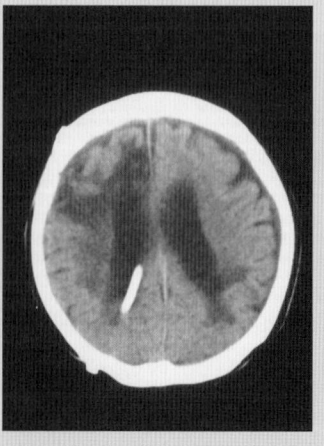

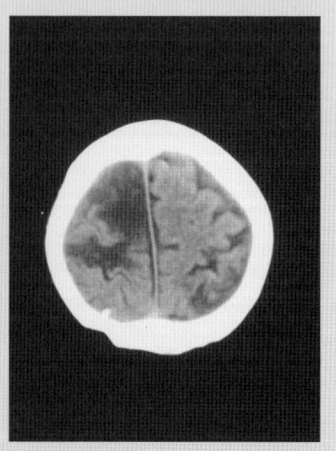

右前頭葉・左前頭葉に低吸収域を認め，右前頭硬膜下腔の拡大を認め，右後角穿刺による脳室腹腔シャント術が施行されている

Cl 107，CRP 0.11.

現症：E4V1M4/GCS，左片麻痺，感覚障害，嚥下障害，構音障害，全般的精神機能低下，ADL 全介助，起き上がり動作全介助，車椅子座位保持不能．

ADL：FIM は運動項目 13 点，認知項目 5 点，総得点 18 点．

問題点：左片麻痺，摂食・嚥下障害，構音障害，全般的精神機能低下，感覚障害，筋力低下，ADL 低下，退院先．

【嚥下障害の評価】

VF 所見 1 回目（入院 119 日目）：ゼラチンゼリー・ペースト食（カスタードクリーム状・ハチミツ状）・水分（3 m*l*）で行ったが，舌の送り込みは不十分であり，嚥下反射惹起遅延を認めた．咽頭内残留は認めず，誤嚥・喉頭内侵入はみられなかった．空嚥下は困難であり，口腔内に食物があるときのみ嚥下がみられた．

ゴール設定：胃瘻を選択せずに持続的経鼻胃経管栄養法（Continuous Naso-Gastric Catheterization：CNG）を継続し，体力・車椅子座位時間の向上・間接的訓練を施行し，経口摂取を目標とした．

03 入院後のリハアプローチと経過（図2）

経口摂取開始後に肺炎の発症

入院時食事は前医より施行されていた経鼻胃管による経管栄養（CNG）を継続した．経管投与としては，L-6 プラス® 400 m*l* ＋湯 200 m*l* を 3 回/日投与した．入院時，ほぼ植物状態であったため，体力・車椅子座位時間の向上および間接的訓練を中心に施行した．間接的訓練としては，口唇・舌の運動範囲の拡大訓練（ROM ex），thermal-tactile application，顔面・頸部のアイスマッサージ，開口訓練などを施行した．3 カ月間理学療法・作業療法をあわせ施行した結果，車椅子座位保持時間が 30 分以上可能となり意識状態も入院時より改善がみられた．

持久性の改善をある程度認めたため入院 119 日目に 1 回目 VF 検査を施行．CNG カテーテルは抜去した状態で検査を施行した．舌の送り込みは不十分であり，嚥下反射惹起遅延を認めた．咽頭内残留は認めず，誤嚥・喉頭内侵入はみられなかった．空嚥下は困難であり，口腔内に食物があると

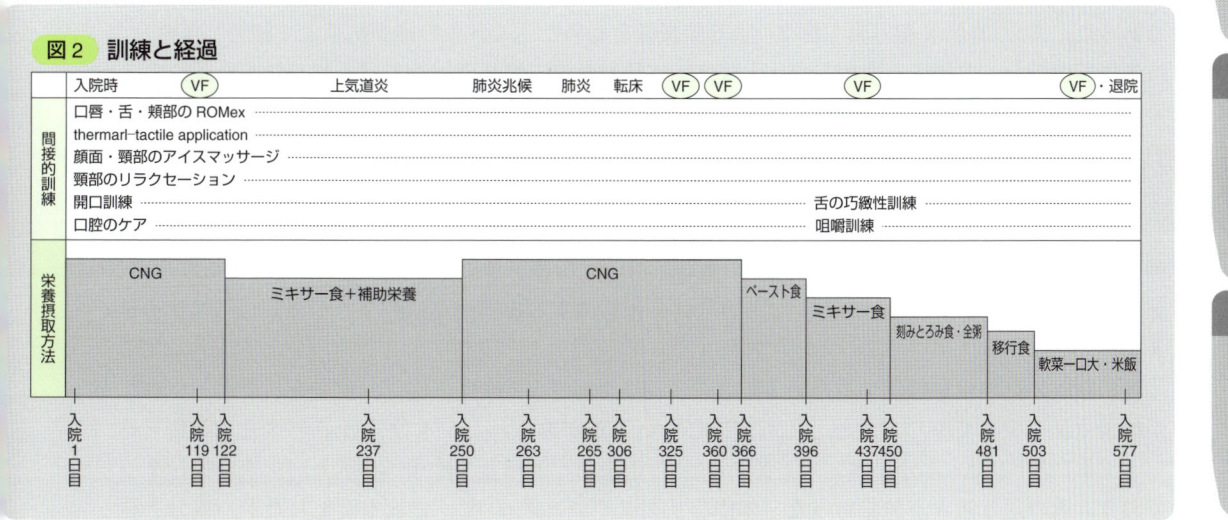

図2 訓練と経過

図3 胸部X線

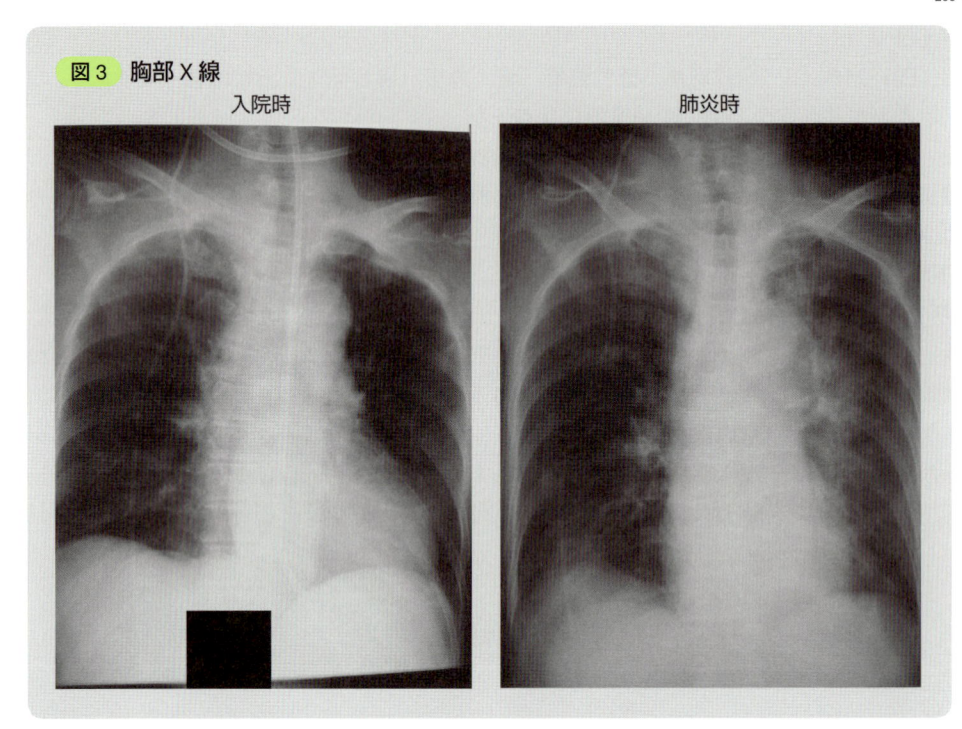

入院時 / 肺炎時

きのみ嚥下がみられた．VF検査結果より，意識状態がはっきりしていれば経口摂取可能であると判断した．入院122日目より，昼のみ経口摂取を開始した（朝・夕は経管栄養を継続）．経口摂取の食物形態はミキサー食とし，経口摂取の際はカテーテルをその都度抜去した．経口摂取に際しては1週間程度STが介助にて経口摂取を施行しながら，病棟看護師に介助方法を指導した．1週間程度経口摂取にて特に大きな問題はなかった．入院128日目より3食経口摂取とし，補助栄養（水分補給ゼリー）を一緒に提供することとした．訓練は入院時の間接的訓練の内容を継続した．

入院237日目上気道炎を認め，このころより摂取量の減少がみられたために栄養改善を目的として入院250日目より経管栄養とした．経管投与としては，L-6プラス® 400 ml + 湯 200 ml を3回/日投与した．経管栄養以降，発熱などを繰り返していたが入院263日目高熱・SpO$_2$の低下を認め，酸素吸入を開始した．入院265日目の血液・生化学検査結果，WBC 12,600，CRP 16.56，TP 5.8，Alb 2.6であった．また，胸部X線写真（**図3**）より肺炎像を認めた．これらの検査結果より肺炎と判断し，抗生物質投与などの治療を開始した．入院274日目の血液・生化学検査では，改善傾向を認めた．その後しばらくして，症状は軽快した．

歯科による専門的口腔ケアの導入

入院306日目，肺炎後の摂食・嚥下機能の立て直しを行うために，摂食・嚥下リハを院内で中心的に行っている病棟に転床．誤嚥性肺炎の予防において口腔ケアの重要性が報告されている[1-3]が，肺炎予防のために，病棟での口腔ケアとともに，歯科による専門的な口腔ケアを導入した（**サイドメモ**）．

経口摂取の可能性を確認するため入院325日目に2回目VF検査を施行．検査をしたが，なかなか模擬食品を食べてもらおうとしても開口しないことがみられた．水分（3 ml）・ペースト食（ハチミツ状）で行った．水分・ペースト食において，舌根部と軟口蓋で咽頭への入り口を塞いでしまっており，舌の送り込み不能であった．体位をリクライニング60度・30度と変更したが，重力を利

用した送り込みも困難であったため，検査中止とした．VF検査結果より，まず間接的訓練などを施行し1カ月後を目安に再検査をすることとした．

　間接的訓練を施行した結果，舌運動などに改善がみられてきたため入院360日目に3回目VF検査を施行した．カテーテルは抜去して検査を施行した．水分（3・5 ml）・ゼラチンゼリー・ペースト食（カスタードクリーム状・ハチミツ状）で行った．前回検査に比べて，舌の送り込みに改善が認められ，食物を咽頭に送り込むことが可能となった．また，軟口蓋挙上にも改善が認められた．各模擬食品において，嚥下反射惹起はやや遅いが，咽頭内残留はみられず，誤嚥・喉頭内侵入も認められなかった．空嚥下はかなり時間かかるが可能なときもあった．検査結果より，経口摂取可能と判断した．入院366日目より，昼のみペースト食・水分フリーにて経口摂取を開始した．

　経口摂取開始から順調な経過であったので入院376日目より，3食経口摂取とした．このころより，発語も多く認められるようになり，コミュニケーションが可能な場面が多くみられるようになった．また，笑顔も多くみられるようになった．さらに発熱などもなく経過をしていたため，食事形態をミキサー食にした．入院405日目ころより，さらに間接的訓練として舌の巧緻性訓練および咀嚼訓練を導入した．

食物形態の大幅な改善を経て自宅退院へ

　食物形態の向上を目的として入院437日目に4回目VF検査を施行した．水分（1・3・5 ml）・ペースト食（カスタードクリーム状・ハチミツ状）・ゼラチンゼリー・ビスケットで行った．水分・ペースト食・ゼラチンゼリーにおいて，舌の送り込みに大幅な改善がみられほぼ正常に近い状態であり，嚥下反射惹起良好であり咽頭内残留はみられず，誤嚥・喉頭内侵入は認めなかった．ビスケットにおいては，咀嚼やや不十分であるが可能であり，一口量を飲み込むのに複数回嚥下（2〜3回）を必要とした．また，空嚥下が可能となった．VF検査結果より，食物形態を全粥・刻みとろみ食とすることとした．

　食物形態向上後も経過は順調であり，最終的な目標を常食にするために常食への移行食を提供するよう検討した．栄養科と何度も話し合いをもったが，当時病院において移行食がなく個別対応をすることは難しいとのことであった．しかし，病院長などとも話し合いをもち栄養科の協力もあり外注のかたちで移行食を提供できるようになり，入院481日目より移行食にした．移行食の選択には1週間のメニューを栄養科と検討しながら決定し提供することとした．移行食において，咀嚼もできるようになり，入院503日目より軟菜一口大・米飯に食物形態をさらに向上することとなった．このころには，入院当初に問題となっていた退院先については，家族が自宅退院を希望されるようになった．

　退院時の最終評価として入院577日目に5回目VF検査を施行した．ゼラチンゼリー・ペースト食（カスタードクリーム状・ハチミツ状）・水分（コップ飲み）・ビスケットで行った．各模擬食品において，咽頭内残留・誤嚥・喉頭内進入は認めなかった．ビスケット以外の模擬食品は，嚥下反射惹起良好であり，舌の送り込みも良好であった．ビスケットでは，咀嚼においてやや不十分であった．常食に近い形態で経口摂取可能となり自宅退院となった．

04 退院時の所見

検査データ：WBC 3,300，Hb 12.4，TP 6.9，TC 155，TG 114，Na 151，K 2.4，Cl 107．
機能障害：左片麻痺，構音障害，全般的精神機能低下，感覚障害．
ADL：FIMは運動項目26点，認知項目16点，総得点42点．

05 症例のポイント

チームアプローチの重要性

　入院時ほぼ植物状態であり前医からは経口摂取は不可能と診断されていたが，長期間根気強く摂食・嚥下リハを継続することにより，経口摂取可能となった症例である．入院中，肺炎を併発したが病棟での口腔ケアに加えて，歯科による専門的口腔ケアなどを導入したことで再発を予防できた．また，リハスタッフ・病棟・歯科・栄養科など関連部署が連携し密な情報の共有を行った結果，経口摂取を再獲得し自宅退院できたと考えられる．チームアプローチの重要性を再認識させられた症例であった．

サイドメモ Sidememo

▶口腔ケア

　口腔ケア（口腔保健ケア）とは，狭義には歯口清掃をさすが，広義には食べ物の摂りかた（栄養改善）や誤嚥の防止，唾液分泌促進法や摂食嚥下障害のための指導やリハなどの機能訓練あるいは歯科治療までも含む[4]とされている．口腔ケアにも歯科医師・歯科衛生士による専門的口腔ケア（POHC：Professional Oral Health Care）とよばれるものがある．専門的口腔ケアは機械的・化学的に行うものである．

　口腔ケアと誤嚥性肺炎の関係が注目されている．専門的口腔ケアや，積極的な口腔ケアを行うことにより，咽頭部の総細菌数の減少[5]，発熱日数の改善[3]，肺炎の発症者の減少[1,2]することが報告されている．また，専門的口腔ケアを行うことにより認知機能の低下が抑制される[6]ことも報告されている．摂食・嚥下リハを行ううえで口腔ケアは，誤嚥性肺炎の予防になり大変重要なものである．

文献

1) Yoneyama T, Yoshida M et al：Oral care and pneumonia. *Lancet* **354**：515, 1999.
2) 米山武義，吉田光由・他：要介護高齢者に対する口腔衛生の誤嚥性肺炎予防効果に関する研究．日歯医学会誌 **20**：58-68, 2001.
3) Yoneyama T, Yoshida M et al：Oral hygiene reduces respiratory infections in elderly bed-bound nursing home patients. *Arch Gerontl Geriatr* **22**：11-19, 1996.
4) 日本老年歯科医学会編：老年歯科医学用語辞典，医歯薬出版，2008.
5) 弘田克彦，米山武義・他：プロフェッショナル・オーラル・ヘルス・ケアを受けた高齢者の咽頭細菌数の変動．日老医誌 **34**：125-129, 1997.
6) 米山武義：施設入所要介護高齢者における認知機能低下予防に対する1年間にわたる口腔ケア・口腔リハビリの効果等に関する研究，平成15年度厚生労働科学研究費補助金医療技術評価総合研究事業「高齢者に対する口腔ケアの方法と気道感染予防効果等に関する総合的研究」報告書，2005.

II 脳損傷・低酸素脳症による嚥下障害

Case Study:Eating and swallowing rehabilitation —50 cases of practical approach with DVD

II 脳損傷・低酸素脳症による嚥下障害 オーバービュー

清水充子　埼玉県総合リハビリテーションセンター言語聴覚科

はじめに

　交通事故や転落事故による頭部外傷，および低酸素脳症に起因する摂食・嚥下障害は，脳卒中による摂食・嚥下障害と同様に急性に発症し，救命救急医療に続いてリハビリテーション（以下リハ）医療に引き継がれる．間接訓練によって機能の改善を狙い，そのうえに可能であれば直接訓練を行って総合的なリハを行う，という基本的な枠組みは脳卒中への対応と共通する．しかし，その病態および回復の経過は異なるところが多い．障害の背景や個々のさまざまな条件により予後も異なり，その特徴を理解した対応が必要である．

多彩な障害像

　急性期の外傷性脳損傷や低酸素脳症症例は重度の意識障害を合併し，経口摂取不能である場合が多い．特に発症初期は自己の置かれた状況や訓練目的の理解が困難で，摂食・嚥下訓練に限らずリハの進行に難渋することも臨床上よく経験する．意識障害が順調に回復する症例ではそれに伴い経口摂取が可能となり，口腔期，準備期，咽頭期の嚥下機能に大きな問題がなければ，急速に咀嚼・嚥下機能が回復することが多い．しかし，脳障害が重度で遷延性意識障害が長期にわたる場合や，麻痺や失調症状を伴う場合には長期にわたって経口摂取に困難があり，リハの対応が必要となる．

　臨床上多彩な様相を呈する頭部外傷の病態の背景について，道免[1]は，次のように述べている．つまり，Gennarelli[2]の分類によれば，頭部外傷の一次的損傷は，局所性脳損傷とび漫性脳損傷に分けられ（表1），局所性脳損傷のうち，臨床的所見から脳実質の損傷があると判断される場合は脳挫傷と分類される．これに対し，局所性損傷ではなく，広範な軸索の断裂により

表1　頭部外傷の分類（文献2より）
1. 局所性脳損傷
   1) 硬膜外血腫
   2) 硬膜下血腫
   3) 脳挫傷
   4) 脳内血腫
2. び漫性脳損傷
   1) 軽症脳振盪
   2) 古典的脳振盪
   3) び漫性軸索損傷
      軽　症
      中等症
      重　症
3. 頭蓋骨骨折

II 脳損傷・低酸素脳症による嚥下障害―オーバービュー

表2 頭部外傷による障害（文献1より）

機能障害（impairment）
　運動障害：麻痺（片麻痺，四肢麻痺，三肢麻痺，仮性球麻痺）
　　　　　　失調
　　　　　　不随意運動（舞踏病，アテトーゼ，バリズム，パーキンソ
　　　　　　ニズム，ジストニア，振戦，ミオクローヌスなど）
　痙　性
　視覚障害：視力障害，視野障害
　感覚障害：感覚障害，聴力障害，嗅覚障害
　拘　縮
　異所性骨化
　嚥下障害
　言語障害：失語症，構音障害，その他
　膀胱直腸障害
　性機能障害
　認知障害：注意と集中力の障害，行動の始動と目的志向の障害，認識
　　　　　　と判断の障害，学習と記憶の障害，情報処理速度の低下，
　　　　　　コミュニケーション障害
　記憶障害：逆行性健忘，外傷後健忘
　行動異常：心理反応（不安，抑うつ，過敏性，不信，絶望感，無気力，
　　　　　　怒り，社会的引きこもり，恐怖症）
　　　　　　神経心理学的症状（衝動性，社会的に不適切な言動，情緒
　　　　　　不安定，興奮，偏執症，障害への無関心，退行的行動，
　　　　　　動機づけの欠如，覚醒低下）
　　　　　　性格の反映（強迫的言動，過度の勤勉，疎外感，他人をお
　　　　　　どかす，依存的，挑戦的態度）
能力低下（disability）
　歩行障害
　ADL
　コミュニケーション障害
　社会的交流の障害
　問題解決能力の障害
社会的不利（handicap）
　職　業
　家　族
　心理的問題
　経済的問題

行動異常と認知障害の分類はPrigatanoの分類．定義が明確でないため重複している項目もある

　白質の損傷，変性を伴うび漫性軸索損傷では，重症の場合，急性期には大脳深部（脳梁，大脳基底核，脳幹部）や脳室内に出血を認め，慢性期には萎縮に至るという特徴がある．軸索の断裂により，脳幹部から大脳皮質への情報伝達に障害が生じ，臨床的には遷延性意識障害，注意力障害，記銘力障害，社会行動異常などを示すことがある[3]．さらに，1次的損傷の結果起こる脳浮腫や循環障害により，頭蓋内圧が亢進し低酸素状態になるため2次的損傷が生じる．頭蓋内圧亢進によって生じる脳ヘルニアにより脳幹部が障害され，低酸素状態に比較的弱い新皮質や基底核が障害される[4]．つまり症状は局所性脳損傷による巣症状，び漫性軸策損傷による意識障害や認知障害，そして2次的損傷による基底核症状，脳幹部症状，皮質症状などのために，多彩な臨床症状を呈することになる．
　さらに道免[1]は，頭部外傷による障害の分類を表2のように示している．これを概観すると特定の巣症状よりび漫性の脳損傷による漫然とした障害が目立つが，多彩な神経症状であってもそれぞれの症状を引き起こす責任病巣が解明されていることも多く，最近のmagnetic response imaging

（MRI）や single photon emission CT（SPECT）などの画像診断技術を活かして，小病変，白質病変，脳幹部病変，局所血流などの診断を踏まえて病態を理解するよう努めるべきであるとしている．急性期医療とリハ医療の連携強化による障害背景の確認と症状の把握，さらにはリハ治療と改善の経過についての記述や報告を綿密に積み重ねていくことも貴重であることを認識したい．

予後予測の難しさと課題

　脳外傷や低酸素脳症による摂食・嚥下障害は，前述のように急性期を脱する時期に急速に改善する例と，比較的長期にわたってリハ対応が必要となる例があることを臨床的に経験する．しかし，摂食・嚥下障害に関する予後予測を著した文献を目にすることはほとんどない．脳外傷全体の予後予測については，道免[4]が次のように述べている．これまで脳外傷の予後予測は急性期の脳外科的な帰結調査として行われてきており，死亡率かおおまかな尺度の Glasgow outcome scale（以下 GOS）で表されることがほとんどで，リハの視点から機能障害，能力低下，社会的不利の障害の各レベルで整理された形での予後研究はこれからという現状である．

　また，病変の特徴としては，び漫性軸索損傷では，特に脳幹部に病変を伴う重度の昏睡の場合は死亡率が高い[5]が，生存する例では白質部分の回復のため臨床上も回復は良好であるという報告[6]や脳室拡大が存在すると ADL 自立は困難だが，半数は自宅退院可能という報告[7]を紹介している．そして，急性期データに戻ってリハ患者の予後予測を振り返ると GOS で評価されている重度障害群や中等度障害群がいかに広い範囲の障害を含んでいるかが理解でき，リハ治療の如何によっては全く異なる帰結を生むことを知るであろうとしている．さらに，脳外傷では脳卒中のリハほど予後研究が進歩していない理由に，障害の多彩さゆえにデータベースが統一されにくいことなどをあげ，今後治療効果の証明や予後研究を行い，脳外傷患者が本当に必要な治療を受けることができるよう，リハ関係者の努力が必要であるとしている．

脳損傷・低酸素脳症による嚥下障害への対応における配慮点

　以上のような予後予測に関する研究や臨床的な経験から，脳外傷および低酸素脳症による摂食・嚥下障害へのリハで念頭において処したいことは次の通りである．

【1】急性期を脱する時期に急速に改善する例への対応

　重篤な全身症状を呈する時期には，ほぼ全例が禁食で経管栄養などを強いられる場合もある．しかし，唾液の嚥下を始め，急性期を脱すればむせや誤嚥の徴候がなく，比較的スムーズに経口摂取を進められる例も多いと考えられる．経口摂取開始の判断は，表3に示す脳卒中などの禁食を脱する際の基準に準じて行うことが可能と思われる．経口摂取を試みる際の留意点としては，意識状態の確認をすること，食事を摂ることの意識づけが確実な機会を狙って試み，安全管理が可能であれば食形態を向上させていく，あるいは好みのもので反応をみながら進めていくことなどがあげられる．

【2】比較的長期にわたってリハ対応が必要となる例

　本章で紹介する3症例は，障害背景が複雑であるがリハが効奏した例，長期にわたるリハで経口摂取を確立した例など多彩な症例である．医療保険制度の制限が厳しくなっている今日では，長期間のリハを実施できる機会が減少していると思われるが，症状にあわせた対応を長期にわたって進めることで改善が得られる可能性があること，それが本人および家族を含めた QOL の改善につながること，さらには長期的にみれば医療費を削減することにつながるであろうことを強調しておき

II 脳損傷・低酸素脳症による嚥下障害——オーバービュー

たい．

また，長期経過のなかでよりよい改善をみるためには，家族を始め周囲の物理的協力および心理的サポートが重要である．しかし，長期にわたり改善が目指せる症状であっても，渦中にある本人や家族は，その方向性がみえないまま困惑しながら現症に立ち向かうことが多い．そのような不安をもつ本人や家族に対し，臨床家が連携して症状や対応内容についての説明を行い理解を得ながら治療を進めるなど方向性を一にしながら，症例の立場に立った治療姿勢をもって臨床に取り組んでいくことが肝要であると思われる．

表3 直接訓練の開始基準（文献8，9を改変）

脳卒中急性期以降など，禁食を脱した時期からの判断
1) 意識レベルが清明か覚醒（JCSで0～1桁）している浅眠がちでも食事をすることが意識でき，指示に従えればよい
2) 全身状態が安定している．重篤な心疾患，消化器合併症，痰のからみなどがない．発熱時は呼吸器感染をのぞき，食欲があれば試みて可
3) 脳卒中の進行がないこと．特に急性期の数日間は観察が必要
4) 飲水試験（3 ml）または唾液で嚥下反射を認める
5) 十分な咳（随意性または反射性）ができる
6) 著しい舌運動，喉頭運動の低下がない

文献

1) 道免和久：頭部外傷のリハビリテーション—最近の進歩．OTジャーナル **27**：599-603，1993．
2) Gennarelli TA：Emergency department management of head injuries. *Emergency Medicine Clinics of North America* **2**：740-749, 1984.
3) 正門由久，木村彰男：頭部外傷に対するリハビリ．治療 **74**：1149-1154，1992．
4) 道免和久：予後予測の手段．総合リハ **28**：129-139，2000．
5) Gennarelli TA et al：Diffuse axonal injury and traumatic coma in the primate. *Ann Neurol* **12**：564-574, 1982.
6) Uzzell BP et al：Influence of lesions detected by computed tomography on outcome and neuropsycological recovery after severe head injury. *Neurosurgery* **20**：396-402, 1987.
7) Timming R et al：Comtuterized tomography and rehabilitation outcome after severe head trauma. *Arch Phys Med Rehabil* **63**：154-159, 1982.
8) 塚本芳久・他：急性期嚥下障害へのアプローチ．臨床リハ **14**（8）：721-724，1995．
9) 近藤克則・他：急性期脳卒中患者に対する段階的嚥下訓練．総合リハ **16**：19-25，1988．

11 外傷性脳損傷後1年経過時からアプローチし，長期経過後に経鼻経管から経口摂取自立した症例

清水充子　埼玉県総合リハビリテーションセンター言語聴覚科

01 経過

症例：21歳（受傷時），女性．
現病歴：1993年9月交通事故により受傷．A病院に救急入院．意識レベルJCS200で除脳硬直状態．び漫性軸索損傷と診断され保存的に加療される．気管切開術施行．5カ月後よりリハビリテーション（以下リハ）開始．7カ月後より意思疎通が辛うじて可能となる．1994年8月，全身状態の安定により，経口摂取の試み，ADL改善などを目的に当院転院．

02 初診時評価

診断名：外傷性脳損傷（び漫性軸索損傷）．
障害名：摂食・嚥下障害，発声障害，構音障害，四肢麻痺，失調症．
合併症：気管切開，認知記憶障害，行動異常．
頭部MRI所見：（1994年）大脳皮質，小脳の著明な萎縮，脳室の拡大を認めた（図1）．
既往歴：特になし．
社会的背景：両親と妹，本人の4人家族．
機能障害：重度四肢麻痺，頸部不安定．

図1　MRI所見

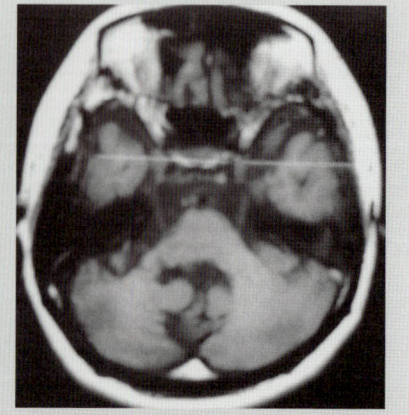

大脳皮質萎縮，脳室拡大，下部脳幹および小脳底部の萎縮を認めた

運動機能：麻痺は左上下肢に強く，左上肢は廃用手レベル．左下肢は全く随意性なし．右上下肢の麻痺は軽度であったが，失調症を伴うため巧緻性は著しく低下．四肢主関節，体幹に中等度〜重度の拘縮あり．起き上がり，座位保持，立ち上がりなど基本動作はいずれも困難．ADL全介助．

発声発語器官：口唇，舌，頰，顎，軟口蓋の筋力低下，運動範囲，スピードの減少，失調症状による巧緻性低下が認められ常時流涎が多量にあった．感覚系は口蓋左側の感覚低下，頰，舌全体に知覚過敏が認められた．催吐反射は減弱し，口腔衛生不良で歯牙全体が歯垢，歯石で覆われ，う歯もみられた．水飲みテスト，反復唾液飲みテスト（RSST）などは協力が得られず実施不能であった．

発声・コミュニケーション：気管切開カニューレ（内筒つきカニューレ）を装着し発声不能．内筒式カニューレにスピーチバルブを装着して発声を試みたが，口腔から呼気を流出させることが困難で有響性の発声は不可能であった．うなずき，首振りにてイエス・ノー反応が辛うじて可能．

精神神経，心理的問題：見当識障害，認知記憶障害が重度，不安，抑うつが強く認められた．注意・発動性低下も著明であった．

【摂食・嚥下機能の評価】
入院から1カ月経過時，心理的な安定がみられ本人の協力が得られるようになったためVFを実施した．座位姿勢90度にて液体では口腔内移送，保持ともに不良で喉頭挙上遅延が著しく，3mlにて咳反射を伴う喉頭挙上期型誤嚥が認められた．ゼリーでは，口腔内移送，保持ともに不良で喉頭挙上遅延が認められたが，液体よりはスムーズで誤嚥はみられなかった．後傾75度にて液体で，喉頭挙上遅延がやや改善し誤嚥量が軽減した DVD症例11—【1】．以上より，自己摂食は不可能だが条件が整えば誤嚥は減り，訓練が可能なレベルと判断された．

栄養摂取法：N-Gチューブ（留置）による経管栄養法．

ゴール設定：経口摂取確立，家庭復帰．

03 リハアプローチと経過

本症例は，図2に示すとおり6年間のアプローチを行った．2回の入院と2回の外来訓練期に分けて以下に述べる．

入院1回目（1994年8月〜1995年7月：発症後1〜2年時）

訓練目標として介護量の軽減，家庭復帰を目指した．第1回目入院期には，生命維持および家庭介護時の介護量軽減という目標に沿い，STは最初に摂食・嚥下障害へのアプローチから開始した．本例は重度コミュニケーション障害も合併しており，少しでもコミュニケーションをとれることが患者のQOLを支え，訓練への意欲を向上させるということを念頭に置き，可能な手段でのコミュニケーションを緊密に行うことも重視した．

第1期：訓練開始〜5週間；経鼻的経管栄養；訓練体制の設定・導入期

自身の病態の理解が困難で，不安，抑うつが強く，厭世的な表現を昼夜繰り返す状態であった．担当のリハ科医師，看護師，理学療法士（以下PT），作業療法士との間で話し合いや互いのアプローチを観察する機会を頻回にもち，各リハスタッフ間で訓練の方針を一貫させるよう努めた．ST訓練は，まず間接訓練を行った．舌の知覚過敏を軽減するための脱感作[1]，唾液の分泌を促す歯肉マッサージ[2]（**サイドメモ**）を行い，口腔運動訓練[3]や唾液嚥下訓練を実施した．口腔運動は舌に知覚過敏がみられたため，まずは舌や口唇を自ら動かすことができる範囲で最大に運動する訓練を主体に行った．痰の量が多く，訓練中も喀出が頻回にみられた．

**第2期：6週目〜9.5カ月目：経鼻的経管栄養・間欠的口腔—食道経管栄養併用；直接訓練導入（一

図2 リハアプローチと経過

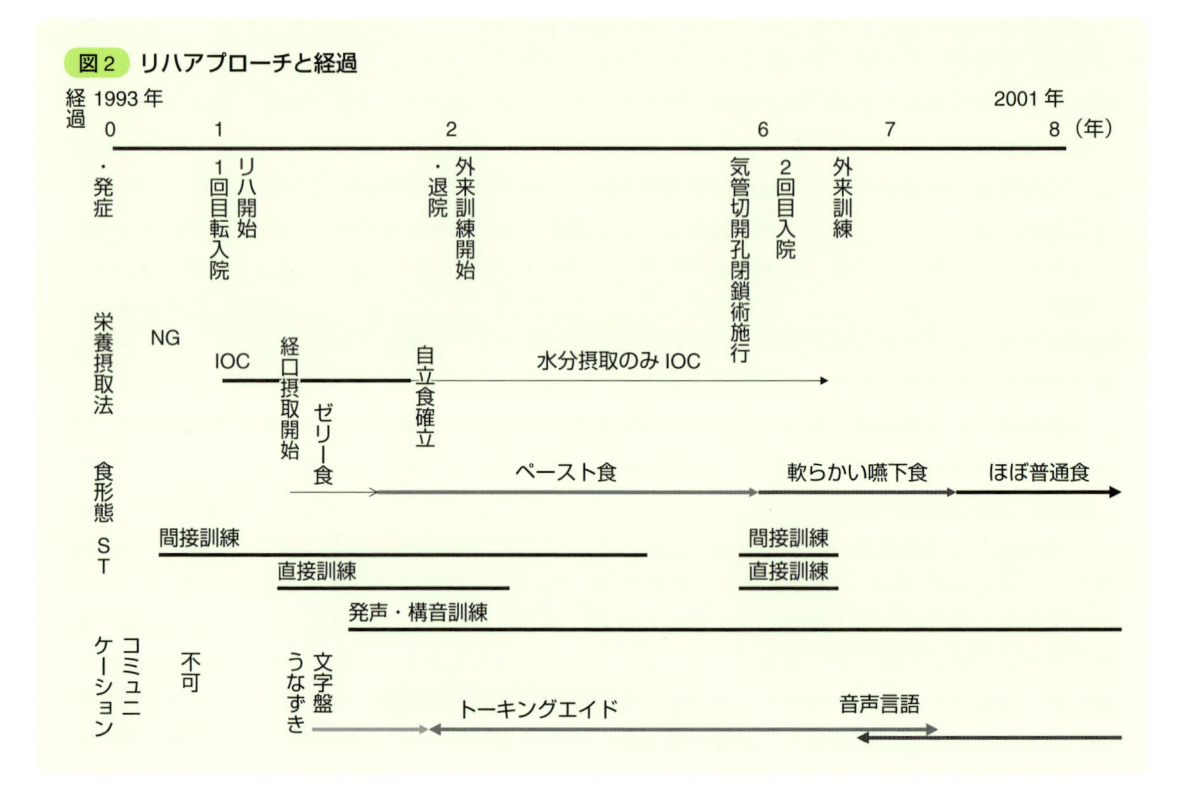

経過	1993年						2001年
	0	1	2		6	7	8（年）

- 発症
- 1回目転入院／リハ開始
- 退院／外来訓練開始
- 2回目入院／気管切開孔閉鎖術施行
- 外来訓練

栄養摂取法: NG → IOC → 経口摂取開始 → 自立食確立 → 水分摂取のみIOC →

食形態: ゼリー食 → ペースト食 → 軟らかい嚥下食 → ほぼ普通食

ST: 間接訓練／直接訓練／発声・構音訓練／間接訓練／直接訓練

コミュニケーション: 不可 → 文字盤うなずき → トーキングエイド → 音声言語

部経口摂取）からOE法併用期

間接訓練開始後約1カ月経過時にVFにて，少量のゼリーをリクライニングした安全姿勢でならば誤嚥なく飲み込めることが確認でき，直接訓練としてST訓練時のゼリー摂取を導入した．また，造影剤を注入したチューブ（サフィード吸引カテーテル：12Fr. 50 cm）の口腔から食道への挿入を確認し，OE法（intermittent oro-esophageal tube feeding）の導入を検討した．

摂食は体幹の安定が得られるベッド上で後傾75度程度のリクライニング位で頸部を起こし，一口量はスプーンを用いて2 ml程度とし，取り込みのタイミングが早すぎないように留意した．用いたゼリーは果物などの混ざり物のない市販のもので，最初は1～2口から行った．

導入後2週間は同条件で慎重に行い，3週目より10口（1カップ100 gの約1/2量）を約15分で摂取した．口唇での取り込み困難，口腔内移送困難，嚥下反射惹起遅延のために時間を要していた．約1カ月目に全量を45分で摂取可能となった．2カ月目より母親が作成したスープのゼリーを摂取．約3カ月目に全量を約20分で摂取可能となった．また，むせや誤嚥（気管切開孔からの流出で確認）は，ほとんどみられなくなった．この時点で両親，看護師の介助を徐々に導入した．

間接訓練は，舌の知覚過敏が軽減したため，能動訓練に加えてSTの指や舌圧子，ガーゼを口唇で挟んだり，舌を押し当てさせる抵抗運動を，力を向上させる訓練として行った．また，運動の範囲の拡大や速度の向上を図るために，舌の正中方向への突出や左右口角方向へ突出させる訓練を行った[3]．また，嚥下反射誘発のために口腔・咽頭のアイスマッサージ[4]と，その直後の少量の冷水嚥下を行った．さらに，間接・直接訓練の中間的訓練ともいえる咀嚼・嚥下訓練[5]を導入した．図3に示すような安全に配慮した訓練用の素材（ガーゼガム）を作成し，口腔内移送と咀嚼を促した．さらに咀嚼可能な硬さの粒ガムやグミなどの食物を本人の好みに応じて用い，摂食と訓練の意欲を高めることができた．

栄養摂取はVF実施後，経鼻的経管栄養にあわせてOE法により1日1回栄養補助剤と微温湯を

摂取することとした．OE 法導入約 7 週後（訓練開始から 3 カ月経過時），定着をみたため嚥下訓練を積極的に行う方針で経鼻的経管栄養を中止し，1 日 3 食とも OE 法により栄養摂取をすることとした．訓練開始 7 カ月目には，VF にて安全姿勢（同上）であればゼリー，液体とも少量が誤嚥なく飲み込めることが確認できたため，ヨーグルトやプリンの摂取を訓練として行った．ほどなく訓練以外の食事時間に看護師の介助，次いで父母の介助で摂取可能となった．開始当初は体調や食物の形状などにより摂取時間が 45 〜 90 分かかり，条件が悪いとむせや誤嚥がみられていた．

図 3　咀嚼・嚥下訓練用素材（ガーゼガム）

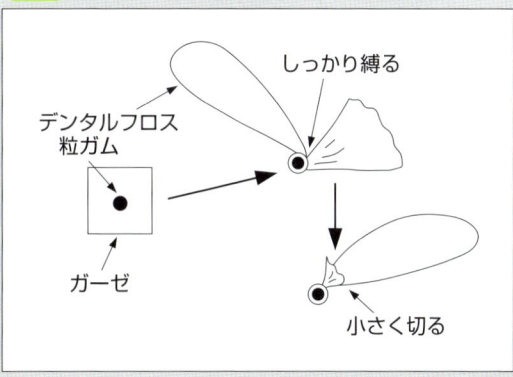

①粒ガムなどをガーゼの中央に置く　②「てるてる坊主」のようにくるみ，デンタルフロスでしっかりしばる．フロスの先端は輪にしてしばる　③ガーゼの端を小さく切る　④さらにフロスの端をもつ場合は凧糸などをつける

第 3 期：9.5 カ月〜 1 年：OE 法併用から経口摂取確立期

　訓練開始 9.5 カ月目に 3 度目の VF を行い，ペースト食への移行の可能性を確認した．ST の介助，訓練から導入し，ほどなく看護師，父母の介助へと移行した．誤嚥は徐々に減少していたものの，姿勢，ペーストの濃度，一口量，本人の意識集中に配慮が必要であった．摂取時間が長くなり，疲労するとむせる頻度が増していた．摂取時間は 35 〜 90 分であった．

　ペースト食開始 3 週目より自己摂取を開始した．さらに約 10 日後，食形態を次の段階であるミキサー食（ペーストはミキサー食を裏ごししたもの）へ移行した．素材によっては滑らかさに欠け，粒々したものが混在しているとむせやすい傾向があり調理上の注意を要したが，摂食状況は良好であった．退院前に管理栄養士から母親に調理法の指導を含めた栄養指導を行い，ミキサー食摂取開始後約 1 カ月半（訓練開始から約 1 年）で自宅へ退院となった．

外来訓練 1 回目の経過（1995 年 8 月〜 1999 年 5 月）

　1 回目の退院後，家庭医の定期的な往診，リハ医の診察，PT，ST を継続した．自主訓練とあわせて身体機能，摂食状況とも安定し，コミュニケーションを含め機能的な向上がさらにみられた．家庭での食事は，母親の手づくりのミキサー食を自室のベッド上でとった．家族とともに食卓を囲むことができるようにリクライニング車椅子を作成したが，自室のベッド上のほうが摂食に集中でき，安定もよいため，隣室である自室ベッド上で摂ることとした．外来訓練として，本人の通院の都合から隔週の頻度で訓練を継続した．口腔機能の向上を目指す運動訓練と発声・構音訓練，コミュニケーション手段の選択に関する指導を継続した．あわせて家庭での食事の状況やリスク管理のチェック，アドバイスを行った．この期間にみられた変化としてミキサー食から徐々に形のあるものが食べられるようになった．退院から 2 年 4 カ月経過時にはマシュマロやチョコレートケーキなど，口中で溶けるとペースト状に近くなるが，口に入れるときはある程度形態のあるものが食べられるようになった．2 年 8 カ月経過時には，主な食事の形態はミキサー食であったが，液体をスプーンで摂ることができるようになり，麦茶，コーヒー，紅茶などが少しずつであるが飲めるようになった．この時期には，一口量の調整不良や嚥下のタイミングを崩したとき，また，口内炎などのトラブルがあると食事中にむせやすかった．気管切開孔からの吸引は念のため毎食後行っていた．3 年 5 カ月経過時には，グラタンのルーやプリン，ヨーグルトなどを好んで食べるようになり，

吸引も毎食後必ず行うほどではなくなった．この間水分摂取は，必ず1日1回OE法にて行っていた．また，外来訓練を3年半経過した1999年5月，VFにて誤嚥のないことを確認し，誤嚥後の吸引のために開けてあった気管切開孔を閉鎖する手術をB病院にて行った．

入院訓練2回目（1999年9～10月）

　気管切開孔の閉鎖を契機に嚥下機能の向上，食事のレベルアップ，車椅子・ベッド間の移乗動作の自立，発話明瞭度の向上，認知・動作機能を作業的活動へ結びつける経験をするなどを目的に1カ月半の入院訓練を行った．ペースト食，軟らかいカボチャの煮物でVFを行い DVD症例11-[2]，誤嚥なく嚥下できたことから，軟らかく食塊形成をしやすい献立であれば摂食可能なことを確認し，舌，口唇の間接訓練に加えて直接訓練を行った．家庭に帰った際に参考となるよう，給食の献立についての食材や調理法の適応を，本人および調理をする家族（母，妹）に解説した．
　直接訓練は，食事場面の設定として車椅子座位の安定確認，食器の選択，そして食物形態の適応確認として献立内容の確認，水分摂取法の工夫など，注意の持続への配慮などを行った．
　以上のアプローチの結果，嚥下機能がさらに向上し，軟らかい形のある献立摂取（グラタン，クリームシチュー，和風煮物）が可能なまでに向上した．水分の摂取も1日1回口腔から入れたチューブで一度に摂っていたOE法から，ストローカップでの摂取が自立し，QOLの向上に貢献した．運動機能は車椅子・ベッド間の移乗動作が自立し退院となった．

外来訓練2回目（2回目の退院～1年6カ月間）

　1～2週間に1回の外来訓練を継続した．目標は，安全管理下で食物形態の向上を図ること，構音訓練，音声によるコミュニケーションの実用化の向上を図ることであった．
　この期間に日中を車椅子で過ごす生活が確立した．食事も退院直後は家族の献立から軟らかくする工夫が必要であったが，徐々に形のあるポテトサラダ，固めの炒り卵などが食べられるようになっていった．約3カ月後には外食も可能となった．この期間の特徴として，本人自身から献立や食べたいもの（メロンパン，カップラーメンなど）の相談があり，食物の特徴や食べかたの工夫について，訓練として試食してから実践に移すことがあった．安全に配慮する姿勢と，自ら食べたいものについて相談するという積極的な取り組みが，さらに機能の改善を進めたと思われる．

04 訓練終了時の状況

　発症から9年半，アプローチ経過8年半の時点で「話すことも食べることも心配がなくなった」との本人の言葉をもって訓練終了とした．最長発声持続時間は約6秒となり日常会話が音声言語で十分可能となった．RSSTは3秒，20秒で惹起し，30秒間に2回可能であった．水分は普通のコップから摂取可能，食事は家族の献立とほとんど同じものが摂れ，市販の弁当なども摂食可能となった．社会的な活動としては，保健センターで開催されるデイサービスに参加するようになった．

05 症例のポイント

基礎的な間接訓練で機能向上を図り，直接訓練を段階的に設定

　本症例は，重度摂食・嚥下およびコミュニケーション障害を合併し，当初の栄養摂取方

法は経鼻的経管栄養であり，社会的予後も厳しいと考えられたが，家族による介護で家庭復帰することができた．その背景には患者本人にリハ意欲をもたせるよう導いた初期のリハナーシング，それによって喚起された本人の意志の強さと機能の回復，適切な介護指導とそれを受け入れることができた家族の尽力が大きく貢献しているものと思われた．さらに，家庭介護のなかで大きな負担と，高い危険性をはらんでいる摂食・嚥下の問題について，機能自体が改善し介護量が軽減したことは，本人および家族のQOLの向上に大きく寄与していると考えられる．改善に結びついた要因として，基礎的な間接訓練で機能的な向上を図り，VFにて確認しながら直接訓練を段階設定のうえに行ったことが摂食・嚥下機能の向上に寄与したと考えられる．

さらに，一定期間の在宅生活の後，気管切開孔閉鎖術を契機としてさらなる機能向上を図ることができた．これには，適切な時期の耳鼻咽喉科的な判断と対応が功奏したと思われる．また，本症例は，若年であること，段階的な訓練を長期に行ったこと，家族を含めた患者との綿密なコミュニケーションを図りながら，生活に根ざしたリハを包括的に行ったことで改善が得られたと考えられる．訓練の終了へ向けては，在宅生活を送りながら社会資源を活用し，さらにQOLの向上を目指す支援が必要と考えられた．

サイドメモ　　　　　　　　　　　　　　　　　　　　　　　　　　　　　　　Sidememo

▶歯肉マッサージ（ガム・ラビング）（図4）

図4　歯肉マッサージ

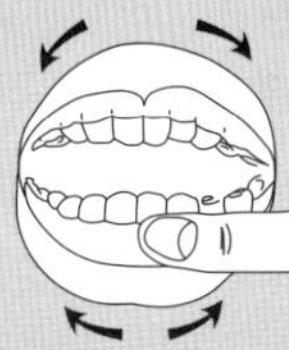

嚥下運動を誘発させるだけでなく，口腔内の感覚機能を高めたり唾液の分泌を促す効果があり，さらに咬反射の軽減にも有効とされている．離乳期に近づいた乳児では，このマッサージを行うと咀嚼反応（顎が上下にリズミカルに動き出す）もみられるといわれている．刺激は歯と歯肉の境目を示指の腹を使って，上下左右1/4ずつに分けて前歯から臼歯に向かってこする．奥へ向かうときのみ刺激し，戻るときは指を軽く浮かせ，素早くリズミカルに1秒に1往復くらいの速さで行う．中央の小帯をこすると痛いのでこすらないように注意する[7]．

文献

1) 尾本和彦：摂食機能訓練．食べる機能の障害（金子芳洋編），医歯薬出版，1987, pp89-91.
2) 尾本和彦：摂食機能訓練．食べる機能の障害（金子芳洋編），医歯薬出版，1987, pp121-122.
3) 清水充子：摂食・嚥下訓練の方法．Nursing Mook20 摂食・嚥下障害の理解とケア，学研，2003, pp76-82.
4) 藤島一郎：脳卒中の摂食・嚥下障害，第2版，医歯薬出版，1998, pp105-106.
5) 清水充子：咀嚼・唾液嚥下訓練用の食材．嚥下障害の臨床（日本嚥下障害臨床研究会監修），医歯薬出版，1998, pp240-241.
6) 清水充子，辻 哲也・他：重度摂食・嚥下障害を合併した慢性期頭部外傷患者のリハビリテーション．日摂食嚥下リハ会誌 1(1)：81-88, 1997.
7) 清水充子：頭部外傷による慢性期重度嚥下障害例―NGチューブから経口摂取自立へ．嚥下障害の臨床（日本嚥下障害臨床研究会監修），医歯薬出版，1998, pp346-348.
8) 清水充子：外傷性脳損傷による摂食・嚥下障害―長期に渡る段階に応じた訓練が有効であった症例．摂食・嚥下障害（清水充子編），建帛社，2004, pp179-184.

12 急性期の併存病態への対処と平行しての嚥下訓練を行った頭部外傷による嚥下障害の症例

藤谷順子　独立行政法人　国立国際医療研究センター病院

01 経過

　症例：21歳，女性．

　入院前病歴：数年来うつ病の診断にて抗うつ薬を内服している．平成X年1月中旬（第1病日），自宅マンション3階から転落し，当院救急部に搬送された．

　入院後経過：来院時意識レベルはGCS＝8（E：1，V：2，M：5），JCS＝Ⅲ-200，瞳孔は両側4mm，対光反射なし．自発呼吸はあったが口腔内に血液がみられ，挿管にて気管内から血液多量吸引された．左膝関節の腫脹がみられたが大腿骨骨折はなく，頭部CT（**図1**）にて外傷性くも膜下出血，側頭から頭蓋底にかけての骨折，また，第2頸椎の右横突起骨折，第3・4胸椎椎体骨折が認められた（**サイドメモ**）．緊急入院となり，挿管・輸液などで呼吸管理，循環管理し，入院当日，水頭症に対して脳室ドレナージ術施行，脳圧センサー留置した．また，腹腔内腸管損傷の有無の確認のため，診断的腹膜内洗浄を行った．

　第2病日には，腹腔内出血，出血性ショックの状態となったため，家族説明のうえ，輸血および開腹止血術を行った．第3病日，整形外科診察にて膝蓋骨軟骨骨折の診断．この時点で意識障害・呼吸障害もあり，脊椎骨折もあるので30度までのギャッジアップの指示となった．第5病日脳神経外科転科．第6病日呼吸器離脱，第9病日抜管．この少し前より，右眼球結膜に強度の充血，眼球突出が出現し，第9病日のCT・MRIにて外傷性右頸動脈海綿静脈洞瘻（以下CCF）が確認された（**図2**）．右頭蓋骨骨折が内頸動脈管まで達して内頸動脈を損傷したことによると考えられた．家族説明のうえ，第12病日，血管造影およびコイル塞栓術を施行したが，シャント量は減少させえたものの，完全塞栓には至らなかった．翌日より発熱・意識障害が認められた．スパスムによる脳梗塞や髄膜炎・誤嚥性肺炎が疑われた．第16病日，解熱傾向となり，翌日，リハビリテーション（以下リハ）科初診．

02 リハ科での対応

　リハ科初診時所見：臥床している．右眼球突出あり，複視のため右は眼帯装着．経鼻胃管（8 Fr）留置．

　著明な湿性嗄声ながら会話は可能．易疲労性あるも，質問には協力的で長谷川式簡易知能評価スケールの口頭問題はすべて正答．臥位での明らかな四肢の麻痺なし．痰がらみあり，随意的な咳は弱い．反復唾液飲みテスト（RSST）は不可．

図1 頭部CT（第1病日）

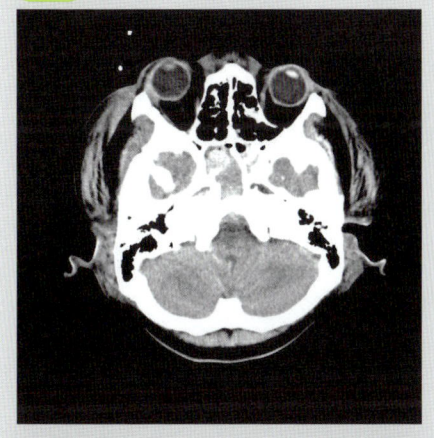

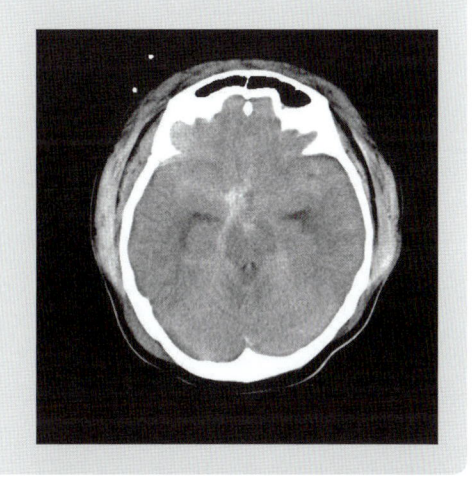

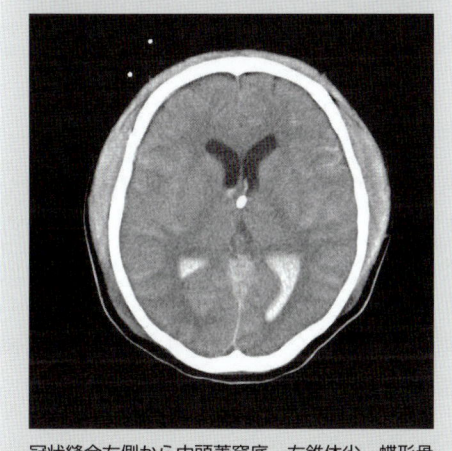

冠状縫合右側から中頭蓋窩底，右錐体尖，蝶形骨体におよぶ骨折を認める．右眼窩外側壁にも認める．右眼窩内上部および蝶形骨洞内にも出血がみられる．頭蓋底を中心にクモ膜下出血を認める．

図2 頭部CT（第9病日）

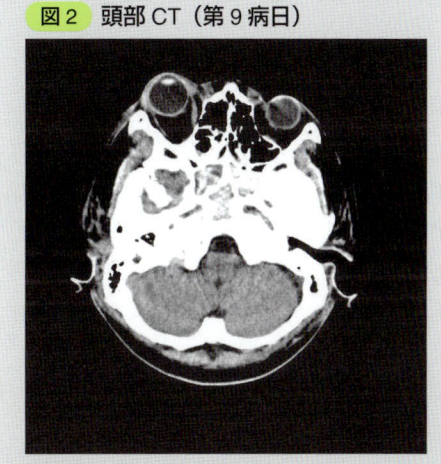

右眼の突出を認める（CCF）

リハ科初診時方針：
①誤嚥性肺炎予防のために看護部と協力して呼吸訓練・排痰訓練を行う．
②四肢運動機能のチェック・移動能力の改善→それに先立って骨折に関連する安静度を整形外科医と要調整．
③嚥下機能の評価と訓練．

03 リハアプローチと経過

　第18病日，関節不安定性なしとのことで立位歩行訓練許可となる．喉頭ファイバーにて，右声帯は開大位で固定，唾液のプーリング著明．
　第19病日，理学療法士による呼吸訓練・座位・基本動作訓練開始．
　第20病日，歩行訓練開始．座位での書字も可能で谷川式満点．
　第23病日，活動性改善につれて情動不安定，衝動統制不良が観察される．ふらつきあるも歩行

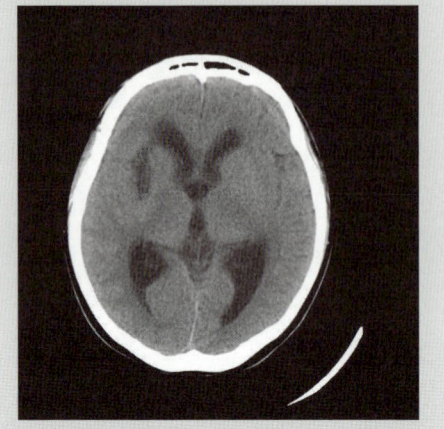

図3　頭部CT（第33病日）
脳室拡大，脳室周囲，および右被殻前方に低吸収域を認める（水頭症）

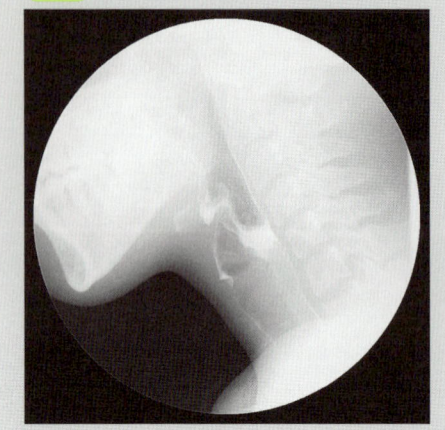

図4　第1回VF（第37病日）
咽頭クリアランス不良，オーバーフローによる誤嚥および梨状窩への貯留を認める

可能となる．

　第26病日，合同カンファレンス．CCFの進行は明らかのため，第46病日に再IVR（コイル塞栓術）を予定．水頭症については，第33病日のCTで再評価することとする．尿管抜去を決める．嚥下評価・間接訓練開始する．階段症候訓練開始，自転車エルゴメーター開始するも頻脈．

　第31病日，経鼻チューブ自己抜去，再挿入．

　第32病日，VE施行．咽頭カーテン徴候あり．右鼻咽腔閉鎖不全．右声帯開大位固定．咽頭・喉頭に唾液貯留あり．とろみの有無にかかわらず誤嚥あり．当面は間接訓練のみとする．同日，経鼻経管栄養で嘔気訴える．

　第33病日，CTにて水頭症の進行所見あり（図3）．

　第35病日，経鼻チューブ自己抜去，再挿入．

　第37病日，第1回VF（図4）．口腔内移送遅く非効率的，嚥下反射はあるがタイミングの遅れがあり．右梨状窩開かず．食道開大不良，誤嚥も残留もあり．咽頭クリアランス低下．しかしゼリーでは誤嚥少なく，喀出も可能のため直接訓練の適応と判断．

　第38病日，ST訓練によるゼリー直接訓練開始．再び経鼻チューブの自己抜去あり．不快感から自己抜去，再挿入を反復していることから，脳外科主治医と間欠的経管栄養法（ITF）の導入を検討．本人家族に説明したところ了解を得られたため自己挿入指導．以降は病棟にて看護師監視の下本人挿入とする．以降，ほぼ毎回挿入に成功．

　第39病日より嘔吐・嘔気目立つ．歩行障害も失禁もないが水頭症によるものと考えて第44病日試験的髄液穿刺にて症状改善．直接訓練は嘔気のため実施できず，身体・呼吸リハも休みがちとなる．ITFは嘔気の合間をぬって継続．

　第46病日，IVR．術後強い疼痛．

　第48病日，水頭症に対しVPシャント術施行．

　第51病日，依然として創部痛あり．起立性頭痛に対しシャント圧変更．嘔気は軽減し，第54病日には朝・昼の栄養が無事入った．STではゼリーの摂食が安定し，とろみつき液体を練習，外見上誤嚥はないが本人の残留感が強く，反復嚥下を望み，摂取所要時間は長かった．

　第55病日，頭部CT（図5）．CCFが消失し，水頭症の改善が認められた．

図5 頭部CT（第55病日）

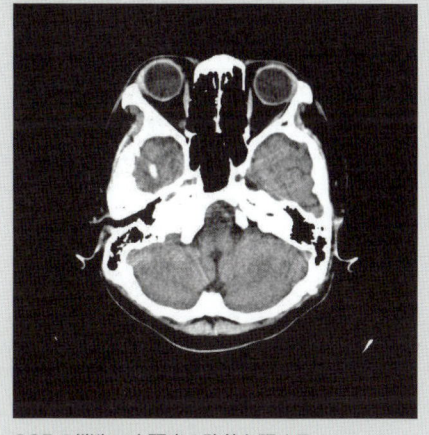

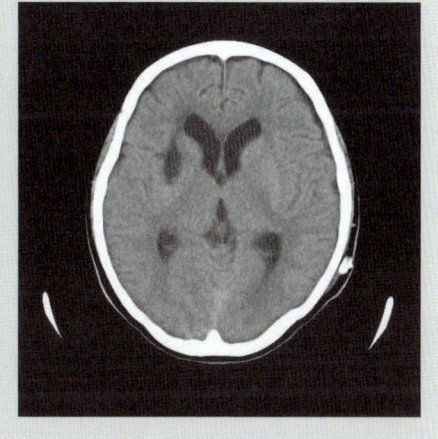

CCFの消失，水頭症の改善を認める

第60病日，シャント圧変更．
第61病日，病棟でのゼリー食，昼1回から開始．
第62病日，第2回VE．前回同様，咽頭に唾液の貯留あり．とろみつき液体で喉頭進入あり．クリアランス不良．
第65病日，第2回VF．ゼリーでの嚥下は残留なく可能だが，とろみつき液体では残留が明らか．初回食道に入る量は少ないことが確認された．
第66病日，病棟での食事を，ゼリー食1日3食にする（3食で400 kcal）．

04 帰結

第69病日，自宅近くのリハ病院に，主に嚥下障害のリハと，詳細な高次機能のチェック目的に転院．嚥下障害に関しては，片側性の障害でもあり，訓練と時間経過により全量摂取が可能になると考えていたが，約1カ月後にはそれを達成したとのことである．

05 症例のポイント

間欠的経管栄養と直接訓練の併用

脳底部の骨折を伴う頭部外傷症例で，急性期後も腹腔内出血，CCF，水頭症症状に悩まされ，これらに対する手術を要した．事故に引き続き，さまざまな病態に対する説明を受けて理解されたご家族（後半は本人も参加）のこの間の精神的スタミナに敬意を表する．

嚥下障害は当初重度であり，間欠的経管栄養（ITF）と直接訓練を併用した．嘔気・嘔吐・頭痛およびその解決のための脳外科手術・処置に中断されながらも，ITFと嚥下直接訓練を継続した．最終的にシャント圧の調整をして頭痛がなくなったのは当院退院9日前であった．訓練場面ではかなり改善したかと思われ，本人の残留感の訴えを慎重すぎるのではと考えたが，VFで引き続き混合性喉頭麻痺による嚥下障害が十分残存していること

が確認された.
　ITFを当初から嫌がらず，嘔気などがある日々にも本人と病棟看護師の相談で，時間をずらしたりして敢行できたのが特筆すべきことである．重度の高次脳機能障害がなかったこと，ご家族がITFの施行に前向きであったこともプラスに働いた．
　栄養投与も続け，身体リハもできる限り続けたため，嘔気が続き複数の手術などがありながらも，体力をそれほど落とさず歩行自立レベルで，嚥下の問題を主に残すのみでリハ病院転院の日を迎えることができた．

サイドメモ　　　　　　　　　　　　　　　　　　　　　　　　　　　Sidememo

▶嚥下障害と脳CT

　嚥下障害を起こす脳卒中は，脳幹病変，多発病変（両側性の大脳病変および多発脳梗塞），また一過性であることが多いが片側性の大脳病変である．脳幹病変で主に球麻痺パターン，両側性病変では仮性球麻痺をきたしやすい．前頭葉眼窩面の両側性障害では口腔期の障害が認められる．

　脳幹病変については，いまやMRI-CTが登場しているので，脳幹の解像能力の低いX線CTが決定的な役割を果たすことは少なくなっている．ワレンベルグ症候群で嚥下障害が遷延する症例の病変の広がりの程度などはさまざまに検討されている．大脳病変についても，ラクナの発見（あるいは除外診断）にはMRI-CTが用いられている

　一方，高齢者で，脳梗塞の明らかなエピソードの病歴がなくても，CTで基底核に脳梗塞がみつかることが少なくなく，嚥下障害と関連する所見である．

　パーキンソン病や脊髄小脳変性症，パーキンソン類縁疾患でもその診断にはMRI-CTが利用されているが，CT所見の程度のみで嚥下障害の程度を推測するのは難しい．

　脳ではないが，フォレスチエ病に代表される下咽頭圧迫性の病態では，側面X線で診断は可能だが，より詳細に左右差など断面情報をCTで得ることができる．

13 低酸素脳症により嚥下障害をきたし外来での長期的な指導で改善した症例

藤谷順子　独立行政法人　国立国際医療研究センター病院

01 経過

症例：34歳，女性．

入院前経過：24歳時より全身性エリテマトーデス（SLE）にてA大学病院外来通院．27歳時には僧帽弁逸脱による僧帽弁閉鎖不全症を指摘されていた．2005年12月肺炎でB院に入院し成人呼吸促進症候群（ARDS）・心不全をきたし，心不全のコントロールに難渋し，心内膜炎・高度の僧帽弁閉鎖不全症と診断され，2006年4月，手術のためにA大学病院入院．手術前日に除脈から心肺停止となった．心肺蘇生により15分後に心拍再開したが低酸素脳症をきたした．翌日には僧帽弁前尖の置換術施行．なお，低酸素脳症による重度の意識障害は遷延し，気管切開し，胃瘻を造設し，意識障害，ADL全介助のまま同年11月退院となった．

自宅では訪問診療を受けていたが，2007年2月に気道感染症で短期入院したあとは呼吸状態は安定，肺炎も起こさず，同年3月ごろより，意識の改善，スピーチカニューレに変更しての簡単な会話が可能などが明らかとなった．往診主治医より，①かねてより気管切開孔が大きすぎてカフがみえるほどなので縫縮あるいは離脱はできないか，②経口摂取の可能性はないか，の2点のコンサルテーション目的で紹介となった．なお，自宅近くのリハビリテーション（以下リハ）病院・病棟複数に断られたうえでの紹介である．麻痺が重度で，通院には寝台車が必要であり，また，搬送による疲労の可能性もあったため，家族と打ち合わせたうえでの耳鼻咽喉科への評価入院を計画した．

02 入院時所見

入院期間：2007年4月中旬の5日間．

全身状態：上肢屈曲・下肢伸展の除皮質肢位．バイタルサインは安定．気管切開孔は深く，開口部は縦3cm横2cm．スピーチカニューレを日中は常時装着にて呼吸苦なし．吸引はまれに必要な程度．

上肢は屈曲位でわずかの共同運動を認める．下肢は伸展位で痙直状態．肩・肘・手指に屈曲拘縮，股・膝・足に伸展拘縮を認める．

頸部は伸展位だが，座位（股関節の拘縮のため60度程度）時には指示すれば随意的な屈曲が可能．顔面筋の運動障害と萎縮を認め，ほぼ常時開口．指示により閉口は可能だが頸部の動きを伴い，保持困難．口腔・舌運動障害を認める．唾液嚥下不可．

神経学的所見：声かけで容易に開眼．重度視力障害（光覚弁推定）．自発会話はほとんどないが，

当方の説明には耳を傾けるような風情があり，さらに家族に促されると「ありがとー」「がんばるねー」程度の限られた，だがそこそこ適切な語レベルでの返答を返す．返答の際はやや感情失禁的なトーンと表情となる．見当識などの質問に関しては無回答，または「わかんなーい」，「びょーいん」などのごく単純な語彙の返答となる．発声は可能で間延びした平坦な話しかたで，構音障害としては「ときに聞き取りにくい語がある」レベル．家族の声は聞き分け，促して一緒に歌えば簡単なCMソングは平坦ながら歌う．おおむねの状況把握はできていて入院による不穏などはなし．

MRI：大脳半球白質にT2延長域がび漫性に広がり，高度のび漫性脳萎縮を認める．

VE所見：口腔期の送り込み障害．流入したとろみつき液体に対しては嚥下反射あり，誤嚥なし．

VF所見：開口しており口腔内保持ほぼ不能（図1）．「口を閉じて！」と声かけするとわずかに首を振り上げるような動作にてはずみをつけるように口を閉じ，口を閉じると送り込みがスタートして造影剤は咽頭に運ばれる．咽頭期の嚥下は良好．

ADL：全介助．抱き上げ介助でのみ移乗．ほぼベッド上で過ごす．日中はテレビの音を聞いていることが多い．

社会的背景：本人の実家に夫とともに暮らす．夫は日中は働いており，日中の介護は本人の母が中心．母1人では移乗介助不能．訪問看護，訪問PT導入．しばしば本人の姉妹の訪問あり．リクライニング車椅子注文中．

内服薬（胃瘻から）：ステロイド，ワーファリン．

図1 VF所見（入院時） 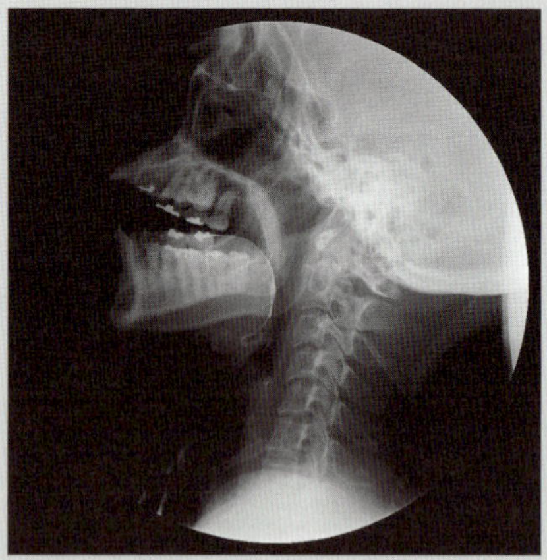
頸部伸展（後屈）傾向・開口傾向強い

初回評価入院のまとめと方針：初回評価入院の結果，次のように判断した．
① 低酸素脳症による意識障害・知的機能は発症後12カ月経過した現在回復中である．
② 嚥下反射は存在するが，口腔の移送に問題が大きい（先行期は視力障害と麻痺のため全介助）．
③ 低酸素脳症のために，細かい従命動作は困難だが，嚥下に関しては「口を閉じる」というQueで一連の移送動作を開始することができる．
④ 指示をすれば協力的であるが，自主的には訓練困難．STの訪問は確保できず，訓練補助者は母・夫を中心としてさまざまな職種となる．現時点で直接訓練を安全に遂行できるかどうかは不安がある（医療者も不安であるし，当事者も不安）．

以上の分析より，退院時の方針を次のようなものとして説明し，本人家族の了解を得た．
(1) 経口摂取可能となる可能性が高いので，経口摂取のための訓練を優先し，気管切開孔に関してはしばらくこのままとする．
(2) 退院後自宅で行う間接訓練を指導し，改善が得られてから，外来での評価に基づき，直接訓練の開始時期を決定する．

往診の主治医に返信するとともに，自宅での訓練内容については，家族・訪問者誰でも理解して協力できるように，図2に示すような平易な文章でのシートを作成した．訓練経過のチェックは，夫がすることとなった．

図2 自宅での訓練内容を示したシート

○○○○様の今後の嚥下機能に関する訓練について

今回の入院時の検査で、咽頭期の反射自体は存在するけれども、口腔の動きが不良であることがわかりました。嚥下反射があってもそれだけでは安心できません。口腔の適切な動きは安全に飲み込むためには大変重要です。

そのため、当分の間、以下のような項目を訓練してください。現在回復中でもあり、調子のよしあしもあるので、どの動作を何回、のように処方することは出来ません。

ご家族でときどき項目表をチェックして、以下のように判断して、練習項目を決めてください。

- 十分出来ることは練習の必要性低い
- 少し出来る項目を、その時期に何回も練習する項目として採用する
- まったく出来ない項目、やろうとすると別の動きが出てしまう項目は、あまり練習にふさわしくないので、チェック程度にしておく。

☐ 座位バランス、頭を支える頸の筋力は大切ですので座位を励行してください。
☐ 長い時間発声する機能（呼気力）および、音程を変える能力（喉頭の機能）、口腔機能の訓練のために、歌を歌ってください。
　◇ 出来たら時々、最長発声時間（秒）を測りましょう
☐ 鼻呼吸はできますか？歯も、口も閉じて鼻呼吸をできるように練習しましょう
　◇ 出来たら時々、可能な分数を測りましょう

☐ 頬を膨らませる
☐ 上記が出来たら、空気を右・左と移す
☐ 唇を口笛を吹くように前に突き出す
☐ 口笛を吹くように息を吹く
☐ 唇を横に引く「イー」
☐ 鼻呼吸はできますか？歯も、口も閉じて鼻呼吸をできるように練習しましょう
☐ 舌を前に出す練習・奥に引く練習
☐ 舌を左右に出す練習
☐ 舌を上唇につける
☐ 舌で唇の周りをぐるっとなめる（ゆっくり、全周性を目指す）
☐ パ行・マ行の発声訓練
☐ カ行・ガ行の発声訓練
☐ 余裕があれば、口の中で物を動かす・探る訓練
☐他動的にしてあげる訓練として、
　　上口唇、下口唇を外から縦に伸ばすようにつまむ、歯茎と頬の裏のマッサージ

03 外来での経過

緩徐ながら順調な改善

退院後，往診主治医の全身管理のもと，低頻度の外来通院による嚥下リハの指導を行った．**表に示すように低頻度の外来で，その都度，訓練内容の指示を行い，機能の改善を図ったうえで直接訓練を導入した**．初回評価入院後約11カ月で，ほぼ，介助者さえいれば何でも食べられる状況を達成した．経過中，明らかな肺炎はなかった．

予想外のエピソード

12月中旬の受診の際，駐車場で嘔吐した．本来その日は直接訓練指導の予定であったが，嘔吐

表　外来での経過

外来受診日	報告・相談内容・診察所見	指導内容
2007年 5月中旬	口腔の閉鎖等の指示動作・発話量改善 注入時間が長くて困る旨の訴えあり 本人用車椅子完成	口腔内での氷の操作練習 リフラノンを利用しての栄養剤の固形化 座位角度アップするように
6月下旬	注入時間は30分以内となった 気管肉芽みられ，痰多い VF施行：閉口して嚥下することが上達 座位姿勢良好	（耳鼻科にて処置：その後も数回） 週1〜2回からの直接訓練を開始 ヘッドレストの適宜取り外しを
8月上旬	週2回直接訓練，ゼリー3/4程度．むせなし ヘッドレストなしでの車椅子座位可能	直接訓練の継続・範囲拡大
9月中旬 （図3）	この間感染性胃腸炎 来週胃瘻交換入院予定 夫・訪問STと直接訓練している ゼリー状食品はむせない とろみつき液体もむせない 粥の咀嚼はまだ不十分，粒が残ってむせる	母とは直接訓練できないか？ 咀嚼練習を指導（間接・直接）
11月上旬	胃瘻交換後嘔吐続き摂食あまりせず 粥の咀嚼は改善（訪問STと） 母とはまだ食べていない 尖足－移乗介助時の妨げになる　→	ブロックまたは手術を勧める
12月中旬	胃瘻再交換後嘔吐なし 本日は車椅子タクシーで来院，到着後嘔吐 内服薬などから手術やブロックはやはりしたくない 夫・STとはお粥食べられるようになった 舌状に残るのはなくなってきた 母とはおやつ程度のみ食べられるようになった	整形外科受診予定をキャンセル 抗痙縮薬のトライアルを提案 母との食事を指導
2008年 1月中旬 （図4）	母とも食べられるようになり，朝以外は経口摂取 抗痙縮薬は母が不安で内服せず 吸引は1日数回，唾液でむせることあり 側管からはほとんど引けない	食事内容アップを指導 リフターについて紹介
3月中旬	食事内容はほぼ普通食の咀嚼嚥下可能 液体はとろみつきスプーン摂取なので量が伸びない 朝食と，液体を胃瘻から投与 吸引は毎食前，予防的に施行 痰のために臨時に吸引することは減った	経口摂水量を増やす（容器検討） 気管切開孔閉鎖のための入院準備開始

後の肺炎の発症が不安であったために直接訓練指導は実施しなかった．幸い肺炎は起こさず，嘔吐は車酔いと思われた．

　胃瘻ボタン変更を，他院に入院して行った．その後，嘔吐などの消化器症状が多くなり，直接訓練・経口摂取を控えざるをえなかった．この体調悪化の原因として除外診断にて胃瘻ボタンの形状を変更したことしか考えられなかったため，往診主治医の判断で胃瘻ボタンの形状を再変更したところ，症状がなくなった．

在宅ならではの問題点

　予想された事態ではあったが，日中の主介護者である母親のキャパシティーに合わせて進めざるをえなかった．経口摂取を自宅ではじめた初期のころは，不安がって，摂食は訪問看護師訪問時や夫のいるときに限られる，という状況があった．母親に直接訓練をしてもらうまでに不安解消のた

図3 VF所見（2007年9月中旬）

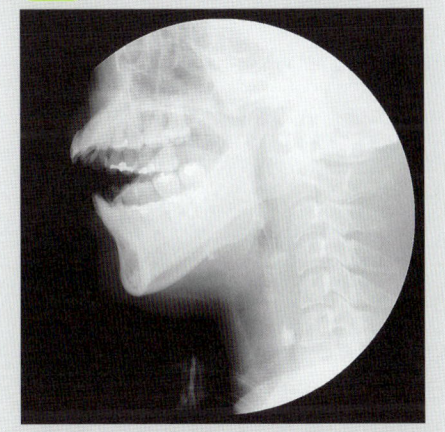

頸部伸展パターンは改善し，閉口も容易になっているがまだ開口傾向を認める

図4 頭部MRI所見（2008年1月中旬）

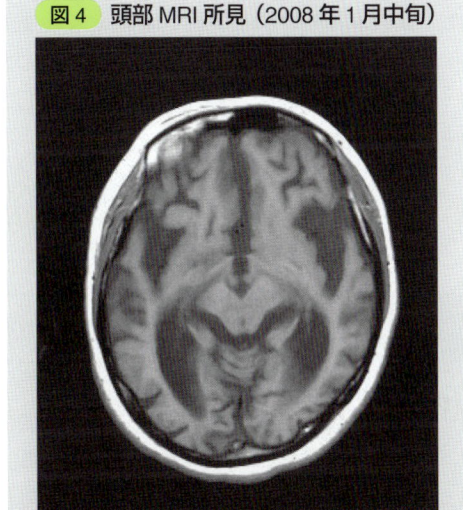

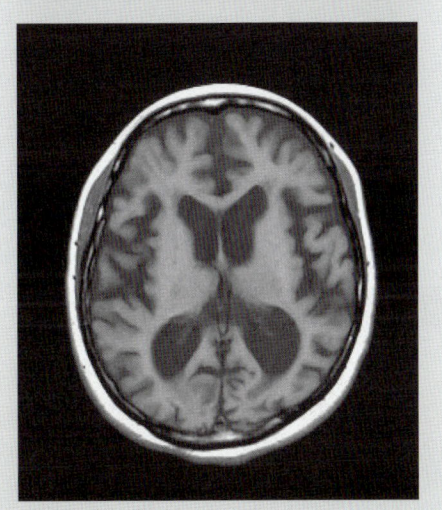

広汎な脳萎縮を認める

めの説得を要した．

また，母親が安心して食べさせるようになってからも，視力障害と麻痺のために，摂食が全介助となるため，介助負担の関係で，一部経管栄養が継続した．

四肢麻痺という問題点

車椅子に移乗することで，体幹の筋力やアライメントの改善，頭部の随意性の改善や，股関節の伸展拘縮のこれ以上の悪化の予防もできると考えられたが，体幹から下肢が痙直位で，足関節伸展拘縮であり，移乗時の足底での荷重が困難だった．そのため，介助量が多く，移乗させられる介護者が限られ，車椅子座位時間の延びない理由となっている．慣れない訪問介助者（看護師）の移乗に際し，しばしば足関節への捻挫様のひねりがあるのも問題である．装具による改善不能であることはすでに当科受診前に確認されていたので，この事態を改善するために，下肢のブロックや手術を再三勧めたが，ワーファリン内服中のため（出血も心配・中止も心配），家族は反対であった．次の案としてリフターについて情報提供したが，まだ導入の結論は出ていない．

夫から，「自分なら車椅子にも移乗させられるし，さまざまな訓練もできるが，自分の帰宅後の時間帯と本人の経管注入時間が重なってしまう」との分析があったため，半固形化短時間注入療法を指導し，夫の帰宅時にはすでに注入が終わり，動かしてよいような体制をつくった．

04 現在の状況

誤嚥や吸引の増加なく経口摂取が可能となったため，気管切開孔の閉鎖にむけて，自宅での閉鎖時間を延長した．閉鎖には軟骨移植を必要とし，ワーファリンの中止も必要となる．外来で，麻酔

科・循環器などの全身チェックも行っている．以上のような入院準備中，虫垂炎で他院に入院した．四肢麻痺のため自覚症状が乏しく虫垂炎の判断が遅れ腹膜炎に至ったため，治療終了後もしばらく体力確保のため，当院への入院は延期が必要と考えている．

なお，言語能力・言語性知的能力に関しても，検査可能なレベルとなってきており，今後評価訓練の予定である．

05 症例のポイント

さまざまな疾患に対しての往診医の役割

急性期および亜急性期に重度でも，長期的に改善の可能性があることを示す症例である．また，嚥下の改善には体幹が重要であることも改めて感じさせられる（**サイドメモ**）．

特筆すべきことは，往診されている主治医が，重症時から，またさまざまな臓器の疾患につき，当院を含む複数の病院専門科へのコンサルテーションを調整し，サービスを導入して患者家族をしっかり支援されていることである．さまざまな疾患のある症例なので，このような主治医なくしては，各部分の診療は困難である．またご家族も，主治医および複数のコンサルタントとコミュニケーションをとり，相談しつつも最終的には意見をはっきり述べて治療を選択されている．入院症例に比べると改善のスピードは遅いかもしれないが，現実に即したひとつのありかたとして尊重したい．

サイドメモ　　　　　　　　　　　　　　　　　　　　　　　　　　Sidememo

▶嚥下障害を理解するうえでの体幹観察の重要性

嚥下動作において自由に微妙に頸部を動かせることは，取りこみ・送り込み・嚥下において有用な機能である．重い頭を支えつつさらに頸部を動かすためには，頸部筋力と，その支持基盤としての体幹機能が重要となる．また，喉頭挙上筋群も頸部前面筋力であり，十分に頭部を支える基礎的な筋力があったうえで喉頭挙上が効率的に行える．頸部前面筋群の筋力増強が嚥下にプラスであることを示しているのが頭部挙上訓練（シャキアエクササイズ）である．一方で，繰り返し口まで食物や液体を運ぶための上肢機能も，体幹の安定性（筋力および座面や背もたれによる適切な支え）が基本になる．座位での安定性にはさらに足底面の支持も重要である．

一方，背中が曲がっていれば，代償として頸椎は過前弯して頭を立てようとするが，このアライメントは嚥下にとっては不利である（額と胸骨のなす角は開き，喉頭挙上筋力に負担，咽頭食道は頸椎により後面から圧迫される，など）．多くの病人・障害者にとって，リクライニング座位がずれてきたのを戻す体幹筋力はなく，不安定なリクライニング姿勢は不要な筋緊張を生み，嚥下にも不利となる．また，誤嚥時の重要な能力である咳は体幹筋群が十分にないと働かず，姿勢によっても咳の強さは異なる．

文献

1) 泉谷聡子，藤谷順子：食事と姿勢のマネジメント．嚥下リハビリテーションと口腔ケア（藤島一郎，藤谷順子編），メヂカルフレンド社，2006, pp137-146.

III 神経筋疾患による嚥下障害

Case Study:Eating and swallowing rehabilitation —50 cases of practical approach with DVD

III 神経筋疾患による嚥下障害 オーバービュー

大塚友吉　国立病院機構東埼玉病院 機能回復部門リハビリテーション科

はじめに

　神経筋疾患は，表に示すように多種多様であり，治療法が未確立であったり，かつては生命予後が不良とされていた疾患が多いが，患者のQOLを高めるために，リハビリテーション（以下リハ）が積極的に介入することも多くなってきている．摂食・嚥下面においても，評価を行い，病期に応じた適切なリハを行うことが求められている．

表　代表的な神経筋疾患（主たる部位別）

(1) 中枢神経障害
- 上位運動ニューロン疾患
- 多発性硬化症
- パーキンソン病
- 多系統萎縮症（脊髄小脳変性症など）
- 舞踏病
- 脳性麻痺

(2) 末梢神経障害
- 下位運動ニューロン疾患
- 多発性ニューロパチー
- ポリオ
- ポスト・ポリオ症候群

(3) 神経筋接合部障害
- 重症筋無力症
- Eaton-Lambert症候群

(4) 筋障害
- 筋ジストロフィー
- 多発性筋炎

神経筋疾患による嚥下障害の特徴

　ここでは，障害部位別に以下のように分類して概説する．
1) 中枢神経障害による摂食・嚥下障害
2) 末梢神経障害による摂食・嚥下障害
3) 神経筋接合部障害による摂食・嚥下障害

4）筋障害による摂食・嚥下障害

【1】中枢神経障害による摂食・嚥下障害

中枢神経疾患による摂食・嚥下障害には，脳血管障害も含まれるが，神経筋疾患によるものは，中枢神経の変性・脱落により，摂食・嚥下を含めた身体のさまざまな機能に障害をきたす．代表例として，筋萎縮性側索硬化症，パーキンソン病，多発性硬化症，多系統萎縮症などがあげられる．

嚥下の「期」別にみると，先行期障害として，疾患により意識障害や認知機能の低下した患者では，開口不良・遅延，食物認知障害，過剰な一口摂取などがみられる．準備期障害として，口唇閉鎖不良やそれに伴う食べこぼしや流涎，不十分な咀嚼，食塊形成不良などがみられる．口腔期障害として，食塊形成不良，口腔内食物残留などがみられる．咽頭期障害として，嚥下反射の遅延，咽頭収縮不良，喉頭蓋谷や梨状窩の食塊貯留，輪状咽頭筋弛緩不全，食塊の喉頭内侵入や誤嚥，鼻咽腔逆流などがみられる．食道期障害として，蠕動運動の低下による「つかえ」や食道咽頭逆流がみられる．

疾患の病期や重症度，障害部位によって以上のような症状が，多様に組み合わされて出現することが多い．

【2】末梢神経障害による摂食・嚥下障害

末梢神経障害による摂食・嚥下障害には，嚥下に関与する脳神経の末梢性障害によるものが多い．嚥下に関与する脳神経には，三叉神経，顔面神経，舌咽神経，迷走神経，舌下神経があげられる．末梢神経障害の代表疾患としては，ギラン・バレー症候群のような多発神経炎や，顔面神経麻痺，脳外科手術後の合併症，ポリオ，ポスト・ポリオ症候群などがあげられる．

嚥下の「期」別にみると，準備期障害として，三叉・顔面神経の障害で，開口困難となり，食物摂取が困難となり，加えて舌下神経の障害で舌運動が障害されると，咀嚼が困難となる．口腔期障害としては，三叉・顔面・舌咽神経の障害で，唾液分泌や食塊の咽頭への送り込みが遅延する．咽頭期障害としては，嚥下反射に三叉・舌咽神経が関与しており，反射遅延や咽頭収縮不良による食塊の貯留・残留がみられる．食道期障害としては，迷走神経の障害で蠕動運動の低下がみられる．嚥下に関与する脳神経は，複合的に作用して，複雑な嚥下運動を遂行しており，単独の神経障害では，症状が明らかとならない場合もある．

【3】神経筋接合部障害による摂食・嚥下障害

神経筋接合部障害による摂食・嚥下障害としては，重症筋無力症によるものが報告されている．重症筋無力症の場合，適切に治療されていない場合には，咀嚼するごとに咀嚼力が弱まり，咀嚼が止まってしまったり，繰り返し嚥下が徐々にしにくくなるなどの障害をきたす．

【4】筋障害による摂食・嚥下障害

筋疾患による嚥下障害としては，筋ジストロフィーのような進行性の筋疾患と，緩解・増悪を繰り返す多発筋炎などがあげられる．

筋ジストロフィーの場合，嚥下の「期」別にみると，先行期においては，筋緊張性筋ジストロフィーや福山型筋ジストロフィーなどの認知機能低下をきたす病型では，開口不良や過剰な一口摂取量，食物摂取間隔の短縮から口腔に食物を詰め込むような症状がみられる．また，咀嚼筋力の低下により，咀嚼回数が増加することがある．口腔期においては，食塊の口腔内保持が不良で，食塊形成せずに咽頭内への送り込み（垂れ込み）がみられる場合がある．また，鼻咽腔閉鎖不全により，鼻への食物逆流がみられることがある．咽頭期においては，嚥下反射が遅延（咽頭筋収縮遅延）し，また咽頭筋収縮が不十分なために，喉頭蓋谷や梨状窩への食物貯留・残留がみられる．さらに，デュシェンヌ型では輪状咽頭筋弛緩不全のために，咽頭収縮に際して，食塊が口腔内に逆流

することがしばしばみられる．食道期においては，特に筋緊張性筋ジストロフィーにおいて，食道が弛緩し，蠕動運動が低下し，食塊の移送障害が認められる．

神経筋疾患による嚥下障害へのアプローチ

　神経筋疾患に対する根本的治療法は，未確立な疾患がほとんどである．そのため，病期に応じた適切なアプローチが重要である．神経筋疾患による摂食・嚥下障害に対するアプローチとして特異的なものはないが，近年では，十分な栄養を確保するために，早期から胃瘻造設される場合が多くみられる．胃瘻栄養することで，訓練が行えるような体力を維持することは重要である．また，誤嚥により肺炎を併発すると，神経筋疾患患者の場合は，重症化することも多く，誤嚥の危険性をおかしてまで経口摂食を続行するよりも，胃からの逆流は皆無ではないが，胃瘻栄養のほうが安全と考えられる．

　また，実際の摂食・嚥下訓練においても，食物を食べて行う直接訓練を行う前に，座位訓練，舌・口腔・頸部周囲筋のROM訓練や筋力増強訓練，嚥下パターン訓練，咳嗽訓練といった間接訓練を十分に行うことが重要である．さらに，直接訓練が有効で，経口摂食が可能と判断されても，一気に全量を経口摂食しようとせず，楽しみ程度の経口摂食から始めて，時間をかけて慣らすことがより重要である．

　神経筋疾患では，病期の進行により，変動はあるものの症状が悪化するのが自然経過である場合が多いが，廃用による障害を併発しやすい．感冒で食欲がなく，数日臥床していて，その後に摂食・嚥下障害をきたしている神経筋患者を臨床で経験することがある．病期に応じた適切な評価・アプローチ（リハ）と，廃用の防止が神経筋疾患の嚥下障害においては重要である．

文献

1) 千野直一編：現代リハビリテーション医学，改訂第2版，金原出版，2004.
2) 千野直一，安藤徳彦・他編：リハビリテーションMOOK10，神経疾患とリハビリテーション，金原出版，2005.
3) 才藤栄一，向井美惠監修：摂食・嚥下リハビリテーション，第2版，医歯薬出版，2007.

14 患者のニードを尊重しつつ嚥下の残存機能を最大限に活用できた球麻痺型ALSの症例

市原典子　国立病院機構高松医療センター

01 経過

症例：73歳，女性．球麻痺型筋萎縮性側索硬化症（ALS，**サイドメモ**）．
経過：2003年6月，嚥下障害，構音障害にて発症し緩徐進行．総合病院にてALSと診断．11月，当院紹介初診となる．

02 検査所見とゴールの設定

画像：頭部MRI異常なし，胸部X線上肺炎なし．
針筋電図：原疾患に特徴的な神経原性変化あり．
併存疾患・既往歴：特記すべきことなし．
社会的背景：夫，長男夫婦，成人した孫2人と6人暮らしで，在宅療養のためのマンパワーは十分である．
機能障害：運動は，四肢で深部腱反射亢進，筋萎縮を認め，MMT（徒手筋力テスト）は四肢で4/5も頸部筋力低下のため首下がりあり．舌にも萎縮を認め下顎反射の亢進あり．構音は，会話明瞭度Ⅳ．摂食・嚥下については右側臥位が飲み込みやすいとのことで，30度程度のベッドアップに右側臥位で常食に近い食事を摂取しており，時に湿声あり．逆に左側臥位では全く嚥下できないとのことであった．体重29kgとるい痩が著しく，血液検査でもAlb 3.3 g/dl，Hb 9.8 g/dlと栄養障害を認めた．
ADL：ほぼ自立も非常に疲れやすい．
呼吸：努力性肺活量（FVC）は940 ml（46.3％）と低下していたが，SpO$_2$は98～99％と良好．
【嚥下障害の評価】
VF所見（2004年2月）：口腔期は口腔内保持不良，食塊形成不全，食塊移動不良，口腔内残留あり．咽頭期は嚥下反射遅延，鼻咽腔閉鎖不全，喉頭挙上不全，食道開大不全あり，多形態で誤嚥を認めた　🎬 DVD症例 14-[1]　．
VE所見（同）：座位で咽頭残留が著明で誤嚥も認めるが，右側臥位では食道入口部の通過良好で誤嚥なし　🎬 DVD症例 14-[2]　．
問題点：経口摂取のニードが高いにもかかわらず，重度嚥下障害のためリスクが高く，すでに栄養障害もあり．誤嚥のため喀痰が多いが，呼吸筋麻痺の進行のため喀痰排出困難あり．
ゴール設定：①適切な方法で補助栄養を行うことによって，経口摂取を継続しつつ，安全に十分な栄養を確保できる，②なんらかの呼吸補助を行うことによって，誤嚥物や喀痰による窒息を起こすことなく安全な在宅療養をおくることができ，適切な時期に外科治療を行うことができる，の2

点が目標となった.

03 リハ・その他のアプローチと経過

経口摂取を継続するためにIOCを導入

　多職種でインフォームドコンセントを行った結果, 最終的に気管切開などの外科治療の方針となるも, この時点で患者は外科治療には踏み切れず, 安全を重視しながらもできるだけ長く今のまま在宅療養を行うことを希望した. 嚥下障害が重篤で, 経口摂取のみでの十分な栄養補給は不可能な状態であったが, すでに栄養障害も出現しており早急に経管栄養の導入が必要と考えられた. 努力性肺活量が50％を切っていたことより, PEGの施行は危険であると判断し選択肢から除外した. 経口摂取継続の希望が強いこと, 四肢の筋力はある程度保たれており外出することも多いことから, 必要時だけチューブを挿入し抜去してしまえば嚥下を妨げることのない間欠的経口経管栄養法(IOC)を導入することとした. 咽頭反射が減弱しており, 苦痛なく短時間で挿入が可能であったため, 1日1回から開始とし, 外来でマニュアルを用いてIOC指導を行うとともに, 訪問看護を導入し, 在宅での継続指導・評価を依頼した.

　呼吸については, 呼吸筋の疲労回復と胸郭の可動性維持の目的で鼻マスク式人工呼吸(NIPPV)を導入することとし, 2003年12月中旬に5日間, NIPPV導入・指導, 食事評価・指導目的にて入院となった.

在宅療養のための嚥下食指導

　入院後, NIPPVに関してはIPAP（吸気圧）5 cmH$_2$O, EPAP（呼気圧）2 cmH$_2$Oにて導入し, 3時間程度の装着が可能となった. 食事については, 現在の嚥下障害に合った食事形態として, 嚥下食4＋とろみあん（材料を棒状にカットし歯ぐきで押しつぶせる硬さに調理し, 付着性の少ないとろみあんをかけたもの）を提供したが, 患者は「もっと形のあるものが食べたい」と納得しなかった.

　そこで, 嚥下食5＋とろみあん（硬いものや繊維の多い食材を避け大きなものは一口大にカットして調理し, 付着性の少ないとろみあんをかけたもの）に変更し(**図1**), 右側臥位で問題なく摂取できたため, 患者・家族に嚥下障害食調理指導を行った.

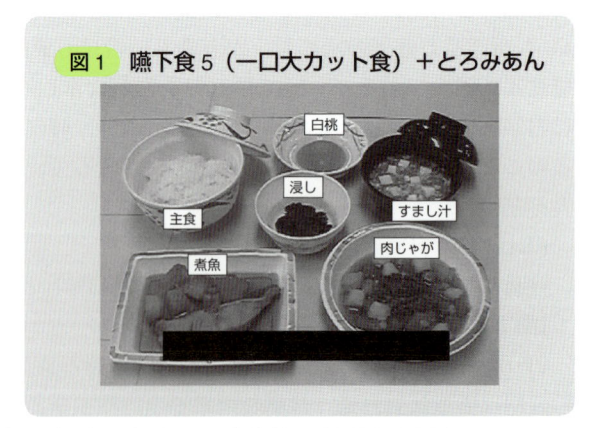

図1 嚥下食5（一口大カット食）＋とろみあん

　退院後, 2004年2月に行ったVFでは, 座位で食道が全く開かず食塊の通過を認めなかったが, 右側臥位では食道入口部の通過は良好で誤嚥はみられなかった. 流涎が著しく, 言語も聞き取り困難となりつつあった. 努力性肺活量は770 ml（37.9％）とさらに低下し, 胸部CTでも誤嚥によると思われる陳旧性炎症像を多数認めた. 急変のリスクが高いことを説明したが, 患者は気管切開の決心がつかず, 在宅療養の継続を希望. 口腔ケアと口腔期訓練を徹底して行うとともに, 経口摂取に関しては右側臥位で限られた形態を少量とし, メインの栄養はIOCとした. また, 気道の感染予防のためマクロライド系の抗生剤を処方し, その後約2カ月間, 安定した在宅療養が可能であった.

喉頭全摘術を施行後嚥下状態が改善

4月に入り，熱発がみられるようになり，血液炎症所見の上昇もみられた．SpO_2 も 97 から 95 前後に低下し，血中二酸化炭素濃度も 49.4 cmH_2O と上昇を認めたため，4月下旬，感染症治療目的にて入院．抗生物質の点滴を行うとともに，経口摂取は中止し栄養は IOC のみとした．また，ほぼ1日中 NIPPV を行い，かろうじて換気が保てる状態となり，患者はようやく外科治療を承諾した．この時点で構音機能はほぼ廃絶しており，誤嚥防止術を行い誤嚥がなくなれば人工呼吸管理をまだ行わなくてもよいかもしれないこと，安全な経口摂取の継続が可能となることなどを考慮し，喉頭全摘術を選択．5月中旬，手術目的で大学病院に転院となり，翌日手術施行となった．

術後経過良好にて，6月上旬当院に帰院．推定肺活量は 300 ml 前後であったが，誤嚥が消失したため呼吸状態も安定し，喀痰量も減少した．また嚥下機能も改善し，誤嚥のリスクもなくなったため，IOC は朝夕とし昼食は嚥下食を摂取．6月中旬の VF では食道入口部が十分開大し食塊咽頭通過も良好であった（DVD症例 14-【3】）．家族に気管内吸引とアンビュー送気を指導し外出も可能となった．

04 帰結

患者はその後 11 月下旬，呼吸筋麻痺の進行のため人工呼吸導入となったが，嚥下運動が残存していた 2007 年 2 月ころまで IOC と経口摂取の併用し，ほぼ嚥下関連筋が全廃した現在でも，舌で味わう楽しみは継続して行っている．

05 症例のポイント

代償嚥下の有用性

症例は球麻痺型の ALS で，進行性に重篤な嚥下障害をきたしたが，食へのニードが高く外科治療についても受け入れに時間を要した．

当症例の嚥下障害における興味深かった点のひとつは，「右側臥位で食べる」という非常に特徴的な代償嚥下である．ALS では感覚障害や知能低下をきたさないため，代償嚥下（特に顎突出嚥下，頸部前屈など）の頻度が多いという報告がある．当患者の場合は，頸部の筋力低下があったため，座位での代償嚥下が困難であったものと考えられる．また，ALS の場合，嚥下障害に左右差があることも多いため，右側臥位でしか摂取できなかった理由として右側が健側であったことが考えられる．VF 上は，経口摂取の継続が困難と思われたが，患者の訴えを傾聴し，代償嚥下の安全性を客観的に評価したうえで継続したことは QOL の維持に非常に有用であったと考えられる．

IOC の導入による栄養管理

栄養管理に関しては，在宅で IOC を速やかに導入できたことがよい結果につながった．IOC は必要時のみ間欠的に経口からチューブを飲み込み，経腸栄養剤注入後直ちに抜き去るという方法であるが，持続的経鼻経管栄養法と違い，留置したチューブが嚥下の妨げや感染の原因となることがなく，美容上も有利な方法である．当患者においては，咽頭反射が低下していたことや介護者のマンパワーにも恵まれていたことが成功のカギであった．

ALSの嚥下障害の特徴は，嚥下関連筋の筋力低下による鼻咽腔閉鎖不全，喉頭挙上不全，咽頭収縮不全のために，食塊を食道へ送り込むだけの圧がかからず咽頭残留，誤嚥の原因になることから，少ない圧でも送りこみが可能な流動性の高い嚥下障害食が求められる．水分にとろみをつけるのはもちろんのこと，副食に付着性の低いとろみあんをかけるなどの工夫が必要である．

誤嚥防止術の有用性

　外科治療に関しては，気管切開術と誤嚥防止術がある．誤嚥防止術とは，呼吸するための「気道」と食事が通る「食道」を完全に分離する方法で，主なものに気管喉頭分離術，気管食道吻合術，喉頭全摘出術がある（図2）．これらの手術は，気管切開と違い，全身麻酔が必要で時間もかかる手術であるが，誤嚥を完全に防ぐことが可能である．ただ，この方法を行うと全く発声が不能となるため，構音機能が残されている患者は適応外である．厚生労働省研究班で作成された「神経難病における誤嚥防止術の適応基準」を表に示した．誤嚥防止術を行えば，感染のリスクも喀痰の量も減少するため，患者本人の安楽はもちろんのこと，介護の軽減にもつながり非常に有用である．また，喉頭全摘術を行った

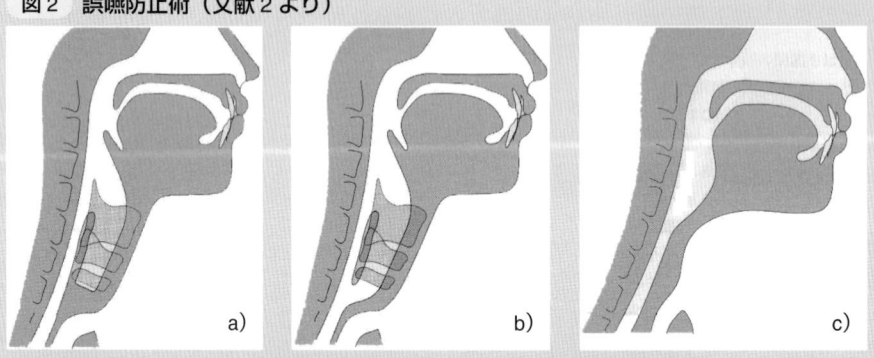

図2　誤嚥防止術（文献2より）

a) 喉頭気管分離術：気管を途中で切断し，上部は閉じて下部は気切口として開口する
b) 気管食道吻合術：気管を途中で切断し，上部は食道に吻合し下部は気切口として開口する
c) 喉頭全摘術：喉頭をすべて一塊として摘出する

表　神経難病における誤嚥防止術の適応基準（文献3より）

1. 難治性の嚥下障害および誤嚥があり，保存的対処（食形態の工夫，嚥下訓練等）により十分な改善が望めない
2. 音声言語でのコミュニケーションが困難で，回復の見込みがない
3. 十分に説明を受け，同意が得られたもの
4. 誤嚥が著明で，誤嚥性肺炎の既往があり，今後も誤嚥性肺炎を併発する可能性が高い
5. 下記のうち2つ以上を認める
    1) 誤嚥性肺炎を併発する可能性が高い
    2) 喀痰量が多く，頻回の喀痰吸引を必要とし，本人または介護者が疲弊している
    3) 経口摂取を強く希望している

1，2，3，4 または 1，2，3，5 を満たすものを適応とする．
ただし，手術困難例は除外する．

場合，他の誤嚥防止術と比較して術後の経口摂取に有利であったという研究結果もあり，当患者ではこの術式を選択した．結果は非常に良好で，嚥下状態は明らかに改善し，長期間の経口摂取が可能となった．

　患者のニーズを尊重しつつも，客観的評価を経時的に行い，障害の進行に迅速に対応することで，安全を確保しながら残存機能を最大限に発揮することができたと考えられる．

サイドメモ　Sidememo

▶ALS

　ALS（筋萎縮性側索硬化症）とは，運動ニューロンのみが系統的に侵される神経変性疾患である．症状の進行が上肢筋からのもの，下肢筋からのもの，球筋からのものとタイプはさまざまであるが，どのタイプも最終的には全身の筋力低下と筋萎縮をきたす．いまだ治療法がない難病で，多くの場合数年で寝たきりとなり，気管切開下陽圧人工呼吸療法および経管栄養を行わなければ生きられない状態となるが，知覚や認知機能は保たれる．嚥下に関しては，障害の程度が同じでも，呼吸筋麻痺の程度，頸部の筋力，体幹機能などその他の要因によって対応が異なること，他の変性疾患と比較して進行が早く，対応の遅れが命にかかわる合併症の原因となることが特徴である．

文献

1) 野﨑園子，石田 玄・他：湯浅班嚥下研究の資料．厚生労働省精神・神経疾患研究委託費．政策医療ネットワークを基盤にした神経疾患の総合的研究総括研究報告書，グループ研究報告書，湯浅班嚥下グループのまとめ：151-164，2006．
2) 市原典子：筋萎縮性側索硬化症の食を支える．神経・筋疾患 摂食・嚥下障害とのおつきあい〜患者とケアスタッフのために〜，全日本病院出版会，2007，pp16-23．
3) 箕田修治，山口喜久雄・他：神経難病患者の嚥下障害に対する喉頭気管分離術/気管食道吻合術─有用性と適応基準─．厚生労働省精神・神経疾患研究委託費．政策医療ネットワークを基盤にした神経疾患の総合的研究 総括研究報告書：104-106，2006．
4) 市原典子：筋萎縮性側索硬化症の摂食・嚥下障害─ALSの嚥下・栄養管理マニュアル─．医療 **61**：92-98，2007．

15 嚥下障害を合併したパーキンソン病の3症例

浦上祐司　北海道大学病院リハビリテーション科

　パーキンソン病の死因は肺炎が多く[1]，その原因のひとつとして誤嚥が推察される．そのため，嚥下障害に対するマネジメントは重要である．しかし，客観的な嚥下の評価結果は Hoehn and Yahr の重症度分類（サイドメモ）と常に相関するわけではなく[2,3]，主観的な嚥下障害を訴える割合はむしろ重症度が低い患者群であったという報告がある[4]．今回はパーキンソン病の進行により Wearing-off・on-off 現象が出現し，摂食・嚥下に問題が生じた例，胃瘻を造設した例，重度の嚥下障害をきたし喉頭摘出術を行った例を紹介する．

■症例①：Wearing-off・on-off 現象が出現し，摂食・嚥下問題が生じた症例

01 経過

症例：71歳，女性．
経過：15年ごろ前より四肢のつかいにくさが出現し歩行障害や小字症も伴ってきたため，翌年に神経内科に受診しドパミンアゴニストが開始された．その後，薬剤調整されていたが，徐々に症状が進行し，2007年1月に薬剤調整のため入院となり，その後リハビリテーション（以下リハ）科嚥下外来へ嚥下障害に関する評価・リハアプローチの目的で初診となった．

02 検査データとゴールの設定

検査データ：一般生化学検査で異常所見なし．
併存疾患・既往歴：特記すべきものなし．
社会的背景：夫と2人暮らしだが，近所に娘が在住．
機能障害：Wearing-off・on-off 現象があり，on 時と off 時で大きな差があった．on 時：軽度の四肢筋緊張亢進あり．独歩可能で ADL はほぼ自立，Hoehn and Yahr Ⅲ．off 時：上肢・頸部の固縮（頸部は後屈）あり．車椅子移動で全介助．Hoehn and Yahr Ⅴ．
ADL：Barthel index は on 時95点（階段昇降で監視以外は問題なし），off 時20点（排泄コントロール以外は0点）で無動に近い状態のこともある．
【嚥下障害の評価】
嚥下機能：on 時は口唇・舌の交互運動が拙劣で声量低下．構音障害あり．他下位脳神経系に異常なし．ときどき流涎あり．反復唾液飲みテスト（RSST）3回．自宅は普通食を摂取し，なるべく on 時に摂取をしていたが，off 時でも可能であれば摂取していた．食事摂取は口へ運ぶスピードが速く，ときどきむせあり．

VF：on 時に施行．舌による送り込み，咀嚼運動など，口腔期に問題なし．舌根の後方移動，喉頭挙上など咽頭期にも問題なし．嚥下反射の遅延なし．

ゴール設定：on～off の嚥下機能の変化が大きいため，各状況における食物摂取の状況を観察し，off 時における対処法を検討することとした．

03 リハアプローチと経過

　on 時の VF では問題なく，off 時の VF が施行できなかったため，その際の摂食の判断が困難ではあったが頸部後屈位で固縮がみられ，誤嚥のリスクは明らかに高い状況であり，摂食を中止にしたり，時間をずらすなどの対処が望ましいと考えられた．自宅では off 時にも摂食を試みていたとのことであったが，off の程度が強いときは摂食の中止，また今回は採用されなかったが摂食の 30 分～1 時間前に L-ドーパを内服する方法が有効な場合もあることをアドバイスした．食物形態については on 時であればゆっくり摂取することで液体も誤嚥なく摂取できると判断し，摂食のペースを注意するのみで形態の制限はしなかった．神経内科ドパミンアゴニストの調整を行ったところ，日中の off 出現は改善し，夕方に 2～3 時間出る程度となったが，ときに摂食時に off になることもあり，上記の対処をすることで退院となった．

04 症例のポイント

リスクを考えた対処を考える

　パーキンソン病による Wearing-off・on-off 現象により，on 時では摂食に問題がないが off 時で問題が生じることがある．薬物療法の検討が最も重要であるが，リスクの観点から考えると，off 時で明らかに誤嚥する可能性がある場合は，それを避け，on 時になるまで待つ・摂食前 30 分～1 時間前に L-ドーパを用いるなどの対処が必要である[5,6]．今回は on 時にしか VF ができなかったが，off 時もどの程度の問題があるか詳細に評価することも必要である．

■症例②：嚥下障害をきたし胃瘻造設に至った症例

01 経過

症例：74 歳，女性．

経過：1998 年ごろより小刻み歩行，動作緩慢が出現しパーキンソン病と診断された．2002 年に食物の咽頭への残留感があり耳鼻科を受診しているが VF 上は咽頭残留なく問題ないと判断されている．2007 年 7 月に甲状腺癌摘出術を施行されたがその後より摂食時のむせが生じた．8 月初旬に発熱，経口摂取不可となり誤嚥性肺炎の診断で入院し，肺炎が改善した後，当科へ嚥下評価の依頼で初診となった．

02 検査データ

画像：胸部 X 線　左右下肺野の浸潤影．

検査データ：WBC 8,500（neutro 91.0％），Hb 10.4, PLT 33.3 万，TP 6.8, Alb 3.2, Na 142, K 4.0, Cl 103, CRP 22.11 以下　血液ガス（入院時，room air）pH 7.466, PCO_2 43.4, PO_2 40.4, HCO_3 30.9, ABE 6.8, SpO_2 77.8.

機能障害：Hoehn and Yahr Ⅳ，筋力　上肢 $MMT3^+$　下肢 $3^+\sim4$.

ADL：Barthel index 20 点（移乗・トイレ・更衣・排便で部分介助，それ以外は全介助）．

【嚥下障害の評価】

流涎あり，口腔内衛生状態不良，口輪筋・咬筋の筋力低下あり．嘔吐反射なし．軟口蓋挙上不良，喉頭挙上は 1 横指以下．

VF：舌による送り込み，軟口蓋の挙上は比較的良好であるが，咽頭収縮の低下，喉頭挙上が非常に悪く挙上期型誤嚥（一見，前咽頭期型誤嚥にみえるが喉頭は挙上している）をきたしている．むせなし．30 度リクライニング位では頸部前屈位が困難で，同様に誤嚥あり　DVD症例 15-【1】．

VE：左梨状窩に経鼻胃管チューブが留置されている．喉頭蓋谷，両側梨状窩に多量の唾液を認め，披裂間切痕・披裂を越えて喉頭室，さらに声帯を越えて気管内に流入を認める　DVD症例 15-【2】．

03 リハアプローチと経過

術前は耳鼻科で声帯を評価しており声帯運動は正常と診断され，術後も反回神経麻痺は生じていない．甲状腺癌術後よりむせが生じたことより術前よりパーキンソン病による嚥下機能の低下があり，術後の瘢痕などの影響により嚥下障害が悪化したと推察した．VF・VE の結果，直接訓練は危険で適応にならず，間接訓練を開始した．また，経口摂取が可能になるにしても長期間かかると判断し，胃瘻もしくは経鼻経管栄養が検討されたが早期に在宅療養となる方針であったため胃瘻造設が選択された．胃瘻造設後は順調に栄養投与が可能で，自宅退院となった．退院時，四肢の筋力は徒手筋力テスト（MMT4）レベル，監視下で独歩可能であった．その後，地域の医療施設でフォローを受けているが発熱はなく，嚥下訓練を継続し胃瘻造設約 3 カ月後の VF では水分で誤嚥，ヨーグルト状の形態で誤嚥なく嚥下可能であったとのことで，楽しみ程度の摂食を開始している．

04 症例のポイント

経管栄養管理の背景

本症例は，甲状腺癌の手術を契機にむせが生じるようになったが，それ以前よりパーキンソン病による潜在的な嚥下障害があった可能性がある．経鼻経管栄養で長期間リハを行う選択肢もあったが，重篤な肺炎を発症したことや，初回の嚥下評価で甲状腺癌の術後にしては，嚥下機能の低下が著しかったこと，在宅での管理を考え，胃瘻造設が好ましいと判断した．

■症例③：嚥下障害をきたし喉頭摘出術を行った症例

01 経過

症例：62歳，男性．
経過：52歳時に上肢の安静時振戦で発症．53歳時よりパーキンソン病と診断され投薬開始．1998年1月（61歳時）に右肺癌に対し胸腔下右肺中葉切除術施行後，MRSA肺炎・CO_2ナルコーシスを併発した．呼吸管理のため気管切開術施行，人工呼吸管理となった．同年4月に人工呼吸器から離脱したが嚥下障害を認め，6月に胃瘻造設術が施行された．11月初旬に唾液誤嚥が原因と思われる肺炎を発症したが抗生剤投与で軽快．11月中旬に嚥下障害，長期臥床による足関節拘縮に対するリハの目的で当科へ転科となった．

02 検査データとゴールの設定

検査データ：WBC 6,400，Hb 15.1，PLT 28万，TP 5.3，Alb 3.3，TC 191，TG 66，Na 138，K 4.7，Cl 57，CRP 0.24以下．

耳鼻科転科前の検査データ：呼吸機能検査　%VC 29.3，$FEV_{1.0}$ 139.2％，血液生化学検査で炎症反応の上昇なく TP 6.2，Alb 3.7，血液ガス　pH 7.426，PCO_2 42.8，PO_2 73.9，HCO_3 27.7，ABE 3.4，SpO_2 95.0．

社会的背景：妻と2人暮らし．

機能障害：意識レベル E4VTM6，四肢・頸部の固縮あり，上肢・舌の安静時振戦あり．Hoehn and Yahr V（術前はⅢ〜Ⅳ），カフつきカニューレ使用中，歩行は平行棒内介助．足関節背屈左右とも－20度（膝伸展位で－10度）と制限あり．

ADL：FIM 運動 13/91（全項目1点），認知 17/35．

【嚥下障害の評価】
VE（1999年12月）：咽頭内に大量の唾液の貯留あり，その一部の唾液が声門下へ流入している．
VF（2000年1月）：舌の振戦，口腔内保持不良，舌による送り込み不良，嚥下反射惹起不全，挙上期型誤嚥（むせなし），食道入口部開大障害，咽頭残留あり　DVD症例 15－【3】．

ゴール設定：当科転科時，気管切開から約9カ月，胃瘻造設から約4カ月が経過．関節可動域・筋力・歩行訓練は開始されていたが嚥下訓練は開始されていなかった．1999年5月，9月にそれぞれVEが施行されており，いずれも咽頭内に多量の分泌物が貯留しており，その一部が気道に流入している所見であった．転科時も気切孔からのサクションは数時間おきに必要であり，カニューレからの離脱は困難かと思われたが嚥下訓練はまだ行われていなかったことと，経口摂取に対する強い希望があったため，間接訓練を数カ月行い，その後評価を行ったうえで経口摂取の是非を決定する方針となった．当科転科直後は上記VEの所見の結果と，また触診上喉頭挙上がわずかにしかみられなかったことより誤嚥することは明らかであると考え，VFは後日評価することとした．歩行障害については，パーキンソン症状による固縮に加えて，足関節背屈制限があったが補高靴を使用し平行棒内歩行を介助で歩行可能なレベルであったため，アキレス腱延長術の可能性も検討しながら歩行訓練・間接可動域訓練を継続することとした．

03 リハアプローチと経過

　関節訓練はアイスマッサージ，舌の可動域訓練，頸部の可動域訓練を行った．12月中旬に，補高靴を使用し平行棒内歩行を行ったところ，靴を使用したときは小刻み歩行ではあるものの，歩幅が延長し，監視下による歩行スピードもあがった．また，この時点でYahr Ⅳであり，今後緩除であれパーキンソン症状は進行することやリハで改善傾向にあることからアキレス腱延長術は行わない方針となった．

　12月中旬に発熱，喀痰増量，酸素飽和度の低下があり，炎症反応の上昇，症状の経過から誤嚥性肺炎を疑い，抗生剤治療，体位ドレナージによる排痰などを行い軽快．2000年1月中旬にVFを行ったところ，上記の所見であった．唾液誤嚥が原因と思われる肺炎を繰り返していること，また肺癌摘出術を執刀した医師と協議し，肺癌の術後ではあるが，Stage Ibであり5年生存率が高いこと，患者・家族が経口摂取を強く希望していることから喉頭摘出術の適応をリスクも含め家族に話したところ，手術を受けることを希望された．

　1月中旬に吸引器を貸与し外泊．ベッド，吸引器，トーキングエイド®などが必要と判断された．なお，経管栄養に関して転科時はエンシュア・リキッド®を使用していたが，水様性下痢がみられたためファイブレンYH®に変更したところ，流涎の増加，立位バランス，四肢の安静時振戦が増悪し兎の口症候群が出現した．家族の同意を得て他2種類の経管栄養剤を用い，上記徴候の変化を調べた結果，食物繊維を多く含む栄養剤であると胃排出時間が延長する結果，小腸上部で吸収されるL-ドーパが胃粘膜内の脱炭酸酵素で分解され吸収率が低下する可能性が考えられた[7]．

　3月下旬に耳鼻科転科，4月初旬に喉頭摘出術を施行．同中旬にVF施行，瘻孔がないことが確認され，退院前の調整のため当科に再転科．すでに全粥食を全量摂取していた．水分の一部や内服薬は胃瘻から投与していたが，徐々に経口摂取に切り替え，また食物形態を常食とした．5月下旬に胃瘻を抜去．耳鼻科転科前に身体障害者手帳・介護保険をすでに申請しており，後者は要介護度5であり，ケアマネジャーに訪問看護・デイケアなどのケアプランを依頼し，7月に自宅退院となった．

04 退院時検査所見

　WBC 6,600，Hb 13.4，PLT 22.1万，TP 6.9，Alb 3.9，TC 160，TG 55，Na 136，K 4.4，Cl 93，CRP 0.96，呼吸機能％ VC 42.0，$FEV_{1.0}$％ 58.9％，血液ガス　pH 7.426，PCO_2 42.8，PO_2 73.9，HCO_3 27.7，ABE 3.4，SpO_2 95.0．

　ADL：FIM運動項目 26/91，認知項目 18/35．

05 症例のポイント

客観的な評価で不顕性誤嚥を検出

　比較的低侵襲の胸腔胸下肺癌摘出術を選択されたが術後肺炎をきたし気管切開，気管カニューレが留置され，また長期臥床により関節拘縮をきたした．病歴上は術前は経口摂取ができていたとのことだが，パーキンソン病は，嚥下障害を自覚していない場合でも客観

的な評価で不顕性誤嚥を含むなんらかの異常を検出される例があること[8]より，本例もその可能性がある．今回は経口摂取への希望が強く，気管カニューレからの頻回のサクションが必要で発声の獲得の見通しが立たないこと，喉頭摘出術により唾液誤嚥による肺炎のリスクの軽減が得られるため，適応があると考えた．しかし，手術の侵襲を考慮する必要があり，また今回は悪性腫瘍の術後ということでその予後も検討する必要があった．

サイドメモ　Sidememo

▶Hoehn and Yahr 重症度分類

　パーキンソン病は緩除進行性の変性疾患である．病状の進行や予後，各種治療の効果の判定を行うために多くの分類が発表されているが，最も広く用いられているのがこの Hoehn and Yahr 重症度分類で，日常生活動作を指標とした5段階の重症度分類である．

　本分類は，Hoehn（ホーン）と Yahr（ヤール）がパーキンソン病患者の，その進行・能力低下の程度，治療効果の判定を評価するために1967年に考案した（表に原著を一部省略したものを示す）[9]．この分類は一側性・両側性の障害か，姿勢反応障害の有無，労働能力の有無，ADL の程度がわかれば分類可能であり，非常に簡便で験者が異なっても再現性があり，治験や臨床研究で多用されている．冒頭で述べたように嚥下機能については，本分類と常に相関するわけではないため，グレードだけで判断するのは困難であり，各症例の評価が必要である．

表　Hoehn and Yahr 重症度分類

Stage Ⅰ	一側性障害．障害は最小限か，なし
Stage Ⅱ	両側性障害．バランス障害なし
Stage Ⅲ	姿勢反応障害あり．ADL はやや制限されるが自立しており，職種によっては労働の継続が可能
Stage Ⅳ	介助なしで立位・歩行が可能であるが，ADL は部分介助
Stage Ⅴ	介助なしではベッド・車椅子から移動できない．ADL は全介助

文献

1) Nakashima K et al：Prognosis of Parkinson's disease in Japan. Tottori University Parkinson's Disease Epidemiology (TUPDE) Study Group. *Eur Nurol* **38** Suppl 2：60-63, 1997.
2) Nilsson H et al：Quantitative assessment of oral and pharyngeal function in Parkinson's disease. *Dysphagia* **11**（2）：144-150, 1996.
3) Ali GN et al：Mechanisms of oral-pharyngeal dysphagia in patients with Parkinson's disease. *Gastroenterology* **110**（2）：383-392, 1996.
4) Leopold NA et al：Pharyngo-esophageal dysphagia.
5) C. Warren Olanow et al：An algorithm (decision tree) for the management of Parkinson's disease (2001)：Treatment Guidelines. *Neurology* **56**：1-88, 2001.
6) 清水 賢：パーキンソン病の嚥下．*MB Med Reha* **21**：53-60, 2002.
7) 佐藤史江・他：経腸栄養剤の変更にて L-DOPA の吸収が変化したパーキンソン病患者の1例．リハ医学 **38**（11）：932-934, 2001.
8) Nilsson H et al：Quantitative assessment of oral and pharyngeal function in Parkinson's disease. *Dysphagia* **11**（2）：144-150, 1996.
9) Hoehn MM, Yahr MD：Parkinsonism：onset, progression, and mortality. *Neurology* **17**：427-442, 1967.

16 症状の進行に対応した介入で嚥下機能を最大限に発揮できた Duchenne 型筋ジストロフィーの症例

野﨑園子　兵庫医療大学リハビリテーション学部

　Duchenne 型筋ジストロフィー（DMD）は 10 歳前後で歩行不能となり，10 〜 20 歳で呼吸不全や心不全を発症する．近年，人工呼吸療法が導入され，呼吸不全による死亡年齢は延長し，2007 年のベータベースによれば，平均寿命は 30 歳である[1]．

　寿命の延長とともに，摂食・嚥下障害への対策，栄養管理が重要な医療的ケアとなってきた．本項では，10 歳代，20 歳代の 2 症例を提示し，残存する嚥下機能を最大限に発揮するアプローチについて述べる．

■症例①

01 経過

症例：15 歳，男性，体重 22 kg．
経過：Duchenne 型筋ジストロフィー（DMD）．半年前より食事中に飲み込みが悪く，むせがみられ，座位で食事を摂取したが，疲労のため食事の途中で横になり，摂食時間が延長していた．食事は普通食を摂取している．体重が半年で 2 kg 減少した．

02 検査所見とゴールの設定

　検査データ：総蛋白 6.8（6.7-8.3）g/d*l*，アルブミン 4.4（4.0-5.0）g/d*l*，総コレステロール 151（128-219）mg/d*l*，中性脂肪 72（30-149）mg/d*l*，プレアルブミン 22.3（22-40）mg/d*l*，トランスフェリン 255（190-320）mg/d*l*，レチノール結合蛋白 2.1（2.2-5.3）mg/d*l*，Cu 78（85-155）μg/d*l*，Fe 134（43-172）μg/d*l*，Mg 2.3（1.8-2.6）μg/d*l*，Zn 103（57-117）μg/d*l*．

　機能障害・ADL：起立不能，上肢挙上不能．肘をテーブルについて，前腕と手で摂食することは可能．

　側彎と後彎が強く，座位時には胸ベルトとクッションにて姿勢を維持していた（図1）．

　社会的背景：中学入学とともに筋ジストロフィー病棟に入院し，養護学校に通学している．家人の面会は，月 1 〜 2 回程度である．

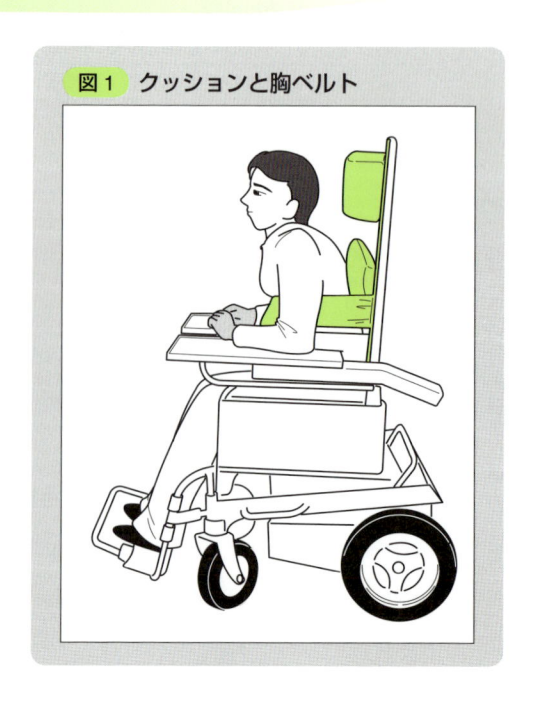

図1　クッションと胸ベルト

【嚥下障害の評価】

嚥下機能：咬合不全のため，咬合歯は臼歯のみであり開咬状態，また，顎関節の拘縮による開口障害もみられる．

VF 所見（DVD症例 16-【1】）：咬合不全と巨舌があり，食塊形成が不良であり，食塊の咽頭への送り込みも不良であった．咽頭残留に対し，水分による交互嚥下が有効であった．咽頭移送障害と舌骨挙上不全による食道入口開大不全があり，食道入口を食塊が一度に通せず，結果として，食塊の口腔への逆流が認められた．

問題点：
1) 口腔期嚥下障害：巨舌，舌の仮性肥大による可動域制限，食塊形成不全と舌送り障害，口腔周囲筋の廃用性萎縮．
2) 食形態：普通食からの変更を拒否．
3) 脊柱変形：座位保持が困難であり，胸ベルトにて不安定な支持．
4) 疲労：摂食時間の延長と姿勢保持による筋疲労のため，食事時間の後半には，脈拍上昇，姿勢不安定などの疲労現象がみられる．
5) 低栄養・体重減少．

ゴール設定：
1) 廃用症候群としての舌・口腔周囲筋の可動域低下を改善させる．
2) 食形態をソフト食として，食塊形成と舌送りを補助する．
3) 安定した姿勢調整を行う．
4) 疲労軽減のため，食事介助の導入を検討する．
5) 栄養改善．

03 リハアプローチと経過・帰結

1) 嚥下訓練として舌可動域訓練，口腔周囲筋のホットパックとマッサージを ST が行い，あわせて自主訓練も行った．訓練により舌可動域の維持，口唇可動域の維持，咬合力増加が認められたが，開口量は減少した（図2，DVD症例 16-【2】）．
2) VF 供覧や家人同席の話し合いにより，食形態変更を受容，変更後は食べやすさを実感した．
3) 脊柱変形に対し，クッション調整とリクライニングの設定を行い，安定した姿勢を得た．患者は当初，リクライニング位での摂食に不安定感を訴えていたが，1週間程度で順応した．この間に呼吸不全のため間欠的非侵襲的人工呼吸法を開始した．
4) 自食したいという患者の強い希望があり，食事の前半は自食，疲労が出る後半は介助による食事とした．
水分嚥下が比較的良好のため，補助栄養とし

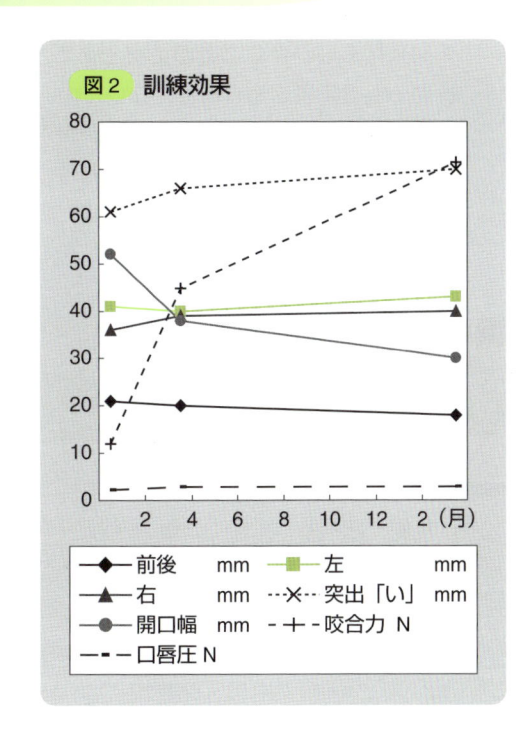

図2 訓練効果

図3 栄養指標の推移

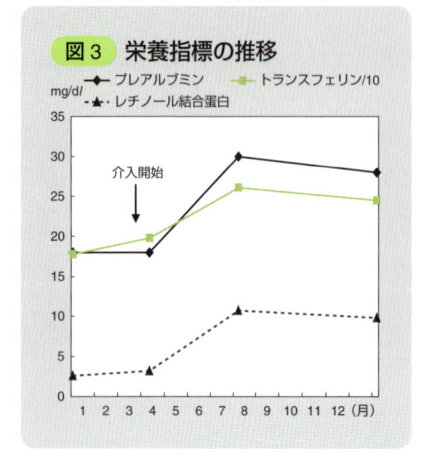

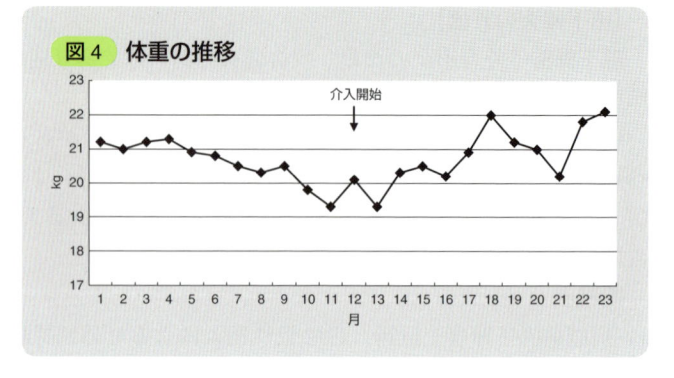

図4 体重の推移

て経口的に摂取する経腸栄養剤を導入した（200〜400 kcal/日）．栄養指標は6カ月で改善し，体重については，他の患者が減少傾向を認めるなかで増加し，食事中の疲労感も軽減し，表情に余裕がみられるようになった（図3, 4）．

04 症例のポイント

嚥下障害の早期発見と患者の心理状態に沿ったアプローチ

DMDは徐々に進行するため，10歳代では，摂食・嚥下障害の自覚に乏しいことが少なくない．患者の食事量の減少や体重減少などのサインで初めて介入可能となる．しかし，咬合不全などは10歳以下でも多くみられ，巨舌も徐々に進行するため，医療者の立場で，早期発見を心がけることが必要である．また，患者側には，病気の進行を認めたくない，摂食・嚥下障害を知られたくないとの心理あるため，患者の気持ちに沿ったアプローチを心がける．そのためには，多職種がかかわり，理解と受容を助けることが重要である．

通院症例では，親も身体機能の進行に気が奪われ，嚥下障害については，指摘されるまで気づかないということもしばしば経験するところである．

■症例②

01 経過（第1回入院）

症例：22歳，男性，体重23 kg．
経過：DMDで在宅療養中，20歳ごろより呼吸不全のため夜間の非侵襲的人工呼吸（NIV）をはじめていた．月に1回発熱，食事中に痰のからみやむせがあり，肺炎をときどき起こし，入退院を繰り返して，食事摂取量も徐々に減少してきたため，検査入院となった．

02 検査所見とゴールの設定，リハ経過

検査データ：総蛋白 7.7（6.7-8.3）g/d*l*，アルブミン 4.2（4.0-5.0）g/d*l*，総コレステロール 155（128-219）mg/d*l*，中性脂肪 124（30-149）mg/d*l*，プレアルブミン 23.6（22-40）mg/d*l*，トランスフェリン 243（190-320）mg/d*l*，レチノール結合蛋白 7.5（2.2-5.3）mg/d*l*，Cu 126（85-155）μg/d*l*，Fe 27（43-172）μg/d*l*，Mg 2.3（1.8-2.6）μg/d*l*，Zn 103（59-117）μg/d*l*.

機能障害・ADL：起立不能・座位保持不能．日常生活全介助．摂食動作は肘を支持することにより，一部可能．コンピューターは机の高さを調整することにより，操作可能．

社会的背景：高校卒業後は在宅療養で，インターネットを駆使して交友関係も広く，また，車椅子のスポーツにも参加していた．

【嚥下障害の評価】
開口障害と開咬を認める．巨舌あり，水飲みテストでの喉頭挙上は極めて小さい．

VF 所見 📹 DVD症例 **16**—【3】：
1）準備期
開咬のため口唇閉鎖困難．巨舌と明らかな舌の可動域制限がみられ，食塊形成はきわめて不良．
2）口腔期
巨舌と舌の可動域制限のため，奥舌への移送や咽頭への送り込み運動中に口腔内を食塊が行きつ戻りつする．
3）咽頭期
咽頭移送障害と舌骨挙上不全による食道入口開大不全があり，食道入口を食塊が一度に通過せず残留し，食塊の口腔への逆流が認められる．また，梨状窩の残留物が，嚥下運動後に気道内に侵入した．

問題点：
1）VF 上，梨状窩残留が多くみられたが，肺炎が誤嚥によるものであることについて，認識がなかった．
2）口腔期の嚥下障害についても嚥下障害の病識がない．
3）車椅子スポーツなど外出の機会もあり，食形態の変更は困難と主張する．
4）栄養状態が不良である（低体重）．

ゴール設定：
1）梨状窩の残留物が，嚥下運動後に気道内に侵入するために，肺炎が起こることを理解させ，梨状窩残留物の除去方法を検討する．
2）廃用による口腔期の可動域制限を改善する．
3）在宅で継続可能な食形態の変更を行う．
4）栄養改善と継続的な栄養管理を行う．

リハアプローチと経過：
1）咽頭クリアランスを高めることの重要性を説明し，あご出し嚥下，交互嚥下，梨状窩吸引を指導した．母が手技を習得したが，本人も補助にて自己吸引が可能となった．
2）口腔周囲筋と舌の可動域訓練を指導した．
3）VF 供覧により，食形態の変更について理解させ，カット食を指導し，市販の介護食も紹介した．
4）栄養管理目的で間欠的経口経管栄養 IOC を開始した．栄養状態改善とともに，経口摂取へ移行したが，経口的に補助栄養として経腸栄養剤を処方した．

03 経過（第2回入院）

　経過：在宅にて徐々に呼吸不全が悪化し，日中もマウスピースによる呼吸器装着が必要となった（図5）．
　食事中は家人がアンビューバッグを押しながら呼吸を補助し，合間に食塊を嚥下するという摂食状態であったが，しだいに体重が減少し，疲れやすくなってきた．

　検査データ：
　食事中の SpO_2 は90％以下まで低下していた（図6-1）．

　機能障害・ADL：
　日常生活全介助．車椅子座位の維持が困難となっていた．

　【嚥下障害の評価】
　VFでは食道の入口が開かず，梨状窩の残留が著明であった．また，食物が口へ逆流しており，これは筋力低下のために食物を押し込む力が弱いためと考えられた．

　問題点：
1）呼吸不全の進行による，摂食・嚥下障害のさ

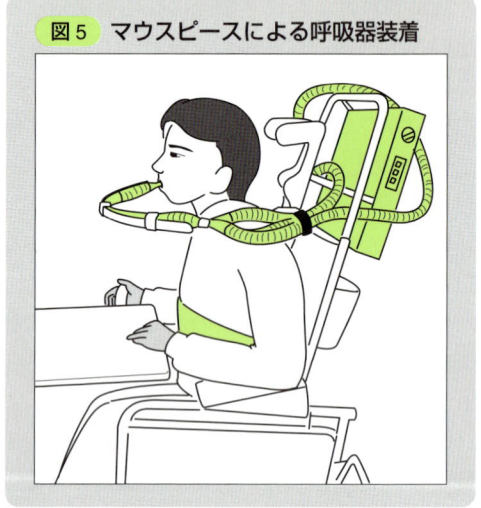

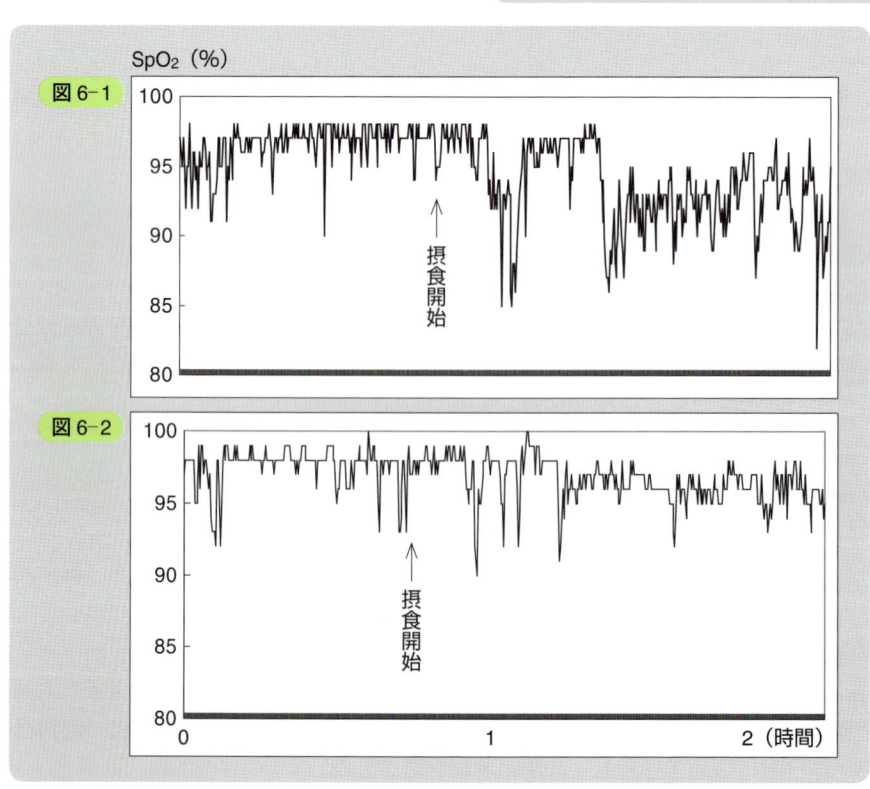

図5 マウスピースによる呼吸器装着

図6-1　SpO_2（％）　摂食開始

図6-2　摂食開始　（時間）

らなる悪化と呼吸管理と摂食・嚥下のタイミング不具合．
2) 在宅での咽頭吸引があまり行われていなかった．
ゴール設定：
1) 呼吸管理下での摂食・嚥下のセッティング．
2) 吸引の再指導．

リハアプローチと経過・帰結

鼻マスクによる呼吸管理を食事中に持続的に行うよう指導した（図7）．退院後，在宅では，家人がアンビューバッグを手動で押すのではなく，呼吸器からの送気を持続的に行いながら食事ができるようになり，体重が3カ月で3kg以上増加した．

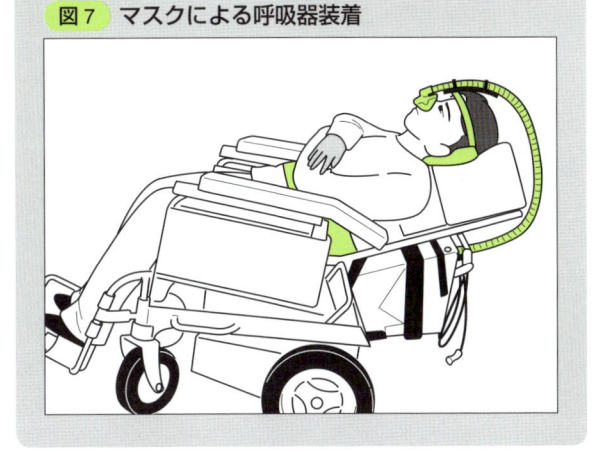

2回目のVFでは，1回目より食道入口の開大が改善し，食塊の送り込みがスムーズであった．咽頭残留物は吸引にて除去可能であり，家人に指導を行った．食事中のSpO_2低下は改善された（図6-2）．

図7　マスクによる呼吸器装着

04 症例のポイント

呼吸管理下の摂食

呼吸不全は嚥下状態に影響を及ぼす．20歳代になると呼吸不全が出現するが，初期には，夜間のみマスクによる呼吸管理を行い，日中は呼吸器を装着しないことが多い．マスクによる呼吸管理下で食事をすることに対してとまどいと不安を訴える患者は少なくないが，通常は，数回の練習で呼吸器装着下の摂食が可能である．食事中のSpO_2が低下する場合は，摂食中に呼吸器を装着することが望ましい．

サイドメモ
Sidememo

▶ Duchenne型筋ジストロフィー（DMD）の摂食・嚥下障害

(1) 特徴

DMDの摂食・嚥下障害は年齢とともに進行する．10歳代より咬合障害や巨舌などによる準備期・口腔期の異常が出現し[2,3]，さらに20歳ころより咽頭残留などの咽頭期障害が出現する．口腔・咽頭の通過障害は固形物のほうが強く，咽頭残留は液体のほうが多い[4]．

(2) 対策

①廃用症候群への介入が嚥下機能を改善する[5,6]．とくに10歳代のDMDは普通学校への通学など，社会生活の幅が広い．進行性疾患ゆえに介入の機会が減るということのないよう，一般診療の医療者，学校関係者へのさらなる啓発が必要である．

②積極的介入としては咬合床やバルーン法による機能改善の報告がある[7,8]．

(3) 呼吸不全と嚥下障害

10歳代では口腔期嚥下障害のほうが優位であるが，20歳代前後から咽頭筋力低下による咽頭残留，不顕性誤嚥による痰からみが出現してくる．10歳代後半から呼吸不全を合併する症例があり，呼吸不全は嚥下状態に影響を及ぼす．呼吸不全初期には，夜間のみ呼吸管理を行い，日中は呼吸器を装着しないことが多いが，ホルター SpO_2 を定期的にチェックして，呼吸補助が必要な場合は，早期に導入することが，安全で疲労の少ない摂食環境を設定できる[9, 10]．

(4) 栄養管理

DMDでは，水分の嚥下は比較的良好であることが多いので，摂取栄養量が不足する場合は，補食として経腸栄養食を経口摂取させるなど，きめ細やかな指導が必要である．

文献

1) 多田羅勝義，福永秀敏・他：国立病院機構に於ける筋ジストロフィー医療の現状．医療 **60**：112-118，2006．
2) 舘村 卓，野﨑園子・他：デュシャンヌ型筋ジストロフィー例における摂食・嚥下障害の発生に関わる歯科的因子についての検討．医療 **61**：804-810，2007．
3) 原 淳，上原美智也・他：Duchenne型筋ジストロフィー患者における顎開閉筋機能の平衡性と顎顔面骨格形態との関係について．*Orthodontic Waves* **61**：1-13，2002．
4) Nozaki S et al：Videofluorographic Assessment of Swallowing Function in Patients with Duchenne Muscular Dystrophy. *Clin Neurol* **47**：407-412，2007．
5) 杉下周平，野﨑園子・他：Duchenne型筋ジストロフィーに対する咬合訓練．耳鼻と臨床 **53**：96-100，2007．
6) 野﨑園子，杉下周平・他：Duchenne型筋ジストロフィーにおける嚥下訓練の試み．神経内科 **64**：318，2006．
7) 有田憲司：筋ジストロフィーの歯列・咬合異常による咀嚼障害に対する咬合床を用いた治療法．医療 **61**：811-818，2007．
8) 野﨑園子，馬木良文・他：筋ジストロフィーの食道入口開大不全に対するバルーン拡張法の試み．医療 **59**：556-560，2005．
9) 野﨑園子：筋ジストロフィーの嚥下を測る．神経内科 **65**：17-22，2006．
10) 中山貴博，尾方克久・他：進行性筋ジストロフィー患者における食事中低酸素血症．臨床神経学 **39**：436-440，1999．

17 嚥下教育と間接訓練を行った筋強直性ジストロフィーの2症例

池澤真紀　国立病院機構東埼玉病院リハビリテーション科
花山耕三　川崎医科大学リハビリテーション医学教室
大塚友吉　国立病院機構東埼玉病院リハビリテーション科

■症例①

01 経過

症例：60歳，女性．

経過：中学生ころより握力低下，把握性筋緊張（grip myotonia）出現．50歳ころから歩行困難．51歳時筋強直性ジストロフィー（MyD）と診断された（**サイドメモ**）．55歳より長期療養目的にて当院入院．40歳ころより食物嚥下時に胸のつかえ感があるといい，当院入院後のVF所見では，喉頭蓋谷と梨状陥凹の食塊貯留が著明であった．59歳時に食事中・後のむせや咳が増加し嘔吐したため，食形態は米飯・普通食から全粥・一口大軟菜に変更され，その後しばらくは状態が安定していた．60歳時，食事中にときどきむせるようになり，病院食以外のうどんと赤飯を食べた際に激しくむせ，続いて嘔吐したため，嚥下機能評価・訓練目的でSTを処方された．

02 評価とゴール設定

機能障害：四肢体幹の筋力低下と知的障害を認めた．徒手筋力テスト（MMT）上肢・下肢近位筋4，下肢遠位筋3．レーヴン色彩マトリックステスト16/36点（60歳代平均29.2/36点）．改訂長谷川式簡易知能評価スケール（HDS-R）20/30点．認知機能検査（MMSE）21/30点．

ADL：FIM 60点（運動項目35点，認知項目25点），移動手段は車椅子を両手足で駆動，食事はスプーンにて自己摂取，ほかはすべて全介助．

【嚥下障害の評価】

嚥下障害の自覚：嚥下時に胸のあたりでのつかえ感あり．むせることはない．なんでも食べられる．特に困っていることはない．

発声・口腔器官所見：発声持続時間短縮．軟口蓋挙上不良．鼻漏出．口唇・舌の可動域・筋力低下，口唇・舌の交互運動低下，咬合力低下，開口域低下．歯科的問題あり（う歯にて残歯数本，未治療歯あり，義歯不適合）．

嚥下スクリーニング検査結果：反復唾液飲みテスト（RSST）0回（わずかに触診できた喉頭挙上2回）．改訂水飲みテスト プロフィール4．

食事場面観察：全粥，一口大軟菜を摂食．一口量やや多い，咀嚼不良，pacing不良，むせなし，嘔吐なし，湿性嗄声ときどきあり，口腔内残渣あり，まれに流涎あり．

VF所見：図1．食塊形成不良．喉頭蓋谷と梨状陥凹への食塊残留．喉頭挙上距離低下．水分10 ml嚥下時に喉頭侵入．食道通過不良．

摂食・嚥下障害の臨床的重症度に関する分類（才藤）：4. 機会誤嚥．

摂食・嚥下能力に関するグレード（藤島）：Gr.7（軽症，嚥下食で，3食とも経口摂取が可能である）．

問題点：①先行期：知的障害，②準備期・口腔期：筋力低下，可動域低下（口唇，舌，顎），歯牙欠損，義歯不適合，③咽頭期：筋力低下（軟口蓋，喉頭，咽頭），誤嚥，④食道期：食道蠕動低下．

ゴール設定：経口摂取継続．

リハアプローチ方針：①口腔，咽頭の筋力強化，可動域改善を試みる，②咀嚼，食塊形成の改善のため義歯の調整，③食形態の再検討，④摂食方法の検討，指導，⑤嚥下障害を理解させ，自覚を促す，⑥病棟スタッフとの連携．

図1　症例①のST介入前のVF

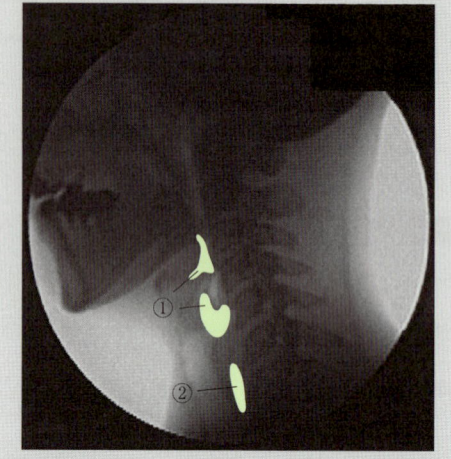

①喉頭蓋谷と梨状陥凹に食物が残留している．
②食道が弛緩している．

03　リハアプローチと経過

訓練期間：2週間．

訓練内容：①口腔器官の運動訓練，②発声・構音訓練，③ブローイング訓練，④息こらえ嚥下（supraglottic swallow），⑤食事中の摂食方法の指導，⑥VFを提示して説明，⑦適切な食形態の説明．

経過：2週間の訓練後，口腔器官運動と発声・構音に改善が認められ，ST後は話しやすいとの感想も聞かれた．食事の際に一口量を少なくし，食物嚥下後に空嚥下をすることを指導すると，湿性嗄声とむせ，胸でのつかえ感が減少した．VFの提示により食べ物の流れをイメージした意識的な嚥下ができるようになったようであった．ST開始時はおっくうとの理由から訓練に対し拒否的であったが，訓練の効果や必要性を自覚できるようになってからは訓練意欲が非常に高くなった．歯の治療と義歯を再調整することにも同意されて歯科受診が再開された．担当看護師にもVFを提示するなど嚥下障害の理解を促し，病棟スタッフの対応の徹底を依頼した．病院食以外の摂食や売店での食品の購入を禁止されたが，そのことを忘れて現状の嚥下機能には不適切な物を食べようとすることも多かった．その際は，嚥下障害の現状と禁止の理由を詳しく説明して嚥下障害の自覚を促すと素直に納得された．訓練終了後のVFでは，ST介入前と比べ食塊の咽頭通過時間の短縮，咽頭残留量の減少，誤嚥の改善が認められた．2週間の訓練期間に身体機能には特に変化はなく，全身状態は安定していた．

摂食・嚥下障害の臨床的重症度に関する分類：5. 口腔問題．
摂食・嚥下能力に関するグレード：Gr.7．

04　転帰

口腔器官運動の訓練をパンフレットにして本人に渡すとともに，病棟の担当看護師および療育指導員にも説明し，今後は病棟スタッフの下で間接訓練や食事指導を行うこととしてSTによる訓練は終了した．食形態は全粥，一口大軟菜を継続し，義歯完成後に食形態を再検討する予定である．

また，年1回の定期的なVF評価に加え，必要時にはVFおよびSTによる評価を行い，嚥下機能の変化に速やかに対応することとなった．

05 症例①のポイント

嚥下教育により理解が深まり間接訓練が奏効した症例

長期療養目的に入院中のMyDの症例であり，嚥下機能に関しては，口腔器官の運動障害，食塊形成不良や咽頭での食塊貯留，誤嚥が認められたが，食形態や摂食方法の管理により経口摂取が継続できた．嚥下障害の知識と自覚は乏しいながらも，食事の際の胸でのつかえ感や実際に激しくむせて嘔吐したという具体的なエピソードがあったため，苦しい思いは避けたいとの思いが訓練の遂行と機能改善につながったと考えられた．VFを提示し理解を促すことや病棟スタッフとの連携を図り対応を統一することが有効であった．

■症例②

01 経過

症例：55歳，男性．
経過：25歳のころより手指の筋力低下出現，その後脱力感が徐々に進行しMyDと診断された．50歳時，長期療養目的にて当院入院．51歳ころより摂食時のむせがときどきみられ徐々に増悪し，食物を少しずつしか飲み込めず口腔内にいつまでも残っていることが顕著になっていった．55歳時に風邪による発熱の際に経口摂取困難となり点滴管理された．4日後に解熱したため禁食前と同じ食形態である全粥・ミキサー食を再開したが，むせが多く食べられず同日再度発熱した．3日間の禁食後，同食形態を再開したが，肺炎を起こし，2日後に再び禁食となった．1週間後に経鼻経管栄養が開始され，VF実施．嚥下機能評価・訓練目的にてSTを処方された．

02 評価とゴール設定

機能障害：四肢体幹の筋力低下，知的障害を認めた．MMT上肢・下肢近位筋1〜3，下肢遠位筋2〜4．ウェクスラー成人知能検査（WAIS-R）（51歳時）PIQ 79，VIQ 74，FIQ 74．
ADL：FIM 55点（運動項目25点，認知項目30点）．移動手段は車椅子を足で駆動，食事は監視下で自己摂取，ほかはすべて全介助．
【嚥下障害の評価】
嚥下障害の自覚：あまりむせることはない．何でも食べられるが勝手に食事を止められた．早く食物を食べたい．
病棟からの情報：経口摂取可能時もかなりむせが多かったが，注意喚起に反発する態度がみられていた．
発声・口腔器官所見：発声持続時間短縮，声量低下，常時湿性嗄声．軟口蓋挙上不良，鼻漏出．

斧様顔貌，口唇，舌の可動域・筋力低下，口唇・舌の交互運動低下，舌の萎縮，舌のミオトニア現象あり，咬合不良，咬合力，開口域低下．歯科的問題あり（う歯のため残歯数本）．

　嚥下スクリーニング検査結果：RSST 2回．改訂水飲みテスト プロフィール 3．

　その他：口腔・咽頭内の唾液と痰の貯留が多く吸引頻回に必要，喀痰不可．

　VF所見：図2．座位で実施し，小匙1杯のゼリーで嚥下反射惹起遅延，喉頭挙上範囲低下，食道入口部の開大不良，食塊の食道通過微量，咽頭残留，著明な誤嚥を認めた．

　摂食・嚥下障害の臨床的重症度に関する分類：1. 唾液誤嚥．

　摂食・嚥下能力に関するグレード：Gr.2（重症，大量の誤嚥あり，嚥下困難または不能，基礎的嚥下訓練のみの適応あり）．

　問題点：①先行期：知的障害，②準備期・口腔期：筋力低下，可動域低下（口唇，舌，顎），③咽頭期：筋力低下（軟口蓋，喉頭，咽頭），痰の貯留，嚥下反射惹起遅延，誤嚥．食道入口部弛緩不全．

　ゴール設定：嚥下障害はかなり進行していると考えられ，栄養摂取は経管栄養を中心とすることとした．そのうえで，経口摂取の可能性を模索することとした．

　リハアプローチ方針：①口腔内の衛生，②口腔，咽頭の筋力強化，可動域改善を試みる，③咽頭感覚の改善を試みる，④嚥下障害を理解させ自覚を促す．

図2　症例②のST介入前のVF

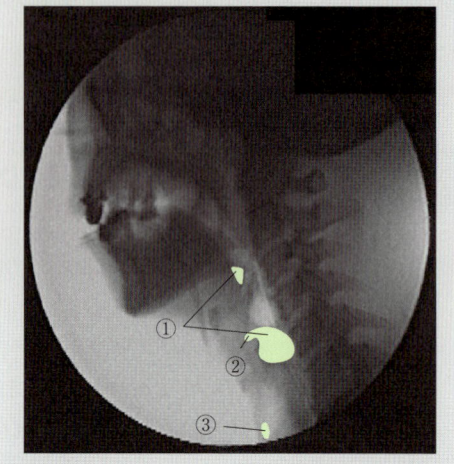

①喉頭蓋谷と梨状陥凹に食物が残留している．
②喉頭侵入
③誤嚥

03　リハアプローチと経過

　訓練期間：2週間．

　訓練内容：①呼吸訓練，②口腔ケア，③口腔器官の運動訓練，④ブローイング訓練，⑤発声・構音訓練，⑥メンデルゾーン手技，⑦ supraglottic swallow，⑧ thermal tactile stimulation，⑨嚥下障害の現状説明．

　経過：訓練中，痰の減少，湿性嗄声の軽減，少量の冷水嚥下時の嚥下反射惹起とむせの改善が認められた．2週間後のVFでは，45度リクライニング位ではゼリー小匙1杯で喉頭侵入（＋），30度リクライニング位でゼリー小匙1杯ととろみ2 mlで喉頭侵入（－），とろみ5 mlで誤嚥（＋），全施行で食道入口部がわずかに開き，食道通過が線状に認められるようになった．

　摂食・嚥下障害の臨床的重症度に関する分類：2. 食物誤嚥．

　摂食・嚥下能力に関するグレード：Gr.2．

04　転帰

　訓練による嚥下機能の改善が見込まれたため，今後も経口摂取に向けた嚥下訓練を継続予定であった．しかしながら，「何でも食べられるので訓練は必要ない」「寝た姿勢では食べたくない」などの発言が非常に多く，嚥下障害の現状説明をしたが理解を示さなかった．病期の進行，嚥下障害

の自覚や訓練意欲の乏しさ，実用的な経口摂取には長期間要することなどを総合的に判断した結果，栄養手段は経管栄養のみとすることとし，嚥下訓練は一旦終了となった．今後，訓練の希望があれば嚥下機能を再評価することになった．

05 症例②のポイント

嚥下訓練をなかなか理解されず困難した症例

症例①と同じく長期療養目的の入院患者であったが，嚥下障害はより重度であり，まず経管栄養を主とせざるを得なかった．訓練による嚥下機能の改善が期待できたため，経管併用での経口摂取が可能となると思われたが，本疾患の特徴である知的障害や自覚症状の乏しさ，頑固な性格が非常に強く，訓練の継続や部分的な経口摂取の導入が困難な例であった．

サイドメモ　　　　　　　　　　　　　　　　　　　　　　　　　　　　　　　　Sidememo

▶筋強直性ジストロフィー

筋強直性ジストロフィー（MyD）は不正咬合などの解剖学的問題およびミオトニア（筋緊張症）と筋力低下により，咀嚼，嚥下から食道運動に至り，準備期から食道期の障害が認められる．加えて知的障害，性格変化などの先行期の問題が著明な場合も少なくない．誤嚥や窒息は主な死因のひとつであり[1]，MyDの臨床において摂食・嚥下障害は重要な位置を占めている．また，嚥下障害は独歩可能な時期から認められる症例が多く，VF所見は準備期から食道期まで多様である．29例のMyD患者を対象とした自験例では，食塊の咽頭貯留がほぼ全例に認められたが，自覚症状の乏しい患者が多い[2]ため，食事の際は一口量とpacingに注意をする必要がある．MyDを含めた筋ジストロフィーでは短期間の禁食でも嚥下機能が急速に低下して嚥下困難となる場合があるので，禁食後に経口摂取を再開する場合にも注意が必要である．

嚥下訓練法は現在のところ確立されていないが，口腔期の嚥下関連筋に対する温熱療法とストレッチを1症例に対し実施したところ効果があったと報告されている[3]．本症例ではこれまで主に脳血管障害患者に行われてきた口腔期や咽頭期の間接訓練を実施し改善が認められた．MyDは知的障害や性格変化（自主性低下，無関心，非活動性）が特徴的である[4]ため，訓練の際は目的や方法，成果をわかりやすく示してモチベーションを向上させることが大切である．進行性疾患ではあるが，少しでも長く安全に摂食していくため，訓練により残存能力を最大に引き出し，かつそれを維持していくことが重要である．そのためにはVFなどの客観的な嚥下機能評価に基づいた指導を障害の進行に応じて行うことが重要である．

文献

1) 斉藤由扶子・他：筋緊張性ジストロフィーの機能予後と死因．臨床神経 35：1489-1491，1995．
2) 池澤真紀・他：筋強直性ジストロフィー患者における自覚症状と嚥下造影検査所見との比較（抄）．日摂食嚥下リハ会誌 6(2)：313-314，2002．
3) 野崎園子・他：筋強直性ジストロフィーの嚥下筋ミオトニア現象と訓練効果（抄）．厚生省労働省精神・神経疾患研究委託費 筋ジストロフィー治療のエビデンス構築に関する臨床研究，平成19年度班会議抄録集：88-89，2007．
4) 松永宗雄：筋強直性ジストロフィーの中枢神経症状．神経内科 29：461-468，1998．

18 経口摂取可能となった球麻痺を呈した脳幹脳炎を伴うギラン・バレー症候群の症例

時里 香　熊本機能病院リハビリテーション科

01 経過

　症例：33歳，女性．

　経過：2003年9月初旬嘔吐あり，消化管精査のため近医に入院中であった．9月下旬めまいと歩行時のふらつきが出現し，10月上旬四肢の脱力が急速に進行，翌日飲み込みにくさが出現，2日後息苦しさを自覚，さらに2日後呼吸不全となり前医に転院した．嚥下障害による誤嚥性肺炎，呼吸筋麻痺による低換気呼吸不全あり，気管内挿管し人工呼吸器管理，抗生剤の投与を行った．その他の神経学的所見として高度失調，外眼筋麻痺，頸部，四肢の筋力低下（徒手筋力テスト（MMT）3），四肢腱反射減弱あり，頭部MRI T2強調画像で両側延髄背側に高信号を認め，ギラン・バレー症候群（GBS）亜型（Fisher症候群）（**サイドメモ**）と脳幹脳炎の合併と診断され，IVIg療法（免疫グロブリン大量療法）とステロイドパルス療法を施行された．

　10月中旬ころより四肢筋力，失調，外眼筋麻痺の改善，呼吸筋麻痺は徐々に改善した．11月上旬に人工呼吸器離脱したが，嚥下障害が残存するため，気管切開部は閉鎖できず，リハビリテーション（以下リハ）目的で2003年11月中旬当院に気管切開，経管栄養（N-Gチューブ）の状態で転院．

02 検査所見とゴールの設定

　併存疾患：10月下旬腹部CTで両側腸骨静脈血栓症があったため，永久型下大静脈フィルター挿入，ワーファリン内服中．

　既往歴：特記事項なし．

　社会的背景：看護師，子供3人，夫とは離婚し実家で家族と7人暮らし．

　検査データ：WBC 7,700，RBC 358万，Hb 10.9，PLT 40万，TP 6.1，TC 176，TG 278，Na 134，K 4.0，Cl 101，CRP 0.09．

　画像：前医のMRI画像（T2強調画像）2003年10月初旬（前医に転院時）（図）．

　機能障害：意識清明，めまい，眼球運動障害，gag reflex消失，嚥下障害（藤島の嚥下障害グレード：2），頸部筋力MMT3，四肢筋力MMT4，体幹筋力MMT3，握力右10 kg，左10 kg，顔面を含む四肢・体幹の異常感覚あり．

　ADL：寝返り起き上がり，端座位保持，起立不能，食事は持続的経鼻-胃経管栄養，更衣・整容部分介助，排泄動作全介助，尿道バルーン挿入，便意あり，車椅子駆動全介助，Barthel Index 10点．

　問題点：めまい，頸部・四肢麻痺，嚥下障害，感覚障害，気管切開後，耐久性低下，コミュニケー

ション，ADL，家事，復職．

【嚥下障害の評価】

VF所見（（当院に）入院14日目）：ベッドアップ30度，バリウム液体で行ったが，舌による送り込みは可能で，咽頭に流れ込み，一部食道へ通過するが，嚥下反射がなかなか出現せず喉頭挙上をしない．輪状咽頭筋機能不全を認め梨状窩に残留した液体は，喉頭進入し誤嚥を認める　DVD症例18-[1]．

ゴール設定：長期的には経口摂取，上肢実用手，移動は杖歩行をゴールとした．前医でほとんどリハを施行しておらず，筋力低下に廃用性の要素も加わっていたため耐久性の向上を図り，筋力の回復にあわせた起居動作，ADL拡大，重度嚥下障害に対しては間接訓練を行い，VFで経過観察しながら直接訓練のアプローチを行っていく．

図　MRI（2003年10月）

両側延髄背側に，高信号を認める

03　入院後のリハアプローチと経過

OE法への移行とバルーン拡張法

転院時は持続的経鼻-胃経管栄養であったが，患者がチューブを入れておくことを嫌い，咽頭反射も消失していることから，入院14日目より間欠的経口-食道経管栄養法（intermittent oro-esophageal tube feeding：OE法）に変更した．VFの際に食道までのチューブ挿入位置（口唇から33 cmで固定）を確認し，リクライニング姿勢でのチューブ挿入を指導した．患者の理解が得られやすく，上肢筋力もMMT4レベルであったため，スムーズにOE法に移行できた．入院22日目37.7度と発熱を認め，胸部X線では明らかな肺炎所見は認められなかったものの，喀痰の増加，SpO_2 94％と低下あり，喀痰培養でPseudomonas aeruginosa 10^5/mlを認め，カフつき気管内チューブを装着しているが，唾液の誤嚥があるものと考えられ，気道感染と診断した．抗生剤点滴を行い，入院28日目には感染兆候は改善した．転院時からROM訓練，筋力増強訓練，端座位訓練を開始し，端座位が安定した．

入院30日目のVFでは30度ベッドアップでバリウム液を飲んでもらうと，嚥下反射が出現しそうであるが，輪状咽頭筋が開大せず，誤嚥が認められた．バルーンつきチューブを飲み込んでもらい，バルーンを膨らませ引き抜くが，抵抗が強く苦痛の訴えがあった．翌日より間接訓練として，14Frのバルーンつきチューブを飲み込んでもらい1 mlの空気でバルーンを膨らませ，引き抜くこと（バルーン拡張法）から開始した．同時に排痰訓練，頸部のROM，アイスマッサージを開始した．

下肢の筋力は徐々に改善し，入院33日目には監視でベッドからスタンダード車椅子へ移乗することが可能となり，車椅子駆動も100 mほど可能となった．バルーン拡張訓練を開始して，1週間後の入院35日目には2 mlでの引き抜きが可能となった．入院37日目のVFでは30度ベッドアップでバリウム液を飲んでもらうと，口腔期は問題なく，咽頭期は嚥下反射が出現し誤嚥がみられるが，食道へ通過した．バルーンを3 ml膨らませ，引き抜きを3回施行後にバリウム液を飲んでも

らうと，かなりの量が食道へ通過し，バルーン拡張法は有効であることが確認された．

誤嚥の減少と経口摂取量の増加

　入院40日目から，平行棒内起立・歩行訓練，入院51日目から歩行器歩行訓練を開始した．しかし，耐久性の低下がみられ，訓練後，入浴後の疲労感があり，体調にあわせリハを行った．更衣，トイレ，整容動作は依然介助が必要であった．この日のVFでは30度ベッドアップでバリウム液を飲んでもらうと半分弱は食道を通過したが，ゼリーはすべて気管へ流れ込んでしまった．痰や唾液の自己喀出が可能で，嚥下機能も改善してきていることより，カフなしスピーチカニューレへ変更した．発声訓練を開始し，入院54日目には子供と電話で会話することが可能であった．

　入院58日目のVFでは30度ベッドアップでバリウム液を飲んでもらうと嚥下反射が出現し半量は食道へ通過し，半量は喉頭閉鎖できずに気管へ流れ込んだが，カニューレの内筒を外し息こらえ嚥下（飲み込む前に大きく息を吸い込み，しっかり息をとめて飲み込み，飲み込んだら息を吐き出す）をしてもらったところ，バリウムでは誤嚥なく，ゼリーは少量の誤嚥あるがほぼ食道へ通過した．翌日からOE法による経管栄養はそのまま継続とし，バルーン拡張法，排痰訓練，頸部のROM，アイスマッサージ，発声訓練，息こらえ嚥下訓練，プッシング訓練などの間接訓練に加え，直接訓練として，昼のみ1品，ベッドアップ30度でゼリー食を開始した．入院64日目には歩行器で100 m歩行可能，握力右18 kg，左10 kgに改善，Barthel Index 40点であった．日によって体調の変動があり，ゼリー摂取量も日によって変動したが，入院75日目ころよりスムーズにゼリー摂取可能となった．

　入院78日目のVFでは，30度ベッドアップでゼリーを摂取してもらうと，喉頭進入，誤嚥はみられるが輪状咽頭筋機能が改善しており，食道へ通過する量が増えた　DVD症例18-[2]．ゼリーを2品に増やし，訓練を継続し，ゼリーのやや固めのもの，次にゼリー3品に変更し訓練を継続した．入院100日目のVFでは，咽頭収縮力が改善しており，30度ベッドアップでバリウム液，ゼリー，ペースト，全粥で誤嚥はみられなかった．翌日より30度ベッドアップで全粥・ペースト食（650 kcal）と経管栄養の量を減らしたOE法の併用を開始した．

普通食摂取まで回復

　入院106日目に38度の発熱あり，WBC 16,700，CRP 4.5，胸部X線で誤嚥性肺炎を認めた．経口摂取を中止し，OE法のみで栄養摂取に変更した．抗生剤を使用し，徐々に解熱，検査結果も改善した．入院114日目に確認のためVFを行ったが，入院100日目のVF同様誤嚥はみられず，全粥・ペースト食とOE法の併用を再開した．肺炎のため耐久性の低下が一時みられたが，歩行器歩行訓練，段差昇降訓練，上肢巧緻機能訓練，ADL訓練を進めていきBarthel Index 70点となった．入院117日目からとろみをつけた水分を1日200 ml摂取開始した．

　入院128日目のVFでは，45度ベッドアップでバリウム液，ゼリー，全粥，軟飯，クッキーのいずれでも，少量喉頭侵入するものの誤嚥はなく，喉頭挙上，輪状咽頭筋機能の改善がみられた　DVD症例18-[3]．本人がペースト食にも飽きており，OE法に対し苦痛を感じていることから，全粥，副食は軟菜米粒大，水分はとろみをつけて，ベッドアップ45度で通常量の半量を開始し，OE法は朝・夕の2回に回数を減らした．全粥・軟菜に変更になり，ときどき野菜が多い食事の際に小さな粒が出てくるが，特に発熱や，胸部X線上も肺炎を起こすことはなかった．筋力増強訓練，バランス訓練，歩行訓練，ADL訓練を継続し，入院150日目ごろには入浴動作以外のADLが自立となった．歩行に関しては歩行器を使用し屋外歩行訓練や段差昇降訓練を行ったが，複視やふらつきの訴えがみられた．摂食は順調で，肺炎もみられず経過したためOE法を中止し，

バルーン拡張法中止，軟飯，軟菜一口大に変更し，経口摂取のみとした．
　入院183日目からロフトランド杖歩行訓練開始，遠位監視で連続200 m 杖歩行可能となった．入院201日目自宅で外泊訓練を行い，特に問題はなかった．痰量の増加もなく，軟飯・軟菜は全量摂取可能となったため，入院204日目からベッドアップ60度，普通食に変更し，入院207日目耳鼻咽喉科を受診，声帯の動きが良好であることを確認し，気切チューブを抜去し，気切孔をテープで閉鎖した．その後も発熱することなく経過，自宅退院も可能と思われたが，リハ継続の希望と在宅準備のため，入院228日目にA病院へ転院となった．

04 退院時の所見

検査データ：WBC 5,100，RBC 468万，Hb 13.1，PLT 28.8万，TP 7.3，Na 140，K 4.2，Cl 103，CRP 0.80．

画像：入院179日目の頭部MRI画像では，延髄の明らかな異常信号なし．

機能障害：めまい，複視，gag reflex 消失，藤島の嚥下障害グレード：9，頸部筋力MMT4，四肢筋力MMT4，体幹筋力MMT4，握力右22 kg，左26 kg，顔面を含む四肢・体幹の異常感覚あり．

ADL：入浴動作，階段昇降のみ介助が必要，ロフトランド杖歩行，Barthel Index 90点．

05 症例のポイント

◦ 訓練開始後5カ月で普通食摂取が可能に

　入院時は重度球麻痺症状がみられたが，バルーン拡張法，咽頭頸部のアイスマッサージ，頸部・胸郭・肩甲帯のROM，喀痰排出訓練，プッシング訓練，息こらえ嚥下，発声訓練などの間接訓練に加え，OE法によるチューブ飲みこみ訓練を行い，直接訓練を約2カ月後より併用し，摂食嚥下訓練開始5カ月後で普通食摂取可能となった症例である．普通食摂取が可能となった理由として，年齢が若く阻害因子が少なかった点，バルーン法とスピーチバルブの使用による輪状咽頭筋機能不全の改善およびプッシング訓練，嚥下パターン訓練，発声訓練による声門閉鎖の強化が行えた点，延髄の炎症後の浮腫の改善とともに症状も軽減した可能性が示唆された．

サイドメモ
Sidememo

▶ギラン・バレー症候群

　ギラン・バレー症候群（GBS）の特徴は，急速に，ほぼ対称性に，上向性に進行する脱力または弛緩性の麻痺である．約半数でピーク時に顔面麻痺や咽頭麻痺を呈するため[1]，摂食・嚥下障害の出現に注意が必要である．近年，末梢神経の構成成分であるガングリオシドに対する抗体がGBSの病因物質として注目されており，抗GT1a抗体陽性例と球麻痺の関連性の報告がなされている[2]．

　治療的介入としては，窒息と誤嚥の予防，効果的な摂食嚥下の促進を基本とするが，脱力，耐久性低下のため摂食訓練は疲れやすく，短時間訓練を頻回に行うように心がける．呼吸機能不全合併も多く，酸素飽和度を注意深く観察する必要がある[3]．

文献

1) 西本幸弘・他：Guillain-Barré 症候群（Fisher 症候群を含む），本邦臨床統計集（2），日本臨床 **59**（Suppl 8）：529-539, 2001.
2) 古賀道明・他：Annual Review 神経 2002，中外医学社，2002.
3) Darcy A. Umphred（乗松尋道監訳）：アンフレッド 脳・神経リハビリテーション大事典，西村書店，2007.

19 多発性硬化症の時間的空間的多発性による特徴のある嚥下障害の症例

川上寿一　滋賀県立成人病センター　リハビリテーション科
福岡達之　兵庫医科大学篠山病院　リハビリテーション室

01 経過

症例：54歳，男性．
経過：2月上旬，嚥下困難と右上下肢の脱力を主訴にA病院に独歩来院した．当初脳幹梗塞と診断され，2月下旬リハビリテーション（以下リハ）科初診．入院当初は糖尿病食として常食形態の経口摂取が可能であったが，徐々に病状が進行し，リハ科初診前からは経鼻経管栄養となっていた．

02 検査所見とゴールの設定

画像：MRI（FLAIR）（図1：2月）．
併存疾患：高血圧，糖尿病．
既往歴：特になし．
社会的背景：妻，子と同居．
機能障害：口唇周囲と右上下肢の感覚障害，構音障害．
問題点：嚥下障害，構音障害，病状の進行．

図1　頭部MRI　FLAIR画像

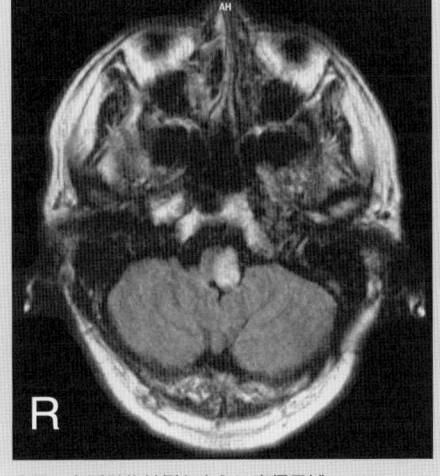

2月　左延髄後外側を中心に高信号域

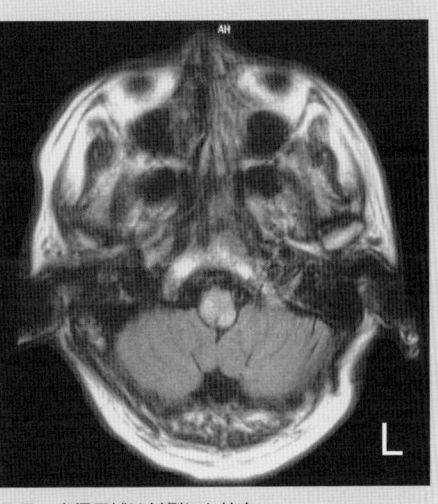

5月　高信号域は対側にも拡大

【嚥下障害の評価】
　スクリーニング：左軟口蓋挙上不全，カーテン徴候，口腔内唾液貯留，湿性嗄声あり．咽頭反射減弱．舌偏倚なし，明らかな舌運動の障害はなし．反復唾液飲みテスト（RSST）は0回/30秒．失調性の構音障害で会話明瞭度は1（すべてわかる）．失語，失行，高次脳機能障害などは認めず．
　VF所見：嚥下反射惹起の遅延，喉頭挙上の低下，食道入口部開大不全があり，咽頭期の障害が中心であったが，口腔期は良好であった．
　ゴール設定：経過において病状の悪化がみられていたことから，当初は状態に応じての機能維持を中心とした．

03　入院後のリハアプローチと経過（表1）

症状の悪化に伴う訓練の難航

　リハ開始後も症状はさらに悪化し，3月には左上下肢の感覚障害，失調，複視，めまいなどが出現した．3月末には自発呼吸低下し，気管内挿管され人工呼吸管理となり，4月に気管切開された．MRIでは病変の拡大がみられていた（図1：5月）．嚥下機能の改善もなく，5月に胃瘻造設されたが，患者本人は経口摂取への期待を強くもっていた．人工呼吸器からは離脱し，運動機能感覚障害にも一時期改善があり，筆談が可能となったり，杖歩行訓練が可能となったりするレベルまでになった．言語療法では構音訓練，マッサージ，冷触覚刺激（thermal tactile stimulation）などの間接訓練を行っていたが，病状の変化がその後もみられ，それにともなって中止と再開を繰り返した．気管切開カニューレはカフつきの二重管にスピーチバルブをつけて使用していたが，湿性嗄声と唾液の流入が著明であり，当初カフを虚脱しての訓練も行っていたが困難になっていった．VFではとろみを付加したごく少量の水分でも全量を誤嚥した．上肢の失調・筋力低下の悪化再燃もあり，文字盤でのコミュニケーションとなり，運動感覚機能の低下や呼吸・全身状態の悪化がすすみ，8月にB病院に転院となった．B病院にて多発性硬化症（**サイドメモ**）の診断をされ，ステロイドパルス療法が奏効しインターフェロンβ（INF-β）が導入された．その後，症状の改善はあり，ADLは基本的に自立レベルに改善，1日1回座位でのペースト食が開始された．

再入院後のリハの経過

　12月にA病院に再転入院．複視は残存していたが，感覚障害，失調は軽減していた．FIM120/128，Kurtzke's Expanded Disability Status（EDSS：表2）4.0，補助や休息なしで500mの歩

表1　経過概略

	A病院入院　2月	4月	B病院転院	A病院再入院　12月	外来　翌年11月
神経所見	右感覚障害 めまい 構音障害	両側感覚障害 複視　失調 構音障害 気管切開	MS診断 ステロイドパルス INF-β導入	複視 失調	複視 失調
MRI	左延髄 左下前頭回	両側延髄　橋下部 左下前頭回			左下前頭回
FIM/126	75	18		111	124
栄養形態	常食→経鼻経管	中心静脈→胃瘻	ペースト食	胃瘻→直接訓練	常食

表2
<EDSSの評価基準>

EDSS	0	1.0	1.5	2.0	2.5	3.0	3.5	4.0	4.5	5.0	5.5	6.0	6.5	7.0	7.5	8.0	8.5	9.0	9.5	10
				歩行可能（補助なし歩行）								補助具歩行		車イス生活			ベッド生活			Death (MSのため)
		神経学的所見																		
	正常	ごく軽い徴候	軽度障害	中等度障害		比較的高度障害		高度障害												

歩行可動域（約）
中等度障害 補助なし・休まず
>500 m / 500m / 300m / 200m / 100m
補助具必要 100m(片側) / 100m(両側)

車イスへの乗降 一人で出来る / 助けが必要 / 一日の大半 ベッド外 / ベッド内 / 体の自由がきかずベッドで寝たきり

ADL: 終日の十分な活動 出来る / 出来ない
自分で出来る / 最小限の補助が必要 / 特別な設備が必要

補助あっても5m以上歩けず / 2,3歩以上歩ける

身の回りのこと 多くの事が出来る / ある程度出来る

意思伝達・飲食 出来る / 出来ない

EDSSとFS組合わせ																				
FS0	8コ	7コ	6コ																	FS0
FS1	*	1コ*	2コ*	7コ	6コ	5コ	4〜5コ	5〜6コ	3コ	7コ	8コ組合わせ	7コ	8コ組合わせ	7コ	8コ組合わせ					FS1
FS2				1コ	2コ	3〜4コ	1〜2コ	5コ	{3.5越}	{4.0越}		{4.0越}		{4.0越}						FS2
FS3						1コ	1〜2コ	2コ												FS3
FS4								1コ	1コ			3コ以上組合わせ	3コ以上組合わせ	2コ以上組合わせ**	2コ以上組合わせ	数コ組合わせ	数コ組合わせ	ほとんど組合わせ	ほとんどすべて組合わせ	FS4
FS5										1コ	1コ									FS5
FS6																				FS6

*他に精神機能は1（FS）でもよい　**非常に希であるが錐体路機能5（FS）のみ

<EDSS評価上の留意点>
○ EDSSは，多発性硬化症により障害された患者個々の最大機能を，神経学的検査成績をもとに評価する．
○ EDSS評価に先立って，機能別障害度（FS）を下段の表により評価する．
○ EDSSの各グレードに該当するFSグレードの一般的な組合わせは中段の表に示す．歩行障害がない（あっても>500m歩行可能）段階のEDSS（≦3.5）は，FSグレードの組合わせによって規定される．またEDSS≧4.0では，ADLのみによって規定される．しかし前者のEDSS（≦3.5）評価上，とくに視覚機能（FS）のグレードのみは，次のように実際のグレードを1/2にして算定する．

実際に7段階に判定された視覚機能（FS）グレード	0	1 2	3 4	5 6
EDSS評価上算定する視覚機能（FS）グレード	0	1 1	2 2	3 3

○ FSおよびEDSSの各グレードにぴったりのカテゴリーがない場合は，一番近い適当なグレードを採用する．

<FSの評価基準>

FS	錐体路機能	小脳機能	脳幹機能	感覚機能	膀胱直腸機能	視覚機能	精神機能	その他
0	正常	正常	正常	正常	正常	正常	正常	なし
1	①異常所見あるが障害なし	①異常所見ないが障害なし	①異常所見のみ	①1〜2肢 振動覚または描字覚の低下	①軽度の遅延・切迫・頻閉	①暗点があり，矯正視力0.7以上	①情動の変化のみ	①あり
2	①ごく軽い障害	②軽度の失調	②中等度の眼振 軽度の他の脳幹機能障害	②1〜2肢 軽度の触・痛・位置覚の低下 中等度の振動覚のみ低下 3〜4肢 振動覚のみ低下	②中等度の遅延・切迫・頻閉 希な尿失禁	②悪い方の眼に暗点あり，矯正視力0.7〜0.3	②軽度の知能低下	
3	①軽度〜中等度の対麻痺・片麻痺 高度の単麻痺	③中等度の躯幹または四肢の失調	③高度の眼振 高度の外眼筋麻痺 中等度の他の脳幹機能障害	③1〜2肢 中等度の触・痛・位置覚の低下 完全な振動覚の低下 3〜4肢 軽度の触・痛覚の低下	③頻繁な失禁	③悪い方の眼に大きな暗点 中等度の視野障害 矯正視力0.3〜0.2	③中等度の知能低下	
4	①高度の対麻痺・片麻痺 中等度の四肢麻痺 完全な単麻痺	④高度の四肢全部の失調	④高度の構音障害 高度の他の脳幹機能障害	④1〜2肢 高度の触・痛覚の低下 固有覚の消失（単独or合併） 2肢以上 中等度の触・痛覚の低下 3肢以上 高度の固有覚の消失	④ほとんど導尿を要するか，直腸機能は保たれている	④悪い眼に高度視野障害 矯正視力0.2〜0.1 悪い方の眼は[grade 3]で良眼の視力0.3以下	④高度の知能低下（中等度の慢性脳徴候）	
5	①完全対麻痺・片麻痺 高度の四肢麻痺	⑤失調のため協調運動全くできない	⑤嚥下または構音全くできない	⑤1〜2肢 全感覚の消失 頸以下 中等度の触・痛覚の低下 ほとんどの固有覚の消失	⑤膀胱機能消失	⑤悪い方の眼の矯正視力0.1以下 悪い方の眼は[grade 4]で良眼の視力0.3以下	⑤高度の痴呆 高度の慢性脳徴候	
6	①完全な四肢麻痺			⑥頸以下 全感覚消失	⑥膀胱・直腸機能消失	⑥悪い方の眼は[grade 5]で良眼の視力0.3以下		
?	?不明	?不明	?不明	?不明	?不明	?不明	?不明	?不明
X		小脳機能：脱力（錐体路機能[grade 3]以上）により判定困難な場合，gradeとともにチェックする．				視覚機能：耳側蒼白がある場合，gradeとともにチェックする．		

行可能であり，ADL は終日ほぼ自立していた．Functional Systems（FS）の脳幹機能は嚥下障害により grade 4 であった．失調性の構音障害，開鼻声，左軟口蓋挙上不全，カーテン徴候は消失し，湿性嗄声は軽減していたが，口腔内の唾液貯留はあり，咽頭反射はみられず，RSST は 1 回/30 秒であった．会話明瞭度は 1，改訂水飲みテストはプロフィール 2．カフスボタン型の気管切開カニューレ（レティナ）と一方向弁（スピーチバルブ）が使用されており，最長発声持続時間は 27 秒．むせは少ないものの，ペースト食の摂食後には，気管切開口からの食物の流出があり，37 度前後の微熱がみられていた．本人家族とも，経口摂取に対しての希望が強いことを話されていた．

VF（図 2）では，嚥下反射惹起の遅延，咽頭の収縮不良，食道入口部の開大不全などがあり，著明な不顕性誤嚥を認めた．咽頭期の嚥下障害であるが，1 回の嚥下ごとに食道入口部の通過や誤嚥の状況には変動がみられた．食塊が食道入口部に達しても嚥下反射は起きず，努力性の咽頭収縮と喉頭挙上運動を繰り返し，嚥下反射の惹起に時間を要していた．頸部右回旋で，嚥下反射の惹起と食道入口部の開大に改善があると考えられ，さらに体幹のリクライニング 60 度と息こらえ嚥下（supraglottic swallow）を組み合わせると誤嚥が減少した．

この A 病院再入院時の所見は B 病院からの転院前に施行された際よりも機能としては不良である．すなわち再入院後に身体機能の悪化はないものの嚥下障害は悪化していると考え，ペースト食をいったん中止とし，この姿勢条件による直接訓練と，バルーンカテーテル法を開始した．バルーン法は単純引き抜き法と嚥下同期引き抜き法を両側に対して行い，バルーンの空気注入量は漸増し，単純引き抜きでは 7 ml が可能となり，嚥下同期引き抜き法では 3 ml までであった．バルーンカテーテルの嚥下と引き抜きも頸部右回旋がスムーズであった．1 カ月間の経過で微熱はみられなくなり，RSST は 3 回/30 秒へ改善，バルーンカテーテル法の自主訓練も可能となり，直接訓練はヨーグルト状のとろみを付加した水分 3 ml 程度にて外来通院訓練の際のみに行うこととして年末に自宅退院となった．

図 2 VF 12 月

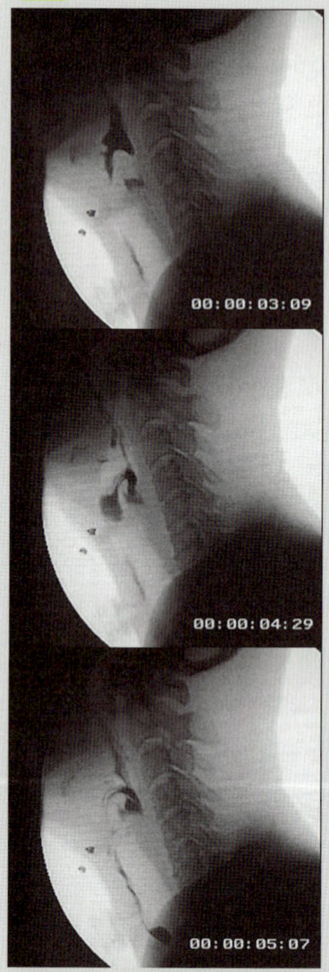

（上）嚥下反射の惹起は遅延し，喉頭への侵入がはじまる．前回施行時の誤嚥による気管前壁への造影剤の付着がみられる．（中）食塊は梨状窩へ進むが喉頭へも多量に侵入，嚥下反射はまだ惹起せず食道入口部も開かない．（下）嚥下反射は起きないまま喉頭へ侵入した食塊は誤嚥される．

外来時の嚥下訓練指導

年明けに外来受診した際には，少量おせちを摂取し，咽頭の残留感と軽いむせ，発熱があったこと，B 病院を受診し VF を施行され，同院で前回行われた際よりも嚥下機能の低下がみられることを説明された，と本人より報告された．自宅での経口摂取はまだ困難と考えられていたことから，嚥下機能や VF 画像の説明をし，退院時の方針に沿って外来訓練を継続した．また，複数病院を受

診されることになったことから，それぞれの病院受診時にVFのビデオテープを持参してもらうようにし，情報交換を行った．退院後の3月のVFでは，リクライニング60度と頸部右回旋で誤嚥は認められず，自宅での直接訓練として姿勢条件のもとでの楽しみ程度の経口摂取は可能と判断し，自宅での経口摂取について指導した．しかし指導された状況や食品以外の摂取をされるようになり，徐々に姿勢条件や食形態の維持が困難となった．そのため，VF画像を含めて本人および家族への指導を繰り返し，また外来通院での訓練指導を継続し，採血やX線によるフォローを継続した．バルーンカテーテルによる自主訓練は継続されていたが，摂取条件の維持は困難で，外来受診時に気管切開部とカニューレの食物残渣などによる汚染もみられ，そのたびごとに誤嚥性肺炎のリスクを説明することを繰り返し，またカニューレの交換洗浄を容易にするためにレティナからカフなし2筒式のカニューレに変更した．また，外来通院時にカニューレの交換を行うほか，本人および家族に交換および洗浄の指導を行い，汚染されているカニューレを管理することで，誤嚥に対する認識を高めてもらうことを図った．

できる摂食嚥下としている摂食嚥下

発症後1年以上を経過したが不顕性誤嚥は継続しており，3月と6月には肺炎を起こした．抗生剤投与と直接訓練と経口摂取の中止で肺炎は軽快した．VFでは機能は徐々に向上していると考えられたが，誤嚥は継続しており，肺炎治癒後に直接訓練と経口摂取を開始しても，実際に摂取している状況と指導している内容に乖離がある状態が継続した．いわゆる，できるADLとしているADLに乖離があるという問題になぞらえば，できる（できると考えられる）摂食嚥下としている摂食嚥下に乖離があり，その乖離の方向がADLの問題と逆になっている状態のように考えられた．カニューレの食物残渣による汚染など明らかな誤嚥が認められ，肺炎もみられるなど，現状の摂食状況をそのまま推進することはできないとスタッフ側は考えており，この面からは説明や指導による対応の限界を感じざるをえない状況であった．一方，通院や訓練は継続されており，自宅での実際の摂食状況については直接本人より受診時に話してもらえていたことから，実際の摂食状況についてノートに毎日記入してもらうこととした．

この嚥下ノートへの記載は毎日欠かさず実行された．8月のVFでは，頸部右回旋位での嚥下では，嚥下反射の惹起や食道入口部の開大の改善がみられ，誤嚥の量も減少していたが，頸部正面位では梨状窩への残留や嚥下中の誤嚥などがみられた．また，誤嚥時にはむせは依然認められず，咽喉頭部の知覚低下も持続していた．一方，ノートへの記載内容は，メロンパン1個，コーヒー100ml，おかき8枚などと，食品や飲料，嗜好品と経管栄養の注入量など摂取時間ごとに具体的に記された．ノートへ記載されている内容からは，提示されている嚥下食ではなく，ほぼ通常の食品を自己摂取され，それにあわせて経管栄養の量を自己調節している様子が明らかであった．外来時には本人とこのノートの検討を行っていたが，ノートへの記載の内容は毎日の食事内容から始まり，体温，体重，喀痰の性状，飲み込みの自覚感，などと充実していき，経過中には外来で受けた指導の内容や，生活面でのエピソードも徐々に書き加えられるようになった．記載を継続していく過程で，食物の内容によって咽頭の残留感の違いがあることを認識されるようになり，口のなかで粉々になるものは「怖いと思うもの」として把握されるなどがあり，訓練や指導が一方向的な状態から双方向化できているようには感じられた．

11月ごろからはカニューレの食物などによる汚染は低減した．VFでは，とろみなしの水分での誤嚥は残存していたが，まとまりのある固形物などでの嚥下機能は改善し，咽頭期パターンや食道入口部の開大も改善した．食事は全量を経口摂取されるようになり，ADLは自立であり，地域社会での活動や旅行なども積極的に参加されている．

04 外来所見

機能障害：複視，失調，EDSS2.0，FS2（軽度の障害）．
ADL：FIM124/126（自立）．

05 症例のポイント

継続的な評価とそれに基づいた治療の重要性

　病状の経過に応じた対応が必要である多発性硬化症による嚥下障害患者の症例である．本症例では確定診断と治療の開始により身体機能等が改善した後にも，嚥下機能の悪化がみられた時期があり，時間的・空間的多発性といわれる特徴のある多発性硬化症症例のリハにあたっては継続的な評価とそれに基づいた治療が（基本的なことではあるが）ことに重要と考えられた．本人による継続的な記録という方法は，身体状況や機能の記録評価といった意義のほかに，意欲や希望という叙述的なリハの課題に対して，治療的関与を行うものがそのありかたを考えるひとつの手段としても意義があると考えられた．

サイドメモ　　Sidememo

▶多発性硬化症

　多発性硬化症は中枢神経系の脱髄性の疾患で，厚生労働省の特定疾患に指定されている神経難病である．認定基準の主要項目は，① 中枢神経内の2つ以上の病巣に由来する症状がある（空間的多発性），② 症状の寛解や再発がある（時間的多発性），③ 他の疾患による神経症状を鑑別しうる，である[1]．欧米の有病率は人口10万人あたり50人程度と高緯度地域に多く，日本人は少ないとされていたが，近年は人口10万人あたり10人程度で上昇傾向とされ，約2倍の頻度で女性に多い．鑑別すべき疾患に，脳脊髄血管障害，腫瘍，梅毒などの感染症，サルコイドーシス，ベーチェット，頸椎症性ミエロパチー，スモン，脊髄空洞症，脊髄小脳変性症，HTLV-1-associated myelopathy，膠原病，シェーグレン症候群，進行性多巣性白質脳症，急性散在性脳脊髄炎，同心円硬化症などがある．

　臨床経過分類にLublinらによる4型があり[2]，再発寛解型は一過性の再発と回復（完全または不完全）があり再発の間は安定期，2次性進行型は急性の再発はなく徐々に神経学的に悪化，1次性進行型では慢性進行性の神経学的に悪化，進行性再発型では慢性進行性の神経学的悪化に再発を伴う．EDSS[3]が重症度などの基準に用いられる．

　治療は[4]，急性期短期療法にステロイド，血漿交換療法，長期的な治療法にインターフェロンβ1b，酢酸グラチラマー，免疫抑制剤などが使用される．

文献

1) 齋田孝彦：多発性硬化症の疾患概念，病因，診断基準．日本臨床 **61**：1285-1292，2003．
2) O'Young BJ, Young MA et al 著（道免和久，藤谷順子監訳）：リハビリテーションシークレット，メディカル・サイエンス・インターナショナル，2005．
3) Kurtzke JF：Rating neurologic impairment in multiple sclerosis：an expanded disability status scale (EDSS)．*Neurology* **33**：1444-1452, 1983．
4) 日本神経免疫学会・日本神経治療学会合同神経免疫疾患治療ガイドライン委員会：神経免疫疾患治療ガイドライン（http://www.fmu.ac.jp/home/neurol/guideline.html）

20 内視鏡的バルーン拡張術が有効であったポストポリオ症候群の症例

松嶋康之　産業医科大学リハビリテーション医学講座
佐伯　覚　産業医科大学若松病院リハビリテーション科
蜂須賀研二　独立行政法人労働者健康福祉機構　九州労災病院門司メディカルセンター

01 経過

症例：40歳，男性．

経過：生後11カ月時にポリオに罹患し，呼吸筋・右上肢・体幹・両下肢に麻痺を生じた．呼吸器は装着せず，2歳ごろまでには右上肢はほぼ完全に回復した．両下肢の高度麻痺が残存したが，4歳ごろには両長下肢装具装着，両松葉杖使用にて室内歩行可能となった．日常の移動には車椅子を常用していた．20歳より食事時のむせが出現し，24歳ごろより嚥下時に固形物が胸につかえる感じが出現した．嚥下障害の症状は徐々に悪化し，37歳より米飯が食べられずにお粥を食べるようになった．また，一年前から日常の軽作業で右肩痛，疲労感が出現していた．ポストポリオ症候群（以下PPS）の疑いで精査のため当科入院．

02 検査結果とゴールの設定

画像：脊椎X線像は，胸椎で右に凸（Cobb角40度），腰椎で左に凸（Cobb角72度）の側弯がある（図1）．

併存疾患：睡眠時無呼吸症候群（今回入院後に診断）．

既往歴：1歳で顎関節症，10歳で右大腿骨頸部骨折，4歳，6歳時に2度両股関節の手術を受けた．

社会的背景：両親と3人暮らし．学歴：大学院卒業．

検査データ：血算・生化学検査に異常を認めなかった．肺機能検査ではFVC 1.64 l，%VC 48%，$FEV_{1.0}$ 88%と拘束性換気障害を認めた．夜間パルスオキシメトリーの結果は，SpO_2 が鋸歯状に低下する睡眠時呼吸障害の典型的なパターンを示していた．両上肢の末梢神経伝導速度は正常，右正中神経刺激によるF波検査では出現率12%と低下していた．右三角筋の針筋電図検査では安静時に陽性鋭波を，随意収縮時に振幅10～12 mVの高振幅多相性電位の出現を認めた．

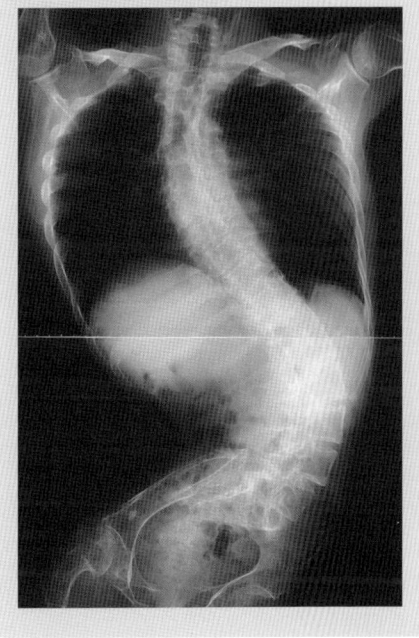

図1　脊椎X線像

117

機能障害：身長150 cm，体重28 kg，顔貌は鳥貌，小下顎で開口障害（開口域14 mm）が存在した．呼吸音清で心雑音はなく，四肢にチアノーゼを認めなかった．神経学的所見では，脳神経は正常，運動系は右上肢および両下肢に弛緩性麻痺が存在した．右三角筋と右上腕三頭筋は萎縮を伴い筋力はおのおの4と3であり，病歴から明らかな筋力低下の進行があった．ROMは右股関節の伸展－30度と制限を認めた．反射は両上肢で減弱，両下肢で消失していた．感覚は表在覚・深部感覚とも正常であった．

ADL：Barthel index 85点（平地歩行，階段昇降で減点．車椅子を用いてADL自立）．

問題点：右肩痛，嚥下障害，四肢筋力低下，ROM制限（右股関節），起立歩行障害．

【嚥下障害の評価】

スクリーニング：改訂水飲みテスト　プロフィール5．

VF所見（図2，DVD症例20-【1】）：小顎症と顎関節強直症による開口制限を認め，下顎の動きが不良で咀嚼機能障害がある．液体，半固形，固形の模擬食品でいずれもときに嚥下反射前に咽頭食塊流入を認める．喉頭侵入や誤嚥なし．嚥下後の咽頭残留なし．食道入口部の開大不全なし．

食道造影所見（図3）：下部食道に著明な食道狭窄（矢印）を認め，狭窄部より口側に軽度拡張を認める．

ゴール設定：PPSの診断と筋肉痛や筋力低下に対する対応．固形物の経口摂取を目標に下部食道狭窄に対して治療を行う．

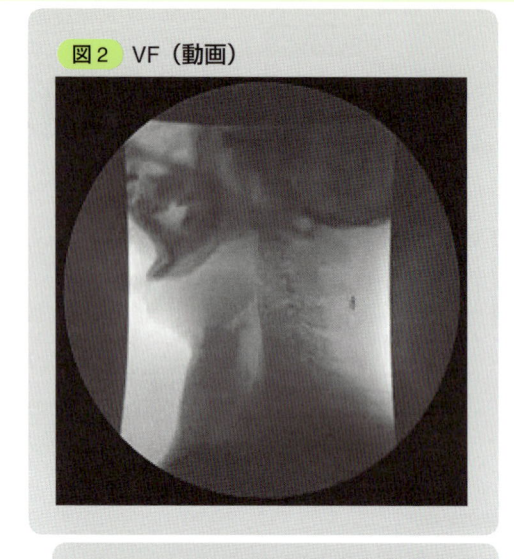

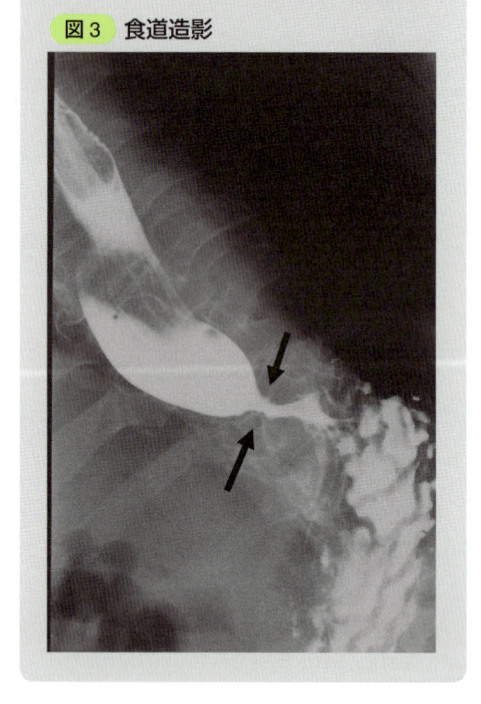

図2　VF（動画）

図3　食道造影

03　入院後のリハアプローチと経過

PPSの診断と食道狭窄への対応

本症例は麻痺性ポリオの既往があり，神経学的・機能的回復が得られた後30年以上の安定期を経て，著明な疲労，右上肢の新たな筋力低下・筋萎縮が出現していた．筋電図上，脱神経プロセスの進行，随意収縮時の高振幅多相性電位，F波出現率の低下も確認された．他疾患を除外し，最終的にHalsteadのPPS診断基準[1]（表）を満たしたのでPPSと確診した（サイドメモ）．

右肩痛と四肢筋力低下に対する理学療法として，右肩ホットパック，右股関節を中心としたROM訓練，低負荷・高頻度の筋力強化訓練を行った．また，右長下肢装具を再作製し，歩容の改善を得た．

食事時のむせは，小顎症や顎関節強直症による解剖学的な異常や咀嚼機能障害のために嚥下反射前に食塊が咽頭侵入しやすいことが原因と考えた．頸部前屈の代償法を用いることで，食事時のむせが軽減した．顎関節強直症に対し顎関節受動術を考慮したが，手術リスクと効果を検討し本人の希望もあり行わない方針とした．

胸につかえるという主訴は食道造影の結果，下部食道狭窄のためと診断した．胃内視鏡所見では食道狭窄は高度でピンホールほどの径しかなく，病歴から度重なる逆流性食道炎の繰り返しによる狭窄と診断し，消化器外科にて内視鏡的バルーン拡張術を行った．拡張術後，下部食道の食塊の通過が容易になり，食物が胸につかえる症状が軽減し，米飯などの固形物の摂取が可能となった．

表	ポストポリオ症候群の診断基準

1. 麻痺性ポリオの確実な既往
2. 部分的あるいは完全な神経学的・機能的回復
3. 少なくても15年の神経学的・機能的安定期間の存在
4. 安定期間を経過した後，以下の健康上の問題が2つ以上発生
   普通でない疲労，筋肉痛，関節痛，麻痺側または非麻痺側の新たな筋力低下，機能低下，寒さに対する耐性低下，新たな筋萎縮
5. 4.の健康上の問題を説明する他の医学的診断がないこと

nasal CPAPの装着

また睡眠時無呼吸症候群に対しては，睡眠時ポリグラフ検査を行い，中等度～高度の閉塞型の睡眠時無呼吸症候群と診断し，夜間，非侵襲的人工呼吸器 nasal CPAP（continuous positive airway pressure）を装着する方針となり，nasal CPAP装着後に日中の眠気や起床時の頭痛が消失した．

04 退院時の所見

機能障害：右肩痛や疲労感が軽減した．右上下肢の筋力は若干向上した．ROMで右股関節の伸展制限が若干改善した．

ADL：Barthel index 85点（著変なし）．

嚥下障害：食事時のむせは軽減した．食物が胸につかえる症状が軽減し，米飯などの固形物の摂取が可能となった．

05 症例のポイント

PPSの症状として嚥下障害を念頭におく

PPSに嚥下障害を合併した症例であった．顎関節強直症，側弯症，睡眠時無呼吸症候群も合併していた．嚥下障害の主原因は下部食道狭窄であり，内視鏡的バルーン拡張術によって著明に症状が改善した．下部食道狭窄の原因としては逆流性食道炎の反復が考えられ，側弯症の影響があると思われた．しかし，PPSに食道アカラシアを合併するとの報告[2]もあり，PPSによる症状の可能性も否定できない．

PPS患者やポリオ罹患者に対しては，PPSの症状として嚥下障害を念頭において，摂食嚥下障害に関する問診，必要があればVF，VEなどを行い，長期に経過観察を行い，嚥下障害の所見があれば適切な対応を行っていくことが必要である．

うまくいった点，反省点（問題点）

「胸につかえる」という主訴から通常のVFだけでなく，形態異常を精査するために食道造影検査を行ったことが診断と治療に結びついた．

食道狭窄や食道アカラシアに対する内視鏡的バルーン拡張術は，一度の治療では完治せずに再狭窄を起こすことがある．本症例でもその後再狭窄を起こし，年に1回程度の再治療を必要とした．今後も再狭窄に注意が必要である．

サイドメモ　　　　　　　　　　　　　　　　　　　　　　　　　　　　　Sidememo

▶ポストポリオ症候群による嚥下障害

ポリオはポリオウイルスによる感染性疾患であり，主に脊髄前角細胞を障害しその神経支配領域に弛緩性麻痺をきたす．麻痺型には脊髄型と球麻痺型があり，球麻痺型では構音・嚥下障害，呼吸障害を起こす．ポストポリオ症候群は，ポリオ罹患後長期間経過した後に新たな筋力低下や筋萎縮，筋・関節の痛み，しびれ，疲労などが出現する病態であり，原因としては老化や過用が考えられている．

球麻痺型ポリオだけでなく脊髄型ポリオと診断されたポリオ罹患者においても，ポリオ罹患後長期間を経て，舌の運動障害や咽頭収縮力の低下，喉頭挙上の低下などの嚥下機能の悪化が起こることがある．ポリオ罹患者は知らず知らずのうちに口腔咽頭機能不全を代償し，症状が中等度に進行するまで嚥下障害に気づかないことが多い[3]．VF所見では，咽頭での片側通過や喉頭蓋谷や梨状陥凹への食塊残留，嚥下反射の遅延，舌の運動障害などが特徴的である[4]．また，ポリオ罹患者の二次的な合併症である脊椎の変形や呼吸障害の進行も嚥下機能に悪影響を及ぼすことが考えられる．ポストポリオ症候群に食道アカラシアを合併したとの報告[2]もあり，食道の通過障害にも注意が必要である．

文献

1) Halstead LS et al：Post-polio syndrome: definition of an elusive concept, Munsat TL (eds)：Post-polio syndrome, Butter Worth-Heinemann, Boston, 1995, pp23-38.
2) Benin L, Sembenini C et al：Achalasia. A possible late cause of postpolio dysphagia. *Dig Dis Sci* **41**：516-518, 1996.
3) Sonies BC, Dalakas MC：Progression of oral-motor and swallowing symptoms in the post-polio syndrome. *Ann N Y Acad Sci* **753**：87-95, 1995.
4) Sonies BC, Dalakas MC：Dysphagia in patients with the post-polio syndrome. *N Engl J Med* **324**：1162-1167, 1991.

21 多系統萎縮症による嚥下障害で栄養管理と気道確保を目標とした症例

肥後隆三郎　順天堂大学耳鼻咽喉科学講座

01 経過

症例：64歳，女性．

経過：54歳ごろより趣味でやっていた社交ダンスで早い動きからの静止が困難となり，体がふらつくことを自覚．56歳時より歩行時の不安定さや急に立ったときのふらつき感が出現し，また頻尿の指摘を受けるようになった．58歳時歩行困難を主訴に某大学病院神経内科を受診し脊髄小脳変性症と診断された．59歳時歩行障害の増悪とともに構音障害が出現してきた．歩行障害，構音障害の進展に加え，尿失禁，夕食後の失神発作の出現，いびきがひどくなるなどの症状がみられるようになった（**サイドメモ**）．この時点で失調性歩行，四肢体幹失調，構音障害，左上下肢固縮，両側錐体路徴候，膀胱直腸障害，起立性低血圧を認め，多系統萎縮症（multiple system atrophy：MSA）のMSA-C（小脳症状先行型：旧来のOPCA type）との診断となる．

61歳時構音障害の進行に伴いコミュニケーションに支障をきたすようになり，そのころより嚥下困難感も自覚し食事に1時間以上かかるようになった（この時点で第1回目のVFを施行）．62歳時起立不能となり，日常生活はほぼ寝たきりの状態となった．食事は車いすでとっていたが，水分でむせが頻回にみられるようになった（第2回目VF施行）．2001年11月下旬（64歳時）から微熱が続き，食事中にむせあり．翌日より38度台の発熱が生じ救急車にて来院．嚥下性肺炎の疑いにて緊急入院となる．

02 検査所見とゴールの設定

画像：肺X線にて右下肺野優位斑状陰影を伴う透過性低下あり嚥下性肺炎の疑い．

頭部MRI：テント下，特に橋，小脳中心の萎縮を認めた．橋にはT2強調画像にて十字型の高信号がみられた．テント上では被殻外側にT1，T2強調画像ともに高信号の領域を認めた．

併存疾患：肝血管腫．

既往歴：19歳腎盂腎炎，40歳膀胱炎，60歳胸椎圧迫骨折．

社会的背景：夫，子2人と同居．

家族病歴：母が大腸がん．

生活歴：喫煙（1日数本40年），酒（隔日で日本酒半合40年）．

入院時所見：体温38.7度．血圧収縮期：最高149 mmHg 最低74 mmHg（最大で75 mmHgの変動あり），拡張期：最高89 mmHg 最低50 mmHg（最大で39 mmHgの変動）の日内変動を認めた．脈拍110/分．

図　入院時喉頭所見（左：吸気時，右：閉鎖時）

内転（声門閉鎖）は可能だが，吸気時に外転障害を認め最大開大位に到達しない

入院時検査データ：CBC：WBC 10,700，RBC 427万，Hb 12.6，PLT 29万，BUN 16.4 mg/dl，Cr 0.4 mg/dl，GOT 15 IU/l，GPT 12 IU/l，CK 352 IU/l，Na 138 mEq/l，K 4.2 mEq/l，Cl 99 mEq/l，Glu 100 mg/dl，CRP 2.4，血液ガス，pO$_2$ 68.9，pCO$_2$ 34.8，HCO$_3^-$ 23.8，SaO$_2$ 94.5，pH 7.444.

肺聴診：右肺優位に吸気時雑音聴取．
腹部：ソフトであり腫瘤を認めず．圧痛なし．
四肢：び漫性筋萎縮（上腕，肩甲，大腿，下腿，手内），膝・肘関節の伸展困難．両側下腿腱反射亢進．
感覚麻痺：なし．
歩行：不可能．
尿・便：バルーン挿入中，便秘あり．
意識状態：E4V3M6.
入院時口腔所見：口腔乾燥あり．舌に白苔あり．う歯多数あり．
脳神経に関連した異常検査所見：急速眼球運動検査で軽度失調性．視運動性眼振検査にて解発不良．軟口蓋挙上不良，鼻咽腔閉鎖不全あり．舌萎縮あり．舌の動きは遅く，可動域に制限あり．舌は歯列を超えて突出できず．両側の声帯外転障害あり（図）．gag reflex 低下，jaw jerk やや亢進．
問題点：進行性神経疾患．失調．パーキンソニズム．自律神経障害．構音障害．気道狭窄．嚥下障害．嚥下性肺炎．

【嚥下障害の評価】
VF 所見 1 回目：61 歳時に嚥下困難感が進行し，食事の摂取に 1 時間以上かかるようになった時点で耳鼻咽喉科に依頼があり VF を施行した．
VF 所見 2 回目：62 歳時に水分誤嚥の増悪が明らかとなった時点で施行．
1 回目と 2 回目の比較は表 1 のとおりである．
今回の入院時：口腔咽頭所見で高度舌運動障害（舌がほとんど動かず萎縮あり），鼻咽腔閉鎖不全，喉頭挙上障害，両側声帯外転障害あり．スクリーニング試験 RSST（反復唾液飲みテスト）で 0 回/30 秒と嚥下反射惹起低下を認めた．肺炎を生じており，著しい機能障害が認められるこの段階で

はVFの適応はないと判断された．

第1回目のVFでは本人に嚥下困難感はあるものの，喉頭挙上障害をのぞいてあまり異常所見が認められない．第2回目のVFでは誤嚥はないものの息こらえ嚥下の状態であった（自然に自ら習得されたもの）．誤嚥が生じるぎりぎりの状態にあると推定されたが，この時点では経口摂取を続行となっている．

ゴール設定：進行性神経疾患であり，入院時すでに嚥下機能の著しい低下を認め経口摂取は不可能であった．また，気道狭窄も認められた．在宅介護を可能とするため，栄養ルートの確保，気道の管理を目標とした．

表1 VF所見の変化

	第1回目（61歳）	第2回目（62歳）
形態	正常	正常
口腔相		
口腔外流出	なし	なし
食塊の移送	良好	不良
食塊の保持	良好	良好
咽頭相		
軟口蓋挙上	良好	良好
咽頭収縮	良好	良好
舌根運動	良好	良好
舌骨・喉頭挙上	不良：コメント（一旦下咽頭にためてから嚥下反射が惹起される）	やや不良：コメント（第2回目検査時はタイミングのずれが少々のみ）
下咽頭pooling	なし	あり
食道入口部開大	良好	やや不良
誤嚥	なし	なし

03 入院後の経過

入院10日目N-Gチューブを挿入されたが，直後より呼吸状態の悪化を認めたため即日N-Gチューブ抜去となりIVH管理とした．肺炎が鎮静化した入院39日目に胃瘻を造設し，入院44日目より経管栄養開始．最終的に1日1,200 kcal，水分1,500 mlの摂取となった．しかしながら，栄養開始後より食後血圧低下（収縮期で20〜50 mHg）があり，自律神経障害による食事性低血圧を認めた．低血圧は食後2〜3時間後に最低値を呈するため，毎食前昇圧剤内服によるコントロールを要した．

気道に関しては狭窄を認めたため気管切開を勧めたが，本人，家族より拒否反応が強く今回の入院中には施行できなかった．耳鼻咽喉科外来での厳重なフォローアップを行い，症状の推移とともに気管切開の時期を検討する方針となった．自宅への受け入れの準備が整った入院70日目，自宅退院となる．

04 症例のポイント

栄養ルートの確立と嚥下性肺炎の防止

パーキンソン病に似た症状（パーキンソニズム：parkinsonism）を呈する神経・筋疾患は多岐にわたるが，そのなかで線状体黒質変性症（striatonigaral degeneration：SND），オリーブ橋小脳萎縮症（olivopontocerebellar atrophy：OPCA），Shy-Drager症候群は病理学的

見地から多系統萎縮症（MSA）にまとめられるに至った．さらには，1998年のConsensus Conference[1]において，小脳症状（cerebellar symptom）を先行する症例をMSA-Cとし，パーキンソニズムが先行する症例をMSA-Pと呼称することとなり，現在はShy-Drager症候群という疾患単位は使用しない方向にある．

　MSAは，パーキンソニズムを主体とする錐体外路症状とともに，小脳症状，自律神経障害をきたす．嚥下障害の実態についてはMSA-CであるかMSA-Pであるか，また病期によりその病態は異なっているが，嚥下障害に最も大きく関連するのはパーキンソニズムの要素である．嚥下障害の出現は予後に関連すると報告されており[2]，適切な介入により栄養ルートの確立と嚥下性肺炎を予防することがリハビリテーション（以下リハ）のゴール設定となろう．われわれの経験したMSA患者に対するVFによる嚥下機能評価[3]では，75％に食塊の口腔から咽頭への移送障害を認め，次いで58％に舌根の運動不良，44％に食塊の口腔内保持の不良を認めた．

　また，MSA-Cでは5年以上の経過で食道入口部の弛緩不全が多くみられる傾向にあり[4]，われわれの経験した症例においても嚥下圧測定による検討では5年以上経過した症例の60％に食道入口部弛緩不全を認めた．嚥下性肺炎は平山らによる重症度分類（表2）[5]によく相関し，重症度が高いほど肺炎のリスクも高くなる[3]．

表2　下肢運動障害を基軸とした重症度分類（文献5より）

Ⅰ度	独歩歩行
Ⅱ度	随時補助・介助歩行
Ⅲ度	常時補助・介助歩行
Ⅳ度	車椅子
Ⅴ度	臥床状態

声帯外転障害への対応

　もうひとつ重要なポイントに声帯の外転障害があげられる．これは内喉頭筋のうち後輪状披裂筋が選択的に障害され，声帯が開かなくなるという現象であり，MSAに特徴的な所見のひとつである．MSAでみられる突然死の原因として呼吸中枢の障害，自律神経症状（循環動態の異常）に加え，この声帯外転障害の関与しているケースもあると考えられる．喉頭ファイバーによる経年観察を行うと，まず片側の奇異的な運動がみられ，いびきが出現（この時点では睡眠時のみ声帯外転障害がみられる），徐々に起きている時点でも声帯が閉鎖したままの状態となり呼吸困難に陥る．この段階では気管切開が必須となるが，われわれの経験では気管切開を要する状態となった患者は経口摂取もほぼ不能となっていることが多い．気管切開単独でも嚥下には悪影響を及ぼすが，実際のところは声帯外転障害が高度となり気管切開を要するような段階では，気管切開の侵襲という要因よりは嚥下不能となるまで病状も進行していると考えるのが妥当と思われる．

外科的介入の可能性

　一般的に進行性疾患であるMSAでは嚥下リハにおいて有効な一手がないのが実情であり"supportive"な方針とならざるをえない．姿勢を変換するだけで低血圧発作を起こす症例も多く対応に難渋するが，逆にいえば，食事に際しての適した姿勢を探索することがリハに関連した介入として成立することになる．また適切な食物形態の調整を行うことも重要な項目である．これらが意味するところは，MSAにおける嚥下リハのゴール設定は障害された機能の改善ではなく，その時点その時点での安全な栄養ルートの確立，嚥下性

肺炎の予防であり，さらに嚥下にとどまらずST，耳鼻咽喉科医が関与するという意味では気道管理も対象となろう．これらの観点からいえば，保存的な方法にこだわることなく，気管切開あるいは胃瘻造設といった外科的介入を行うかどうか，また行うのであればどのタイミングで行うべきかなどをチームで十分に検討し実施することも大きな意味でのリハと考えられる．

より侵襲を伴う外科的な介入法として嚥下改善手術が考慮されるかもしれないが，筆者はあまり適応がないと考えている．輪状咽頭筋切断術や喉頭挙上術の効果が思った以上に出にくいことと，神経筋疾患のなかでも進行の早い範疇に入るため，せっかく手術してもすぐに効果が失われてしまうからである．嚥下改善手術以外にも気道食道分離術といった嚥下性肺炎を予防することを主目的とした手術もあるが，この方法は永久に発声機能を失うことを意味しており倫理的な問題を伴う．また，MSAでは気道食道分離を施行しても口腔期の障害が著しいため経口摂取は困難であり，結局経管栄養が必要となる．自律神経障害により循環動態が不安定なことも多く，術後管理の難しさからいえば実際に手術施行することは非常に難しいといえよう．

サイドメモ　Sidememo

▶いつ声帯運動をチェックするか

いびきが出現した時点での声帯運動は，夜間睡眠時や睡眠薬を投与しての喉頭ファイバー検査により評価することが可能である．この時点で気管切開をしておくことを勧める報告もみられるが，カニューレの管理が必要となることや予防的な気管切開という概念に対しての抵抗感もあり，まだ意見の一致はみられていない．

文献

1) Gilman S, Low PA et al：Consensus statement on the diagnosis of multiple system atrophy. J Neurol Sci **163**：94-98, 1999.
2) Muller J, Wenning GK et al：Progression of dysarthria and dysphagia in postmortem-confirmed parkinsonian disorders. Arch Neurol **58**：259-264, 2001.
3) Higo R, Tayama N et al：Videofluoroscopic and manometric evaluation of swallowing function in patients with multiple system atrophy. Ann Otol Rhinol Laryngol **112**：630-636, 2003.
4) 栗原和男，北　耕平・他：オリーブ橋小脳萎縮症における嚥下障害―食道内圧検査および造影剤透視による検討．臨床神経学 **30**：146-150, 1990.
5) 平山恵造：総括研究報告．厚生省特定疾患運動失調症調査研究班，平成3年度研究報告書，1992.

22 治療抵抗性の嚥下障害を呈した血中抗MuSK抗体陽性重症筋無力症の症例

山脇正永　京都府立医科大学大学院医学系研究科　総合医療・医学教育学

01 経過

症例：38歳，女性（主婦）．

経過：2月ごろから夕方に瞼が下がり，物が二重にみえるようになってきた．5月には呂律が回りにくくなり，労作時の呼吸困難感が出現した．このころより食事中に徐々にかむ力が弱くなり，固形物を飲みこむことが難しくなってきた．特に夕方の食事時間は2倍かかるようになった．6月に当科外来を受診し，テンシロンテスト（表1）にて陽性を認め重症筋無力症（MG）と診断し入院となった．

表1　テンシロンテスト

1. テンシロン（塩酸エドロホニウム，アンチレクス）を用いる
2. 原則として1回にエドロホニウム1アンプル（10 mg）を使用する
3. まず2 mgを15〜30秒ぐらいかけて緩徐に静注し，その時点で明らかな変化がなければ45秒後に反応をみたうえで残りを追加する
4. 筋力が数分以内に回復すれば，本症の診断根拠となる
5. もし2 mg静注後コリン作動性反応（悪心，下痢，流涎，筋痙攣，脱力）があれば，試験を中止する
6. 副作用症状が強ければ硫酸アトロピン0.5〜1.0 mgを投与する必要があるので，検査のときには硫酸アトロピンも用意する
7. すでに内服している抗コリンエステラーゼ薬があれば，その効果が切れるころに行う

02 臨床データ

合併症：特になし．

既往歴：特になし．

身体所見：意識清明，見当識正常．るい痩あり（BMI 15.3），体重37.5 kg（3カ月で5 kg減少）．貧血・黄疸なし．甲状腺腫大なし．呼吸数24/分のほか心肺系に異常なし．呼吸音異常なし．

脳神経系，瞳孔正円同大，対光反射迅速，両側眼瞼下垂あり，眼球運動では両側外転制限あり，両側注視時に複視あり，Ⅴ，Ⅶ，Ⅷ正常，Ⅸ，Ⅹ口蓋垂偏位なし，軟口蓋の挙上良好，咽頭反射両側正常，ⅩⅠ胸鎖乳突筋・僧帽筋ともに軽度筋力低下あり，ⅩⅡ舌萎縮あり，fasciculationなし，舌挺出にて偏倚なし，構音障害なしだが，開鼻声あり．

徒手筋力テスト（MMT）　頸部前屈後屈4レベル，上下肢左右差なく4レベル，協調運動障害なし，腱反射正常，病的反射なし，感覚障害なし．

血液検査所見：抗アセチルコリン受容体（AChR）抗体陰性，抗筋特異的チロシンキナーゼ（muscle-

図1 入院時反復筋電図所見

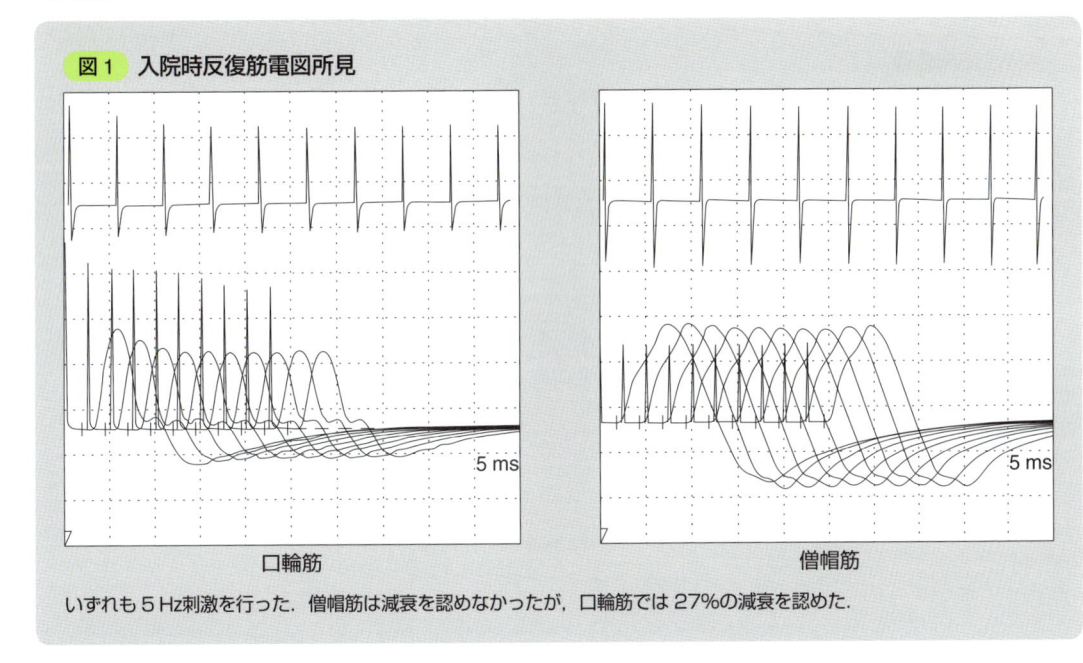

口輪筋　　　　　　　　　　僧帽筋

いずれも5 Hz刺激を行った．僧帽筋は減衰を認めなかったが，口輪筋では27％の減衰を認めた．

specific tyrosine kinase：MuSK）抗体陽性．

血液ガス所見：$PaCO_2$ 60.1 torr，PaO_2 62.4 torr．

呼吸機能：％VC 78％．1秒率86％．

電気生理学的所見：僧帽筋は正常だが，口輪筋3 Hzで80％，5 Hzで73％まで振幅が減弱した（図1）．

テンシロンテスト：陽性．

【嚥下機能の評価（入院時）】

神経学的には軟口蓋の挙上良好，咽頭反射正常，舌の運動は軽度障害のみ．液体はストローを使わないと吸えない．固形物は時間がかかるが飲み込める．熱いものはむせるが，他のむせこみはない．1 m*l* 水飲みテスト　嚥下不可能．反復唾液飲みテスト（RSST）1回．VF検査は施行できず．

問題点：
・呼吸筋，嚥下筋の筋力低下が強いタイプのMG．
・栄養障害（るい瘦）．

03 リハアプローチと経過

入院経過

　入院時Osserman分類Ⅲ型のMGと診断し（**サイドメモ**），翌日から血漿交換を1クール施行．入院12病日に胸腺摘出術を施行した．術後抜管困難で，血漿交換1クール施行，終了後からステロイド治療（プレドニゾロン：PSL 60 mgより）を開始した．初期増悪を認めたが症状は徐々に改善．第42病日にはPSL 100 mg/隔日にまで減量でき歩行可能で上肢運動も回復してきたが，呼吸不全・嚥下障害は遷延した．気管切開および免疫グロブリン大量療法（IVIg）も施行し，2カ月後に人工呼吸器から離脱した．この時点で摂食・嚥下リハビリテーション（以下リハ）を開始した．ゴールは必要栄養の80％を経口で摂取することとした．第60病日のVFでは食道入口部の開大不全，喉

図2 臨床経過

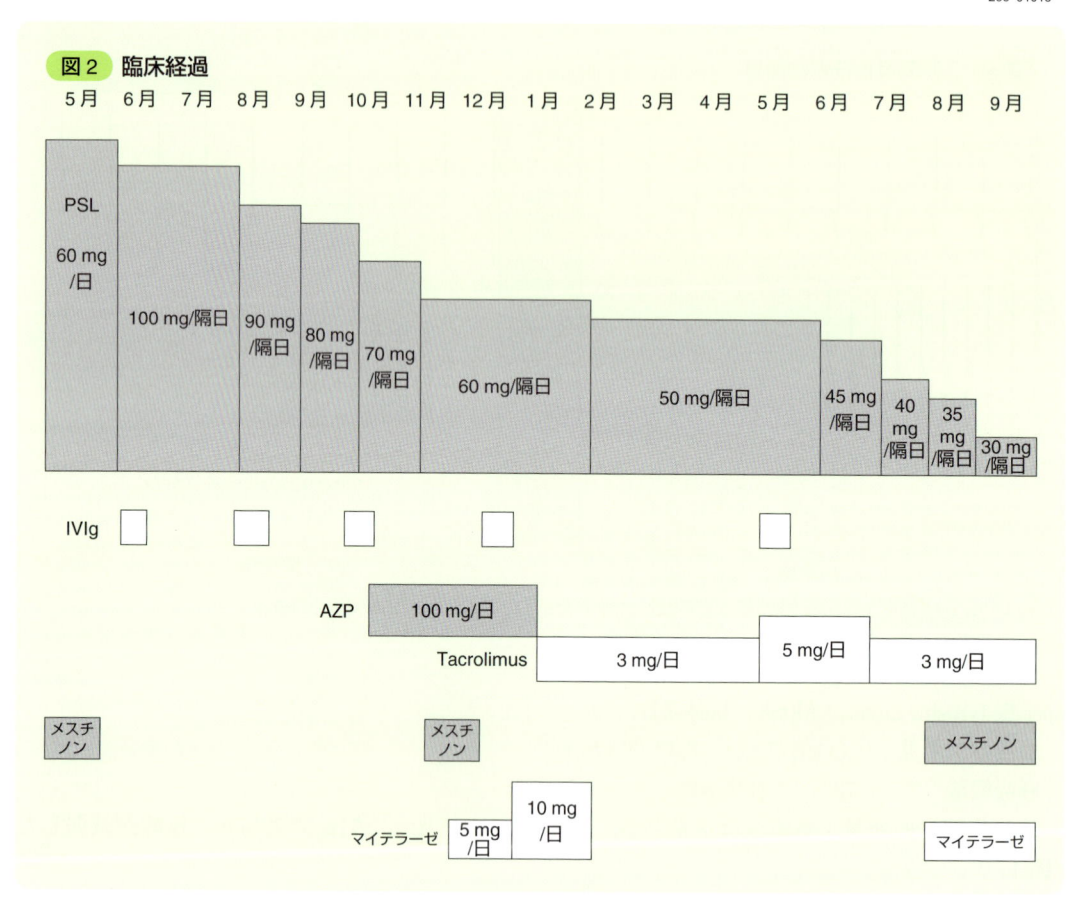

	5月	6月	7月	8月	9月	10月	11月	12月	1月	2月	3月	4月	5月	6月	7月	8月	9月
PSL	60 mg/日	100 mg/隔日	90 mg/隔日	80 mg/隔日	70 mg/隔日		60 mg/隔日				50 mg/隔日			45 mg/隔日	40 mg/隔日	35 mg/隔日	30 mg/隔日
IVIg		☐	☐	☐		☐				☐							
AZP				100 mg/日													
Tacrolimus								3 mg/日					5 mg/日			3 mg/日	
メスチノン	☐					メスチノン										メスチノン	
マイテラーゼ					5 mg/日	10 mg/日										マイテラーゼ	

頭蓋谷から梨状窩の残留を著明に認めた．テンシロン注射後のVF検査では食道入口部の開大は改善し，残留も中等度となった **DVD症例 22-【1】，【2】**．VF検査の結果から抗コリンエステラーゼ薬の増量を行い（Myterase 12 mg/日），嚥下障害も改善し，部分的に経口摂取が可能となった．

その後入院8カ月目ごろから症状が再度増悪したため，再度IVIgを施行，同時にTacrolimus 3 mg開始し，入院5カ月目にはPaCO₂ 50.8 torrまで改善した．その後Tacrolimusを5 mgまで増量し，ステロイド量も減量（隔日40 mg）可能となった．この時VFでは，水分1 mlで誤嚥軽度あるも，ゼリーでの誤嚥なし，喉頭蓋谷から梨状窩の残留なし，嚥下食から刻み食に変更とし退院となった．

退院後経過

外来にて現在も気管切開にスピーチカニューレ使用中．VFでは食道入口部の開大不全はあり，喉頭蓋谷から梨状窩の残留あり．薄とろみ＞水分＞濃いとろみ＞固形の順に嚥下しやすい．対応としては抗コリンエステラーゼ薬を食事前に服用すること，夕方に筋力低下が強くなるので，朝食・昼食は多めにカロリー摂取し夕食は咀嚼の簡単で舌でつぶせる程度の食形態（薄とろみ）とする，こととしている．

04 症例のポイント

診断と病型のポイント

　嚥下障害のみを症状とするMGも存在するので，嚥下障害をみたときに絶えず鑑別疾患を念頭においておく．疑わしい場合はテンシロンテストを行う．MGと診断されたら次にどのタイプかを確認する．MG患者の80％には抗アセチルコリン受容体（AChR）抗体が出現するが，抗AChR抗体陰性例（いわゆるseronegative MG）には約半数にMuSK抗体が出現する．抗MuSK抗体陽性例では本例のようにステロイド治療に抵抗性の重度の嚥下障害をきたすことが多い[1]．

　また，MGでは，発症年齢によって早期発症型と晩期発症型が知られている（表2）．特に晩期発症型では症状が嚥下障害のみであることもあり，注意が必要である[2]．

表2　早期発症型と晩期発症型の重症筋無力症の特徴

Characteristics	Early-Onset MG	Late Onset MG
ピーク年齢（歳）	30	65
女性：男性　比率	4：1	1：3
総MG患者中の割合	65％から70％	30％程度
臨床症状	脱力と易疲労感をきたすことが多い	四肢の脱力・易疲労感をきたさないこともある
	眼症状と四肢の症状が多い	眼症状は少ない，球症状が多い
胸腺腫の合併	まれ	多い
抗AChR抗体	90％程度に陽性	40％が陰性（seronegative MG）
HLAとの関連	HLA-DR3	なし

治療のポイント

　MGは現在では"重症"をつけなくてもよいほどに治療法が確立されている．ただし，上述のようにMGのタイプを確認することが重要である．また，ステロイド・免疫抑制剤を使用する場合には長期のフォローが必要であり，摂食・嚥下治療・リハも治療効果に応じて変化させていく必要がある．MGの治療は胸腺摘出術，ステロイド，抗コリンエステラーゼ阻害薬，免疫抑制剤（Tacrolimus, Cielosporin），免疫グロブリン（IVIg）などが使用されている．

摂食・嚥下リハビリテーションのポイント

　MGにおける嚥下障害の特徴は[3,4]，本例のようにテンシロンテストの前後で嚥下障害の改善をみる例が多いことである．VFにてテンシロンテスト後に嚥下障害がどの程度改善しているかを確認すると，リハ計画が立てやすい[5,6]．

　リハゴールとしては上記の治療効果にも影響されてくるが，MGの病勢は夕方・疲労後に強くなるので，嚥下訓練も午後の後半，負荷のかかった後は避けることが望ましい．栄養摂取についても，嚥下障害がある時期には夜のボリュームを減量する，夕食を早めにとるなどの配慮が必要である．また，メスチノン内服後に食事をとるようにするとよい．

サイドメモ

▶ オッサーマン（Osserman）分類とMGFA分類

発病年齢，発症様式，侵される筋群，臨床型か，予後などから分類するOsserman分類が従来用いられていたが，最近では具体的な症状にもとづいたMyasthenia Gravis Foundation of America（MGFA）分類が使用されている．

表3　Osserman分類

新生児型	重症筋無力症の母親から産まれた新生児で，一過性の筋無力症状を示す
若年型	思春期までに発症したもの
成人型	成人以降に発症したもの
Ⅰ．（眼筋型）	症状が眼に限局した型で，複視，眼瞼下垂，兎眼などの症状がみられる
Ⅱ．（全身型）	全身の筋に脱力をきたす型 A. 軽症全身，眼筋型 B. 中等度全身，眼筋，球症状型（発声や嚥下などの機能障害），呼吸困難がみられる
Ⅲ．（急性劇症型）	急激に発症し呼吸筋麻痺を伴うもの
Ⅳ．（晩期重症型）	全身型の長期経過中に呼吸筋麻痺を伴うもの
Ⅴ．（筋萎縮合併型）	全身型の経過中に骨格筋の萎縮を伴うもの

表4　MGFA分類

Class 0	無症状
Class Ⅰ	眼筋型
Class Ⅱ	眼筋以外の軽度の筋力低下
Ⅱa	四肢・体幹筋障害が主
Ⅱb	口咽頭筋・呼吸筋障害が主
Class Ⅲ	眼筋以外の中等度筋力低下
Ⅲa	四肢・体幹筋障害が主
Ⅲb	口咽頭筋・呼吸筋障害が主
Class Ⅳ	眼筋以外の高度の筋力低下
Ⅳa	四肢・体幹筋障害が主
Ⅳb	口咽頭筋・呼吸筋障害が主
Class Ⅴ	気管内挿管された状態

文献

1) Diaz-Manera J, Rojas-Garcia. R et al：Antibodies to AChR, MuSK and VGKC in a patient with myasthenia gravis and Morvan's syndrome. Nat Clin Pract Neurol 3（7）：405-410, 2007.
2) Montero-Odasso M：Dysphonia as first symptom of late-onset myasthenia gravis. J Gen Intern Med 21（6）：C4-6.
3) Colton-Hudson A, Koopman WJ et al：A prospective assessment of the characteristics of dysphagia in myasthenia gravis. Dysphagia 17（2）：147-151, 2002.
4) Koopman WJ, Wiebe S et al：Prediction of aspiration in myasthenia gravis. Muscle Nerve 29（2）：256-260, 2004.
5) Linke R, Witt TN et al：Assessment of esophageal function in patients with myasthenia gravis. J Neurol 250（5）：601-606, 2003.
6) Llabres M, Molina-Martinez FJ et al：Dysphagia as the sole manifestation of myasthenia gravis. J Neurol Neurosurg Psychiatry 76（9）：1297-1300, 2005.

IV 小児の嚥下障害

Case Study:Eating and swallowing rehabilitation
―50 cases of practical approach with DVD

IV 小児の嚥下障害 オーバービュー

高橋秀寿　埼玉医科大学国際医療センター運動・呼吸器リハビリテーション科
小宗陽子　国立成育医療センターリハビリテーション科

はじめに

　近年，新生児医療の進歩により，新生児の救命率が向上している一方で，1,000 g 未満の超低出生体重児や早期産児が増加している．このように，早産で生まれた児では経管栄養の長期化と，その後に摂食・嚥下の問題が生じることが多い．また，摂食・嚥下指導が必要となる児が，知的障害や肢体不自由，発達障害などの問題を合併している場合も少なくない．
　以上のような小児の嚥下障害に対するリハビリテーション（以下リハ）の手順として，まず全体の運動発達，姿勢を把握し，発達段階にあった摂食・嚥下の指導方法を選択する必要がある．しかしながら，初期の評価において誤嚥などで経口摂取困難であっても，身体の成熟，機能発達，口腔・咽頭周辺の構造的変化により将来的に摂取可能になる場合も多い．逆に，変性疾患や重度重複児では機能低下により，加齢とともに経口摂取を断念する場合もある．したがって，将来の予後を見越した指導が必要である．本稿では，小児の摂食・嚥下障害の病態，評価，リハについて概説する．

摂食・嚥下の正常発達

【1】小児の摂食・嚥下の機能的発達

　嚥下機能は，在胎 28 週以降に吸啜反射が確立し，在胎 35 週ごろに嚥下反射が完成する．実際には，直接授乳は 32～33 週，ビン哺乳は 35 週以降で可能になる[1]．出生後は，吸啜反射，探索反射，咬反射などの原始反射によって，母乳やミルクが摂取される．生後 5 カ月からは原始反射が減少して，随意的な吸啜運動に移行し，口唇による捕食機能が発達してくる．咀嚼運動は，初期は単純な上下運動であったものが，8～9 カ月には舌を使って臼歯をこすり合わせる複雑な咀嚼運動が可能になる．また嚥下も，口を開けたままの乳児嚥下から，上下の歯を合わせ，口唇を閉じ，呼吸を止めた動作の成人嚥下に発達していく[1-4]．

【2】小児の摂食・嚥下の形態発達

　新生児の口腔内容積は小さく，吸啜による陰圧がかけやすい形態になっている．また，新生児の喉頭の解剖学的位置は鼻腔に近く，口蓋垂と喉頭蓋が近接しているので，哺乳中でも鼻呼吸が容易にできる．その後，顎が発育して，喉頭蓋と口蓋垂の距離が離れ，喉頭は縦に長くなり，固形食を

IV 小児の嚥下障害―オーバービュー

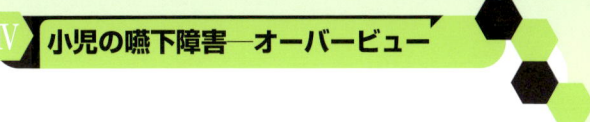

| 表 | 小児摂食・嚥下障害をきたす主な疾患（文献6より） |

(1) 脳神経・筋障害
　脳の未熟性：早期産児，低出生体重児ほか
　精神遅滞：原因不明，染色体異常，脳奇形，脳損傷，先天奇形症候群ほか
　脳障害：周産期脳障害，後天性脳障害，進行性脳障害，脳奇形，染色体異常，先天性代謝異常ほか
　筋障害：先天性ミオパチー，筋ジストロフィー症，重症筋無力症ほか
　脊髄・末梢神経障害：Guillain-Barre 症候群，Werdnig-Hoffman 症候群ほか

(2) 消化器系の形態・機能異常
　巨舌，口唇・口蓋裂，後鼻孔狭窄・閉鎖，扁桃肥大，小顎症，喉頭軟化症，食道閉鎖，横隔膜ヘルニア，アカラジア，咽頭機能不全ほか

(3) 摂食・嚥下障害を修飾する因子
　1) 感覚過敏・鈍麻
　2) 食物アレルギー
　3) 心理的拒否
　4) 経管栄養依存症
　5) 全身状態
　6) 環境要因
　7) 薬剤による影響

咀嚼しやすい形態に成長する．一方，感覚神経は，新生児期は指しゃぶりや，玩具しゃぶり，さらにさまざまな食形態での感覚を経験させることによって，さまざまな食事形態に適合した機能が引き出されるようになる[5]．

小児の摂食・嚥下障害をきたす疾患とその病態生理

　小児の摂食・嚥下障害の原因はさまざまであるが，大きく分けて，①脳神経，筋障害，②上部消化管の構造的・機能的異常，③修飾因子に分類することができる（表）[6]．

　特に，③の修飾因子には以下のようなさまざまな要因が考えられる．感覚過敏は，発達障害や口腔周囲の感覚刺激の不足によって生じるもので，乳首やスプーンも受けつけず，また嫌がるようになる．また，食物アレルギーは，長期の抗生物質の使用による腸内細菌の変化や，胃食道逆流症（Gastro esophageal reflux disease, 以下 GERD）に反復性誤嚥性肺炎などが関連していると思われ，また，ミルクアレルギーが GERD の原因と考えられている[7]．心理的拒否は，偏食があるにもかかわらず，児の発達段階を超えた食物形態を無理に食べさせたりすることが原因で，さらに食事を拒否するようになる場合が多い．さらに栄養状態の悪化，体力低下，呼吸障害，けいれん発作，発熱，睡眠リズムの乱れなどの全身状態が悪いときには摂食・嚥下機能は低下する．

小児の嚥下障害の評価

【1】診察のポイント

　小児では，本人からの問診は不可能であり，保護者からの問診と児の状態の把握が最も重要である．どのような食物形態でむせるか，どのくらいの量でむせるか，むせるときの児の健康状態はどうか，誤嚥性肺炎になった既往はあるか，などを詳細に聴取する．そのうえで，表に述べたさまざまな要因を念頭に置きながら，実際の摂食場面を観察する．摂食場面での観察ポイントは，まず保護者の抱きかた，姿勢，頭部および体幹の筋の緊張状態，保護者の捕食のさせかた，咀嚼のやりかた，嚥下反射時の喉頭挙上の有無や程度を観察する．通常使用しているスプーンの形態，量なども

聴取する．そのうえで誤嚥しやすい要因を探り，逆に比較的誤嚥しにくい条件をみつけることが重要である[8]．

【2】VFによる評価

誤嚥が疑われた場合や，経管栄養から経口摂取に移行させたい場合，VFが適応となる[9]．VFは誤嚥の判定，実際の摂食指導に生かせる方法をみつけることを目的として行われる．

VFを実施する前の準備として，食物形態（固形，半固形，液体，とろみの量など），一口で与える量，姿勢（背もたれの角度，頭部の角度）などを考慮に入れて，被検者および家族が最小被曝量で済むように，あらかじめ検査計画を立てる．

検査方法は，クッションチェアー，タオルなどを使用して，児に安定した座位をとってもらい，側面から，解剖学的位置を確認して，口腔，鼻腔，咽頭，喉頭，食道上部，気管が画面に入るようにセッティングする．被検者が泣いてしまっては検査ができないので，両親に参加してもらい，通常の食事の場面をできるだけ再現できるように，雰囲気づくりを行う．ある条件下でVFによって誤嚥が認められる場合には，より安全と考えられる経口摂取・嚥下条件を探る．次に，経管栄養から経口摂取へ移行する場合では，被検者の最も安全と考えられる摂取・嚥下の条件から検査を開始して，誤嚥や著しい咽頭貯留の有無を確認し，経口摂取の可能性を探る．

VF結果の評価は，検査後ビデオ記録を繰り返しみながら検討する[10]．口腔期（口唇・舌・下顎の運動，送り込み），咽頭期（鼻咽腔への逆流の有無，早期咽頭流入・咽頭残留，喉頭侵入・誤嚥），食道期（狭窄の有無，クリアランス）にいたる食塊の動き・むせ・嗄声の有無などを，各姿勢・食形態ごとに総合的に評価する．嚥下しやすい姿勢は，一般には体幹後傾，頸部前屈がよいとされているが，常時唾液の誤嚥があり，頭部，体幹を前傾したほうが口腔外に唾液を排出しやすい場合など，例外があり，単純な一般化は危険であり，個々の症例について，姿勢や食形態などについて十分に検討する必要がある．さらに，気道の防御機構の評価として，誤嚥したときに息止めや有効な咳嗽反射があるかを評価する．また，誤嚥時にむせも息止めも起こらない silent aspiration（不顕性誤嚥）は，気づかれないうちに重篤な誤嚥性肺炎を引き起こす．また，閉塞性障害や胃食道逆流の合併も問題を増幅するため，VF時に呼吸運動や食道期を観察することも重要である．

おわりに

摂食指導が必要な児のほとんどが，なんらかの障害をもつ子どもである．両親，特に母親は，障害をもったわが子を産んだことに対してぬぐいきれない罪障感をもち続けている場合が多い．医療者の発する何気ない言葉に動揺することがある事実を理解し，配慮する必要がある．

文献

1) 田角 勝：摂食・嚥下障害をきたす病因・病態の診方．*MB Med Reha* **26**：1-8, 2003.
2) 北住映二, 尾本和彦：特集 ハンディキャップ児への対応, 乳幼児におけるハンディキャップ児への対応─摂食障害のある児─．周産期医学 **30**：388-392, 2000.
3) 北住映二：小児の摂食・嚥下障害の全身管理．*MB Med Reha* **26**：26-29, 2003.
4) 金子芳洋編：食べる機能と障害─その考え方とリハビリテーション, 医歯薬出版, 1987.
5) 舟橋満寿子：重症心身障害児の嚥下リハビリテーションの実際．嚥下リハビリテーションと口腔ケア（藤島一郎・他編），メヂカルフレンド社, 2001, pp184-188.
6) 洲鎌盛一：小児の摂食・嚥下障害の病態生理．臨床リハ **14**（12）：1080-1085, 2005.
7) 宮沢麗子, 友政 剛：小児胃食道逆流の診断治療指針─北米小児栄養消化器学会によるガイドラインを中心に─．日児誌 **106**：350-359, 2002.
8) 村山恵子：小児の摂食・嚥下障害の評価のポイント．臨床リハ **14**（12）：1086-1093, 2005.
9) http://www.fujitahu.ac.jp/~rehabmed/jsdr/index.html
10) Leopold NA, Kagel MC：Swallowing, ingestion and dysphagia：a reappraisal. *Arch Phys Med Rehabil* **64**（8）：371-373, 1983.

23 先天性唾液腺欠損症による口腔内乾燥によってう歯が問題となった小児の症例

高橋秀寿　埼玉医科大学国際医療センター運動・呼吸器リハビリテーション科
小宗陽子　国立成育医療センターリハビリテーション科

01 経過

症例：5歳，男子．
経過：39週，2,310g，第1子として出生．
　2歳で難聴のため補聴器使用開始．2歳半で単語（赤，ママなど）．3歳で2語文．上肢低形成，右橈骨欠損にて整形外科受診，3歳4カ月，唾液分泌が不良（**サイドメモ**）でそれに伴う口腔内不衛生により，う歯が多発したため，当センター歯科にて全身麻酔下に歯科治療し，上下顎に義歯を装着した．摂食・嚥下がまだ未熟で，現在離乳後期食を食べている．唾液分泌が極度に少なく，口腔内保湿剤を使用している．摂食・嚥下訓練を希望され，当センターリハビリテーション（以下リハ）科受診．

02 検査所見とゴールの設定

診断：
①動脈管開存（生後1カ月　自然治癒）．
②唾液分泌障害，耳下腺低形成，顎下腺低形成．
③難聴（耳小骨低形成）．
④上肢低形成：右橈骨欠損，1と5指のみ（split hand），左上肢低形成で指2本．
家族歴：特記なし．
妊娠歴：特記なし．
言語発達：2歳で補聴器．2歳半で単語（赤，ママなど）．3歳で2語文．
自宅での様子：唾液分泌が少ないので，口腔の保湿・湿潤用のジェルとしてオーラルバランス®などを使用している．オーラルバランス（**図1**）は，口腔粘膜に長時間付着し，有効時間が7〜10時間と長いのが利点である．
　また，ラムネを口に入れても何時間も溶けず，ゼリー状のドリンク剤をよく使用している．また，なかなか固形物がとれないので，軟らかくしたり，味噌汁などと一緒に取らせるようにしている．摂取カロリーが足りないのが心配である．また，アイスク

図1 オーラルバランス（文献1より）

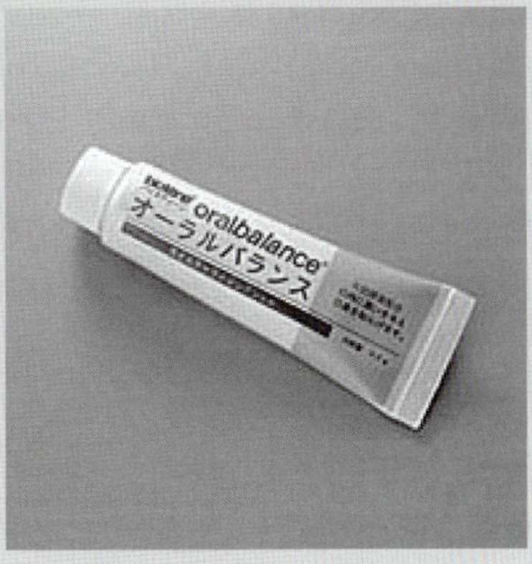

図2 Tc-99m唾液腺機能シンチグラフィー

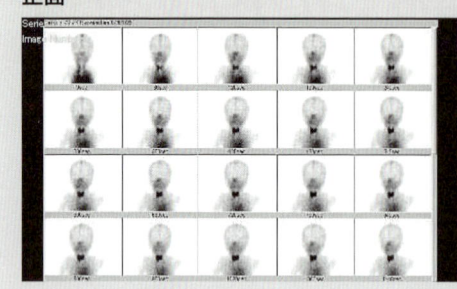

正面
上2段：レモン投与前
下2段：レモン投与後
いずれもTc-99mの集積は，甲状腺のみ

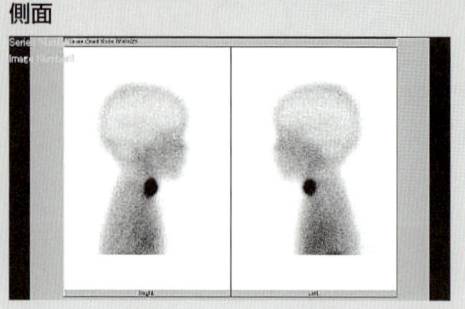

側面
甲状腺のみTc-99mの集積をみとめ，唾液腺には集積をみとめない

リームが大好きで，これがう歯の原因にもなっている．

画像①：TC-99m唾液腺機能シンチグラフィー（**図2**）．

40分撮影中，25分経過時にレモン液口腔内投与．

結果：連続画像上，甲状腺のみに集積を認め，唾液腺（耳下腺，顎下腺）に相当する集積を認めなかった．レモン投与後も唾液腺への集積を認めなかった．さらに側面も追加撮影したが，唾液腺集積は判別できなかった．唾液腺の低形成もしくは無形成が疑われた．

画像②：MRI検査（3歳6カ月）．

顎下腺に相当する低信号の構造物は同定できなかった．耳下腺も低形成で同定困難であった．涙腺も低形成のためか同定できなかった．頸部顎下部には複数のリンパ節が同定された．顎下腺，耳下腺，涙腺の低形成が示唆された．

ゴール設定：唾液分泌を促し，う歯を予防し，口腔ケアを徹底することによって，嚥下障害を克服する．

03 リハアプローチと経過

耳下線・顎下線のマッサージ

食事動作の評価（3歳4カ月）では，捕食は，前歯での咬みとり，食物の側方歯群への移動，咀嚼，嚥下の一連の動作はおおよそ獲得されている．しかし，咀嚼力がまだ弱いので，食塊形成に時間がかかる．母には，食物を小さくするのではなく，軟らかくすることを指導した．また，唾液分泌量が少ないのではとの指摘については，舌背面，歯肉は特に乾いている様子はなかったが，下唇粘膜は乾燥していた．

そこで，リハアプローチとして，耳下腺，顎下腺マッサージを指導した（**図3**）．

マッサージの効果としては，耳下腺マッサージでは，唾液分泌は認められなかったが，顎下腺マッサージで，顎下の押し上げ刺激をしたところ，唾液分泌はわずかに認めた．したがって，顎下腺マッサージを食事前に行うように指導した．また，よく噛んで食べること，噛む回数を増やすことによって唾液の分泌を促進させ，また，こまめな水分補給を心がけるように指導した．そのとき，すぐ飲み込まないで口のなかや喉の入り口にとどめておくように指導した．さらに，オーラルバラ

図3 唾液腺マッサージの方法（文献2より）

マッサージ1（耳下腺への刺激）
人差し指から小指までの4本の指を頬にあて上の奥歯あたりを回してマッサージ（10回）

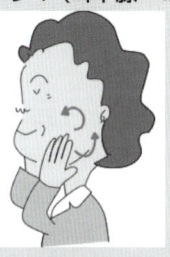

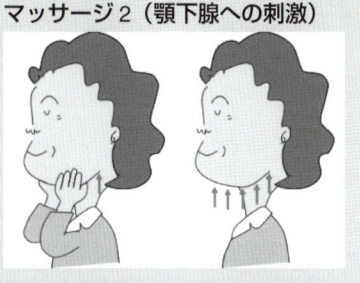

マッサージ2（顎下腺への刺激）
親指をあごの骨のやわらかい部分にあて，耳の下からあごの下まで5ヵ所くらいを押す（各5回ずつ）

マッサージ3（舌下腺への刺激）
両手の親指をそろえ，あごの真下から舌をつきあげるようにゆっくりグッと押す（10回）

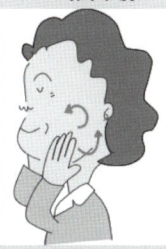

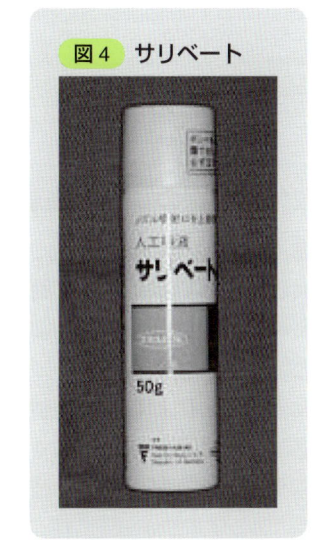

図4 サリベート

ンスのほかに，スプレータイプで，乾燥を感じたときに口腔内に噴霧するタイプの人工唾液（サリベート®）（図4）も紹介した．

04 その後の経過

前述の注意点のほかに，自宅でのうがいの励行，ブラッシングなど，口腔ケアを徹底して行ったため，う歯は再発することはなかった（図5）．

しかし，食が細いために体重が増えないという問題が生じた．唾液腺低形成の影響が強く，食べるものが限定されていた．本人の趣向は，甘みは大変好むため，アイスクリームを食べさせて，次におかずを食べさせるという状態であった．おかずは，揚げ物など，ぱさつくものは好むが，チーズ・卵・白身魚は苦手で，米飯ほとんど食べず，パンが主食であった．しかし，牛乳は好きで1日400 ml飲むようであった．

そこで，栄養士に相談して，食事の方針として，毎食に主食・たんぱく質・野菜をそろえ，小量でエネルギーアップできる食材の利用を考えた．具体的食材として，（油・砂糖），芋類の使用，スープ・シチュー，スイートポテト，さつまいものミルク煮，ジャガイモの金平，炒め物，および濃厚

流動食の紹介を行った.

4カ月後,とろみはだめだが,穀物を野菜と一緒に煮るとよく食べるようになった.

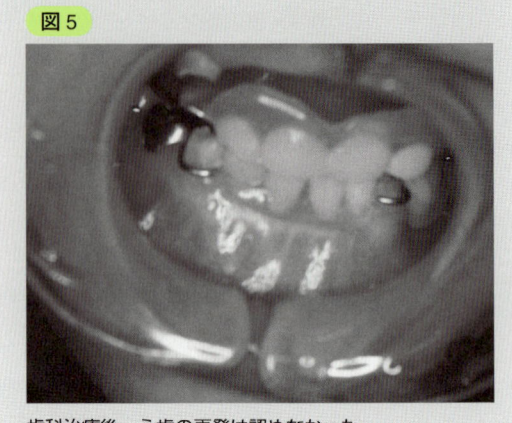

図5

歯科治療後,う歯の再発は認めなかった

05 症例のポイント

唾液分泌障害のリハの注意点

唾液には,歯の表面の保護作用がある.歯の表面は唾液由来の糖タンパクであるペリクルで覆われている.ペリクルは細菌の産生する酸による脱灰を遅らせる働きをもっている.また,唾液自身の自浄作用によって口腔内の細菌が取り除かれる.しかし,唾液分泌障害が生じると,口腔乾燥を生じ,食事のたびに,口腔内細菌が炭水化物を代謝することで産生される「酸」によって歯質が脱灰され,虫歯が発症するといわれている.

唾液分泌障害に対するリハとしては,保湿剤を用いた口腔内保湿,食事のときの適度な水分補給,食後のブラッシングなどの口腔ケア,唾液腺マッサージ,などが重要である.

サイドメモ　　　　　　　　　　　　　　　　　　　　　　　　　Sidememo

▶ ドライマウス

ドライマウスとは日本語で口腔乾燥症のことをいう[4].広い意味での口腔乾燥症は唾液分泌の低下だけでなく,口が乾いていると自覚する症状すべてを指すことになる.また,狭い意味では,唾液の分泌が低下して口が乾いている症状をさす.唾液の分泌が低下して口が乾く原因はさまざまで,①口が乾く作用(副作用)をもった薬剤を飲んでいる,②年齢(高齢)により唾液分泌の能力が落ちている,③精神的な緊張などによるもの,④口で呼吸する,⑤糖尿病,腎臓病,肝臓病など病気によるもの,リウマチやシェーグレンといった自己免疫疾患,⑥放射線治療,骨髄移植などがある.

文献

1) Biotene (http://www.biotene-tk.co.jp/product/index.html)
2) 歯科保健―だ液腺マッサージ:呉市保健所　ホームページ (http://www.city.kure.hiroshima.jp/~sukoyaka/shika/massage.html)
3) くすりのしおり:内服薬,外用薬を調べる―サリベート (http://www.rad-ar.or.jp/siori/kekka.cgi?n=9502)
4) ドライマウス研究会ホームページ (http://www.drymouth-society.com/)

24 心疾患を有し口蓋裂未閉鎖のまま経口指導を行った21トリソミー児の症例

佐藤裕子　国立成育医療センターリハビリテーション科

01 経過

症例：4歳，男児．

経過：胎児期に21トリソミー（trisomy），唇顎口蓋裂，両大血管右室起始症の診断を受けていた．経口哺乳は，NICUにおいて生後2日目より始められたが，十二指腸狭窄によるダイヤモンド吻合術や無気肺，SpO_2低下，両大血管右室起始症・肺動脈狭窄根治術，感染などにより中止・再開を繰り返した．安定した状態で経口摂取が開始できたのは1歳7カ月からであった．口唇形成術施行は心疾患根治術後，全身状態が安定した1歳6カ月，また口蓋形成術は体重増加不良のため3歳と遅れ，裂が未閉鎖のまま哺乳から摂食へとすすんだ．

02 検査所見とゴールの設定

併存疾患：21トリソミー，両側唇顎口蓋裂，精神運動発達遅滞，環軸関節不安定症，右停留精巣・右遊走精巣，尿道下裂．

既往歴：両大血管右室起始症・肺動脈狭窄，十二指腸狭窄．

発達状況（1歳2カ月時）：筋緊張低下，定頸，寝返り可，座位不可，指差し不可，発声は[a:]程度，言語指示の了解は困難．

社会的背景：父母兄児の4人家族．

問題点：唇顎口蓋裂未手術，心疾患，精神運動発達遅滞，体重増加不良．

【嚥下障害の評価】

VF所見（生後8カ月時）（図1～2）．

イオメロン＋とろみ＋ヨーグルト，バリウム＋マッシュした芋で実施した．唇顎口蓋裂未閉鎖のため鼻腔への逆流が認められる．ヨーグルトでの嚥下はスムーズで喉頭侵入なく誤嚥は認められなかった．

胃食道逆流現象（GER）について，生後8カ月時に上部消化管造影（図3）および24時間食道内pHモニタリング検査を施行した．上部消化管造影の方法[1]は，胃管から希釈した造影剤を2回に分けて通常哺乳量まで注入し5分間観察を行った．結果は，上部消化管造影では明らかな胃食道逆流を示唆する所見はなく，pHモニタリング検査では，上部食道＜pH4　1％程度，下部食道＜pH4　9.9％で，上部食道までの逆流はないが，下部食道までの逆流が疑われ，制酸剤服用となった．

ゴール設定：食物の取り込み，成人嚥下ができ，発達に合わせた介助方法と食形態の指導により，家庭で安定経口摂取できることをゴールとした．

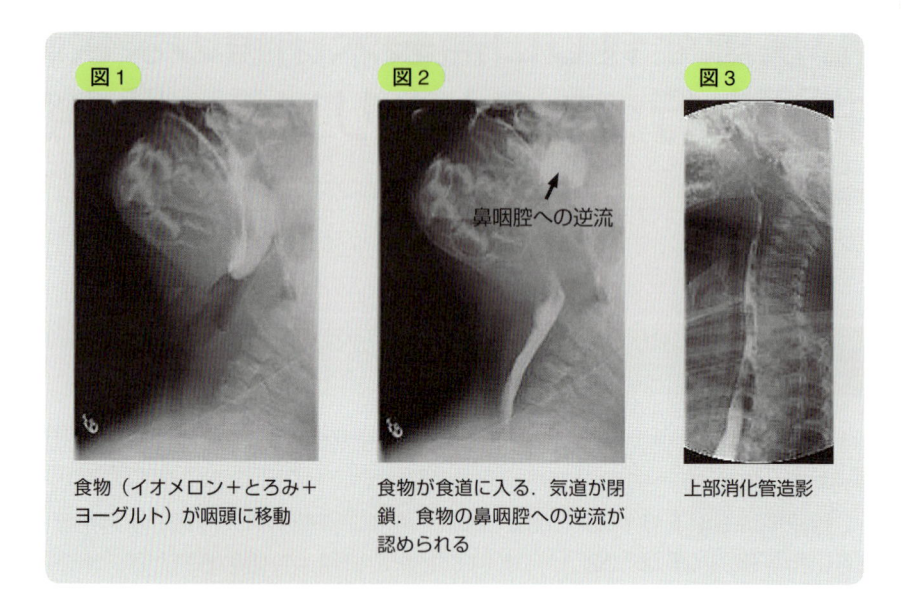

図1 食物（イオメロン＋とろみ＋ヨーグルト）が咽頭に移動

図2 食物が食道に入る．気道が閉鎖．食物の鼻咽腔への逆流が認められる
（矢印：鼻咽腔への逆流）

図3 上部消化管造影

03 リハアプローチと経過

中止・再開を繰り返した経口哺乳

　胎児期に21トリソミー，唇顎口蓋裂，両大血管右室起始症の診断を受けていた．在胎37週3日体重2,536 gで出生，APGARスコア1分4点/5分9点，NICU入院となった．入院後は呼吸は安定し，自発呼吸にて管理された．日齢2ミルクを開始したところ通過障害あり，胃部造影の結果，十二指腸狭窄と診断，ミルク中止し，日齢7にダイヤモンド吻合術施行．日齢17（術後11日目）1回3 ml×8回/1日でミルク再開，再開2日後1回6 ml×8回，4日後1回10 ml×8回と徐々にミルク量を増加させたが，実際に経口で摂取できたミルク量の増加はゆるやかであった（ミルク経口摂取の残りは注入）．日齢21よりHotz床装着．生後1カ月過ぎ無気肺が認められ，経口哺乳後にSpO$_2$低下が頻回に認められ経鼻酸素となり，経口哺乳は一時中止された．経口中止の間は空乳首によるNNS（Non-nutritive sucking）や糖水でしめらせた太綿棒をしゃぶらせるなどの刺激を継続していた．

　生後2カ月より経口再開．肺血流低下によるSpO$_2$低下，無呼吸発作が頻回となり，生後3カ月体肺動脈短絡術（BT shunt）施行．生後3カ月半経口再開したが，上気道症状を認め持続酸素投与（酸素ボックス管理）となり中断，生後4カ月経口を再開した．以降，経過安定し，経口哺乳量は徐々に増加し，生後5カ月に自宅退院した．

　生後6カ月果汁，スープを開始．生後8カ月感染を契機にバイタル不安定となり再入院．入院中にVF検査，上部消化管造影および24時間pHモニター検査が施行された．VFでは誤嚥なし，上部消化管造影では逆流観察されず．pHモニタリング検査では下部食道までの逆流が疑われ，ミルクにとろみ添付および制酸剤服用開始した．生後11カ月両大血管右室起始症・肺動脈狭窄根治術施行．入院継続中1歳（根治術後1カ月）より病棟にて経口離乳食再開．1歳1カ月（根治術後2カ月）に自宅退院．

表1 外来での初回評価（1歳2カ月）[2]

姿　勢	抱っこ			
体幹角度	頸部伸展し反り返り			
自立度	全介助			
食物形態	糊状の粘性の強いペーストを舌にのせ液体で流し込む			
水分摂取	哺乳瓶			
過敏・拒否	顔（＋），頬（＋），口唇（＋），口腔内過敏（＋）			
口腔状態	口唇裂未閉鎖（テープ閉鎖），口蓋裂未閉鎖（Hotz床装用）			
食　具	大人用デザートスプーン			
口唇閉鎖	安静時（－）	捕食時（－）	処理時（－）	嚥下時（－）
舌運動	わずかに前後			
舌挺出	安静時（＋）	捕食時（＋）	処理時（＋）	嚥下時（＋）
顎運動	ほとんど動かない			
顎コントロール	ペースト摂取時不良（開口したまま）			
嚥　下	むせこみあり			
口腔内での処理	ためこみ（＋）	吸啜（＋）		乳児嚥下（＋）
異常パターン	丸飲みこみ（＋）	舌挺出（＋）		過開口（＋）

外来でのSTによる母への摂食指導

　退院後，ミルクを嫌がり離乳食も拒否がみられたため体重増加不良となり，1歳2カ月時に外来でSTによる指導を開始した．1歳2カ月ST初診時は，両側唇顎口蓋裂術前で，唇裂部にテープを貼り乳首をくわえていた．また口蓋裂部には哺乳・摂食時にのみHotz床を装用していた．母の摂食姿勢は膝にのせた児を左手で抱える抱っこで体幹角度は50度であったが，児の頸部は伸展し反り返った状態であった．持参された食物はバナナなど数種の食物を混ぜ，ミキサーで粒なしペースト状にしたもので，粘性が強い糊状であった．食具は大人用のスプーンで，反り返り開いた口から挺出している舌の上に多量の粘性の強いペーストをすりつけた後に，水やお茶などの液体をスプーンで口に流し入れていた．すなわち開口し舌挺出した口にペーストと水分を次々に流し込んでいる状態で，嚥下は口唇閉鎖なく乳児嚥下であった．時折，舌が口腔内に入って動かす動作がみられた．口腔内には一度に嚥下しきれない量が入っていたため，口腔内残量も多く，時折口唇を閉鎖すると食物が口腔外にあふれてこぼれ落ちている状態であった（表1）．

　そこで，①摂食姿勢については，反り返りを防ぐために母の肘で頸部をサポートする抱っこの方法について実際にSTがやってみせた後，母に同じ姿勢をとってもらい，母の体形に合わせて調整した．②食形態については，粘性の強いペーストにした理由は，通常のペーストではモグモグする練習にならないのでは，という母の思いからで，結局，児が舌を動かさずいつまでも飲み込まないために，どんどん水を流し入れる事態に陥っていた．しかし口のなかでペーストと水が混ざりあい，むしろ薄いペーストとなっていたのは母も認めるところであったため，食形態はポタージュ状ペーストに戻し，水を流して嚥下させることをやめてもらった．

　③口唇を閉鎖して捕食することを説明し目標にした．ただし，唇裂のため上唇によるとりこみはできないことから，下顎の挙上を促し，児の上唇にあたる部分に母の指を添えて食物を取り込むよう促した．スプーンは，捕食練習のために，幅が児の口サイズより小さく，凹みの浅いスプーンを紹介した（サイドメモ）．④1回量は子供用スプーン1/3杯とし，口のなかがからっぽになるまで（嚥下されるまで）次を与えないようにしてもらった．⑤顔，頬，口唇，口腔内に過敏が認められたが，歌を歌ってあげながら軽い圧刺激を加えるとなんとなく注目し，それほど嫌がらなかったため，家庭でも毎日楽しい雰囲気で行ってもらうことにした．母からも児との触れ合いにもなり楽しいということであった．

口唇形成術後の経過

　翌月には口唇形成術が予定されていたため，術後に再開指導することとしたが，風邪をひくなどで手術延期となり，1歳6カ月に鼻腔底形成を伴う口唇形成術・両側副耳切除・先天性左耳瘻管摘出術が施行され，1歳7カ月にSTによる指導を再開した．以下，経過の概略を示す．指導は外来で月1回×1回40分実施した．食事と食具は家庭で使用しているものをもってきてもらった．

　1歳7カ月（口唇形成術後），口唇裂は閉鎖され，鼻腔底・鼻腔および口唇が形成されていた．口蓋裂は未閉鎖で摂食時のみHotz床装用した．頸はすわっているが，自力座位不可のため家庭では抱っこで食事を与えていたが，反り返らないよう母も姿勢に気をつけて与えていた．マンマンマンといった反復喃語発声がでてきていた．視線は合いにくく，手で身体部分を反復してさする自己刺激行動が目立った．体調不良，手術があったため捕食に変化がなかった．1回の量はSTが前回伝えたとおりで，嚥下されてから次を与えていた．食形態はポタージュ状のペーストで口を開けると舌挺出がみられた．舌は活発ではないが前後動がでており，嚥下は乳児嚥下であった．母は，手術で経口摂取できなかった間にも過敏除去の脱感作は継続されており，嫌がりはするものの強い拒否はなくなっていた．スプーンでの食物取り込み時に，後方から児の下顎と上唇を軽く介助し口唇閉鎖を促すこと，挺出する舌をスプーンで軽く押さえて出さないようにする，また舌が出ていないときに食物を与えるよう家庭で行ってもらった．

　1歳9カ月，捕食時に口唇閉鎖とともにスプーン咬みが多くなった．児のスプーン咬みは遊び（口腔刺激）であったため，後方からの口唇閉鎖介助にて口唇での閉鎖を促し，咬んだときには無理に引き抜いたり，引き抜こうとしてスプーンを動かすことで咬む＝遊びに陥らないよう，児の力が緩んだところでそっと引き抜き刺激しないようにした．その後，スプーン咬みは消失した．

　1歳10カ月，Hotz床を装用すると泣き出し，食物を唾液とともに出してしまうため，Hotz床装用を中止した．Hotz床なしだと舌の前後動が活発にでる．食形態は，食・副菜とも軟らかいおかゆを少しミキサーにかけた程度の軟らかさに調整．座位がしっかりしてきたため，家庭にある椅子を工夫し利用することにした（図4，5）．

　2歳，両側精巣固定術施行，両口唇での捕食良好となったので，スプーンに児の手を添えさせて自分で食べる練習を導入した．食形態は柔らかいが少し粒が残る程度のミキサー食．

　2歳3カ月，舌の前後の動きが大きくなり上下の動きも出てきた．食物が口蓋裂から鼻腔に抜け

図4 家庭での工夫：体が前にずれないような股留め（写真はモデル）

図5 作成できる家庭用椅子の工夫モデル

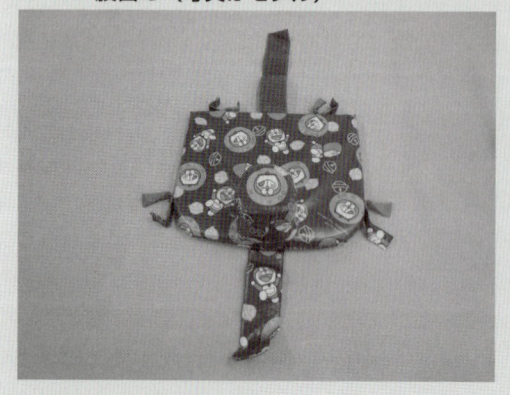

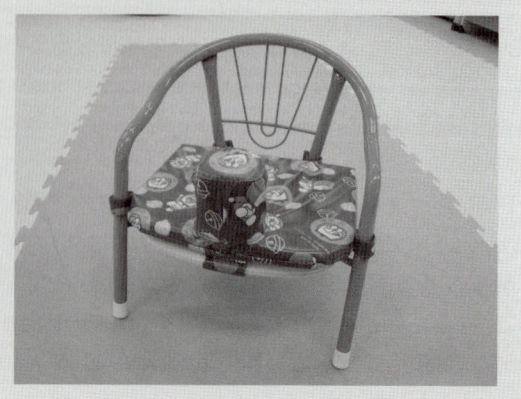

ないよううまく押しつぶし，嚥下している．スプーンに自発的に手を添えることが増加してきた．
　2歳5カ月，自分で皿からスプーンをもち口に運ぶ練習を行おうとしたが，皿を投げるため，投げられない重い滑り止めのついた皿を使用し，皿に載せたスプーンを把持し口に運ぶ練習を行った．STが軽く背後からスプーンの柄の端をもち，スプーンの動きをコントロールした．軟らかい押しつぶし食（豆腐など）で押しつぶし練習を継続した．
　2歳7カ月，赤ちゃんせんべいを与えると時折舌の左右動がみられ，臼歯にのせると噛むことがみられた．家庭でも同様のせんべいを臼歯にのせて与えてもらうようにした．
　2歳8カ月，軟らかく煮て大きめに切った煮野菜をつくってきてもらい与えたところ，舌で押しつぶし，側方に移動する動きがみられた．またやわらかい卵焼きでも舌の左右動がみられた．
　2歳10カ月，食形態は軟固形食で，舌で食物を臼歯部に移動し咀嚼する．スプーンは皿に置いて提示すると，自分で把持し口に運ぶが，口に入れた後には放るため，口に入れた後に背後から手を取って把持を介助した．
　3歳，口蓋形成術施行．
　3歳1カ月（口蓋形成術後1カ月），改善していた舌挺出が再びみられたが，翌月には挺出せず捕食できるように戻った．

04 開始時と現在の変化

表2　再評価（3歳2カ月）

	1歳2カ月時				3歳2カ月時			
姿勢	抱っこ				椅子座位			
体幹角度	体幹50度だが頸部伸展し反り返り				90度（椅子座位姿勢）			
自立度	全介助				皿に置かれたスプーンを把持し口に運び戻す			
食物形態	糊状の粘性の強いペースト＋水				後期離乳食			
水分摂取	哺乳瓶				コップ練習中			
過敏・拒否	顔・頬・口唇・口腔内すべて（＋）				触られることは好きではないが過敏はない			
口腔内	口唇裂未閉鎖，口蓋裂未閉鎖（Hotz床使用）				口蓋形成後			
食具	大人用デザートスプーン				凹みがあっても口唇での取り込み可能			
口唇閉鎖	安静時（−）	捕食時（−）	処理時（−）	嚥下時（−）	安静時（＋）	捕食時（＋）	処理時（＋）	嚥下時（＋）
舌運動	前後				側方			
舌突出	安静時（＋）	捕食時（＋）	処理時（＋）	嚥下時（＋）	安静時（−）	捕食時（−）	処理時（−）	嚥下時（−）
顎運動	ほとんど動かない				移行，咀嚼可能			
顎コントロール	ペースト摂取時不良				固形食良好，コップ液体摂取時は不良			
嚥下	乳児嚥下，むせこみあり				成人嚥下，むせなし			
口腔内処理	ためこみ，吸啜				咀嚼，前歯で咬断，臼歯で臼摩			
異常パターン	丸飲みこみ，舌挺出				なし			

05 症例のポイント

児の状態に合わせたリハを外来を通して継続

　外来指導開始時（1歳2カ月）には摂食拒否傾向があり体重増加不良が認められた．当時の問題点は，①器質的問題（唇顎口蓋裂未閉鎖），児の状態の不安定さ（全身状態，呼吸），②摂食介助方法，③母の心理的問題であった．①に対しては口蓋の成長に伴い歯科と連携をとってHotz床の調整を行い，強度を保ちながらもできるだけ薄く児が装用できるよう歯科と調整を行った．押しつぶし食べ練習期には口蓋床の装用が当然ながら望ましいが，児は装用すると大泣きし嫌がるようになったため装用を断念し，1歳10カ月から3歳まで口蓋未閉鎖で食物を摂取した．この時期，丸飲みせず舌を動かして口蓋側方でうまく押しつぶし食べをするようになった．しかし食物の鼻漏出は続いていた．②介助方法は，母子ともに安全かつ楽な（家庭で実用的に続けられる）姿勢にし，介助ペースを児のタイミングに合わせ，スプーンも児にあったものに変えたところ，摂食への拒否は改善し，以降，体調による波はあったものの摂食量は順調に増加した．③しかし，摂食量のわりに体重が増加せず，外科手術のために体重を増やしたい母の気持ちにはあせりと葛藤がみられた．このころ，管理栄養士によるカロリー相談およびカロリーアップの具体的なメニューの指導など複数職での援助を行った．

　母の焦りを受け止めつつ，児の発達や口腔形態に合わせた食形態や介助方法，食物内容を，具体的に継続して指導した．特に，外来での指導では，指導食を母につくってきてもらうため，具体的に形態を伝えることに苦心した．たとえば，押しつぶし食では「薄味おでんの軟らかく炊いた大根をつくってきてください」や「牛乳を多めに入れてだし巻き卵をつくってきてください」といったような表現である．また，食具を使用しての自力摂取指導では，皿やスプーンを投げる行動がみられた．投げる行動に対しては，投げてから叱るなどといった事後に行動修正を促すのではなく，投げる行動を未然に防ぐことで，不適切な行動をパターン化させないことに主眼をおいた．スプーンは柄が長いタイプにし，STが柄の先を後ろからもち，投げる行動が出ないようコントロールした．皿は重い皿にしたが，それでもうまくひっくり返して投げようとするので，目立たないように皿端を押さえて動かないように固定した．もちろん投げずに上手に操作したときにはほめるといった社会的賞賛を行い，それは児にとって行動強化になった．これらは家庭でも母に実施してもらい統一した．外来指導では，母に指導方針を説明し，理解してもらったうえでの共同作業という視点が重要であろうと思われた．

サイドメモ

Sidememo

▶スプーンの工夫（選択）

　スプーンの選択は捕食訓練にとって重要である．スプーンは，①幅，②食物をのせる凹みの深さ，③長さと柄の太さ，形，④材質，を考慮して選択する．①幅はこどもの口の幅（口角間距離）より小さいもの，②深さは，捕食練習を目的とする場合は凹みの浅いスプーンを，

③食具での自力摂取をすすめる段階では，こどもの手に合わせた柄の長さと太さ（細いものは握りが安定しない），柄の形とは断面が丸や四角，平坦なものなど握りやすさと安定性から選択する．④材質はシリコン製，金属などがあり，子どもに合わせて選択する．

文献

1) 田角 勝．向井美惠編著：胃食道逆流症（GERD）の検査と対策．小児の摂食・嚥下リハビリテーション，医歯薬出版，2006, pp126-128.
2) 金子芳洋編：摂食機能評価基準．食べる機能の障害，医歯薬出版，1987, pp150-151.
3) 金子芳洋監修：摂食指導・訓練の実際1．障害児者の摂食・嚥下・呼吸リハビリテーション，医歯薬出版，2005, pp267-269.

25 摂食パターンを修正し咀嚼機能を獲得していったPrader-Willi症候群の症例

小沢 浩　島田療育センター小児科
岩間一実　昭和大学歯学部小児成育歯科学教室

01 経過

症例：2歳6カ月，女児．
経過：妊娠中は問題なし．在胎36週，体重1,338g，身長38cm，頭囲29.4cm，胸囲22.7cm，胎児仮死のため緊急帝王切開にて出生．APGARスコアは1分8点，5分9点であった．発達歴は，あやし笑い8カ月，追視3カ月，頸定9カ月，寝返り7カ月，座位1歳3カ月，這い這い1歳5カ月，独歩2歳3カ月，単語1歳8カ月，二語文の獲得はなかった．
現病歴：出生時，泣き声弱く活気不良であった．筋緊張低下を認め，哺乳できずに注入した．体重増加不良あり．発達の遅れがあったため訓練目的に来院し，摂食の評価のために摂食外来を受診した．

02 検査所見と摂食評価・指導

家族歴：特記すべきことなし．
理学所見：体重8.8kg（-3.1SD），身長78.1cm（-3.9SD），頭囲44.5cm（-2.4SD）．知的発達は，遠城寺式発達検査で，習慣・対人関係・理解は2～3歳，言葉は1歳（単語表出）と遅れを認めた．脳神経系の異常はなく，筋緊張は低下していた．深部腱反射は正常であった．座位は安定し，上肢操作可能であり，歩行はwide basedで左右にジグザグした歩行であった．不随意運動はなく，失調はなし．感覚も正常であった．
検査データ：血液生化学所見異常なし．染色体検査にて，母親由来のダイソミーによるPrader-Willi症候群（サイドメモ）と診断した．
摂食外来での状態（図）：食事の内容は，中期食と完了食であった．水分はとろみをつけずにそのままの状態で摂取していた．介助者（母）がスプーンでヨーグルトを口の前までもっていくと，開口はするが取り込みはなく待っている状態であった．介助者（母）がスプーンを開口している口のなかにヨーグルトを上口唇にすりつけるような形で入れていた．取り込んだ後は口唇閉鎖あり，ヨーグルトが口からこぼれることはない．口角のしわは浅く左右対称である．舌の側方運動は認めない．自分でスプーンによりヨーグルトを口に入れることもできるが，大きく深さのあるスプーンであり，一口量が大きく口の奥まで入れてほおばるような状態で取り込みを行っていた．
パンの摂食の様子は，パンを自分でもち口にもっていく．齧りとりは不十分であり，複数回噛んだ後にやっと齧りとり取り込む状態であった．取り込んだ後は，口角のしわの左右差はあまりみられずに，50回以上噛み，丸飲みをしていた．水分はスプーンで口の奥まで入れ流し込んでいた．

図 摂食外来での状態

	形態	指導内容	機能	指導内容
2歳6カ月	中期食 完了食 水分	→	中期食 全粥 水分とろみ	舌側方運動（−〜±） 咀嚼（−〜±） 一口量調節（−） 哺乳瓶使用	→	齧りとり 手づかみ食べ れんげ
2歳10カ月	中期食 全粥 水分 哺乳瓶中止	→	つぶなし中期食 全粥軟飯の おにぎり 水分とろみ	舌側方運動（±） 食塊形成（±） 舌背残留（+） 咀嚼（±）	→	齧りとり 手づかみ食べ れんげ スープカップ
3歳	中期食 おにぎり 水分とろみ	→	中期食 軟飯 おにぎり 水分とろみ	舌側方運動（±〜+） 舌背残留（±〜−） 咀嚼（±〜+） 下顎回旋（±）	→	齧りとり 手づかみ食べ スープカップ れんげ 食べ物名前

れんげにより水分の取り込みを観察すると、口をつけることは行うが、上口唇は下降が不十分であり、吸い込みはできなかった。液体は、いつもは哺乳瓶を使用し摂取していた。

指導内容：摂食における口腔の動きは、咀嚼の動きがみられていないため、食形態は完了食であり、水分は哺乳瓶による摂取であった。中期食および全粥に変更し、水分にとろみをつけ、摂取を行うようにした。また、底の深い大きいスプーンを使用していたため一口量の調節も不十分であったので、小さい平らなスプーンに変更して一口量の調節を行えるようにした。また齧りとり、手づかみ食べを行うように指導し、れんげによる水分摂取を行うようにした。

03 摂食機能の変化

咀嚼機能の向上

2歳10カ月時（4カ月後）は、母が全粥の状態で齧りとりができるおにぎりをつくっていて、それを自分でもち口にもっていき齧りとりを行っていた。手背を下に手掌を上にして口に押し込むような動きで齧りとりを行っていた。そのため一口量が多い状態であったため、おにぎりをスティック状にして手背を上にして手で握り、口にもっていき齧りとりを行うことにより一口量が減った。また、両手でもち、齧りとることも可能となっていた。スプーンは底の浅い小さいスプーンに変更して摂取しており、介助者はスプーンを顔の前下方で止め、患児がやや前傾となり、顔を近づけて口唇を閉じて取り込む動きを促した。上口唇の下降もしっかりしてきたので、れんげによる水分の吸い込みもできるようになってきた。それに伴い、哺乳瓶による水分摂取は中止した。

口腔の動きについては、口角の引きは4カ月前よりも深くなっていて、左右差は徐々に出現してきていたため、咀嚼の動きは不十分であるが食塊形成されはじめてきていると考えられた。また、食物の一部が舌の背面に残る状態（舌背残留）であり、食塊形成は不十分であると考えられた。食形態は、つぶの残らない押しつぶしにより処理しやすい中期食、全粥と軟飯を混ぜたおにぎりとし、水分にとろみをつけ、摂取方法はれんげに加えスープカップによる摂取も開始した。

3歳時（6カ月後）、齧りとりもしっかりし、口角の皺の左右差もしっかりしてきて、下顎の回旋の動きもみられてきた。咀嚼もみられており、食物の舌背残留もなく、食塊形成の機能も向上して

147

いると考えられた．食形態に軟飯も加え，食べ物の名前を言いながら食べるなど，食事の楽しい雰囲気づくりと理解の向上をより意識するようにした．

他のリハ

体幹の低緊張，上肢動作時の肩甲帯の過緊張のため，バランス能の低下，操作性および巧緻性の低下がみられた．興味の転導性あり．そのため，トランポリン，型はめ，ひも通し，粘土などを使用し，バランス・巧緻性の向上に努めた．

04 症例のポイント

正しい摂食機能の獲得が生活の質の向上をもたらす

2歳6カ月の来院時は，咀嚼機能が獲得されていないにもかかわらず，完了食を摂取していたために，食物の丸飲みを行っていた．食物の形態を中期食に下げ，押しつぶしなど口腔の本来の正常な動きを促しながら，徐々に形態を上げていき，丸飲みのような異常な摂食パターンを修正したうえで，咀嚼機能の獲得をしていった症例である．Prader-Willi症候群の合併症のひとつに肥満がある．摂食中枢の調節能が未熟なために過食となり，肥満をきたすと言われている．

しかし，丸飲みなどの異常な摂食パターンによる摂取が，肥満の原因のひとつとなっている可能性も十分考えられるが，その視点から検討した報告はみられていない．Prader-Willi症候群に限らず，Down症候群や自閉症の症例にも丸飲み早食いの摂食パターンは多くみられ，それが肥満の原因となっている．乳幼児期から正しい摂食機能を獲得することが，小児期から成人期に至るまでの肥満や生活習慣病の予防につながっていき，食事にとどまらず，生活の質の向上すべてにおいて関係していくと考えられる．

「食べる」．このことの大切さ，その発達をともに見守り指導していくわれわれの責任の重さをあらためて教えてくれた症例であった．

サイドメモ

▶Prader-Willi症候群

Prader-Willi症候群は，乳児期の筋緊張低下，アーモンド様の眼，半開きの口などの特徴的顔貌を呈し，幼児期からの肥満，低身長，性腺機能低下，行動異常などを主症状とする[1]．発生頻度は，15,000〜20,000人に1人とされる．病因は，約70％は父親由来の染色体15q11-q13に存在する刷込み遺伝子の機能喪失である．約25％は第15番染色体の母親ダイソミー（2本とも母親に由来する），残りは刷込み変異など他の遺伝子異常による．大部分は，弧発例でありあり，遺伝性を呈する例は稀である．平均知能指数は，60〜70で，約20％は中等度の精神遅滞を呈する．治療としては，食事療法，運動療法，成長ホルモン療法，性ホルモン補充療法，向精神療法などが行われる．

文献

1) 高橋 勉・他．Prader-Willi症候群．小児疾患の診断治療基準，第3版，小児内科増刊号 **38**：132-133, 2006.

26 嚥下障害を有するアテトーゼ型脳性麻痺の患児が経口摂取を継続できた症例

上石晶子　日本心身障害児協会島田療育センター小児科
赤荻芙美子　日本心身障害児協会島田療育センター言語聴覚科

01 経過

症例：12歳，女児．
診断：アテトーゼ型脳性麻痺（サイドメモ）．
経過：早産（在胎27週），極低出生体重児（出生体重1,060g），帝王切開で出生．重度の新生児仮死，新生児呼吸窮迫症候群，両側未熟児網膜症を認めた．4カ月のときに点頭てんかんを発症した．2歳10カ月時に，当センターに入所となり，理学療法とSTによる摂食指導を開始した．

上口唇，口腔内に過敏性が残存し，口唇反射と吸啜反射がみられたため，脱感作，口腔刺激訓練から始めた．バンゲード法による筋刺激訓練や経口摂取訓練へと移行し，6歳時には1日1回，ペースト食を摂取することができるようになった．身体の成長に伴い抱っこ座位が困難になり，9歳時，食事姿勢を車椅子上での摂取に変更した．徐々に摂取量を増やし，10歳時には，経鼻栄養を併用しながら1日3回摂取できるようになった．

02 検査所見と評価

画像：MRI（2002年2月撮影）．明らかな構造的な異常なし．
併存疾患：てんかん，胃食道逆流．
身体機能：四肢麻痺，寝たきり，未定頸．左凸の側弯を呈する．頭部は，右向きとなり後屈している．それに伴い左肩甲帯は挙上，左上肢は屈曲位で後方にひかれる．側弯の影響を受け，骨盤は右挙上位となり，下肢は屈曲位で右側へ倒れ，全身的なねじれを生じている．運動時には屈曲と伸展の筋緊張がさらに強くなる．感情の高揚によっても全身の筋緊張が影響を受ける．
ADL：FIM（12歳9カ月時）にて全項目1点（総得点18点）で全介助である．
認知機能：遠城寺式発達検査（11歳11カ月時）では，移動運動4カ月，基本的習慣5カ月，発語6カ月，手の運動2カ月，対人関係7カ月，言語理解11カ月であった．
名前などの簡単な言葉や状況の理解ができ，人とのかかわりから笑顔をみせたり，声をあげたりすることができる．音や視覚刺激に敏感で，刺激によって筋緊張が高まったり，刺激の方向を追視する様子がみられる．

【嚥下機能の評価】
VF所見：2004年5月（9歳）車椅子上VF実施　DVD症例26-【1】．
ペースト食にて誤嚥がないことを確認した．ゲル状のとろみつきの飲料では，喉頭蓋谷には貯留が認められたが，複数回嚥下しクリアになる様子が確認された．

口腔機能：11歳0カ月時
①口腔形態：上顎前突を認めるが，他に異常は認めない．
②反射：原始反射では，緊張性咬反射が残存している．咳そう反射，嘔吐反射，嚥下反射には異常は認められない．
③過敏性：身体，顔面，口唇，口腔内ともに認められない．
④意欲・拒否：食事の認識もあり経口摂取への意欲は高い．食べたくないときには，舌を突出したり，顔をしかめて拒否を表す様子がみられる．
⑤摂食機能
捕食：食物を認知し開口は可能である．しかし，身体を後方へ反り返らせて頭部後屈しながらの開口となる．開口をしながら筋緊張が高まり頭部が右側へねじれた状態になり，正中で取り込めないこともある．開口時，開口の程度を調整することが難しく開けすぎてしまう（図1）．下顎の上下動は可能だが，スプーンを咬みこんでしまって（図2），その状態が持続してしまうことがある．口唇の閉鎖による捕食はみられない．

処理：舌の前後運動によって食物を送り込むが，舌と顎が分離していない．口唇も閉鎖しておらず舌が突出し（図3），舌とともに食物が口腔外に押し出されることがある．

嚥下：頭部を後屈させ，咽頭部を膨らませ舌を突出して嚥下する（逆嚥下）様子がみられる．1回では嚥下できず，食物が口腔内に残っている．ときどきむせる様子もみられる．
⑥食形態：ペースト食．

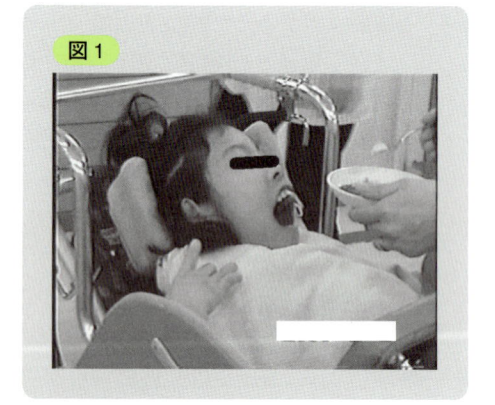

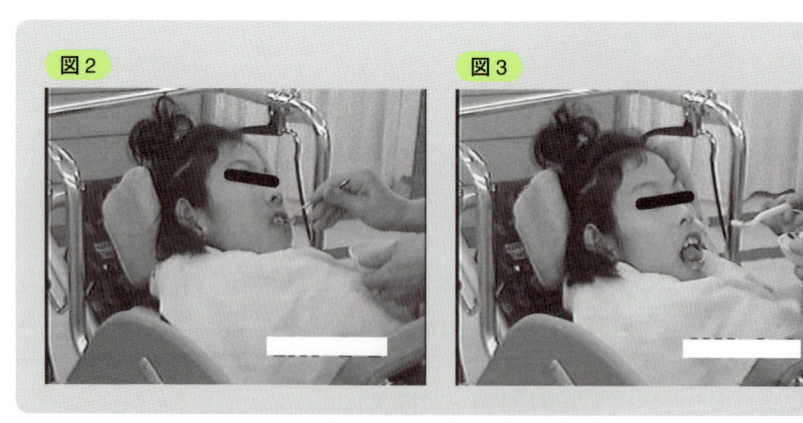

図1

図2　図3

03 リハアプローチ

ポジショニング：随意的な運動である食物摂取時において，後方への反り返りが生じてくることで捕食〜嚥下までの摂食過程にも異常性（過開口，舌突出，逆嚥下）が生じている．車椅子や座位保持装置を使用することで体幹と頭部を安定させて，食物摂取時に必要な口腔運動を引き出すことが重要である．
①体幹の反り返りの抑制：下肢は屈曲位で保ち，骨盤ベルトで骨盤の挙上を抑制した．体幹ベル

図4　　　　　　　　　図5

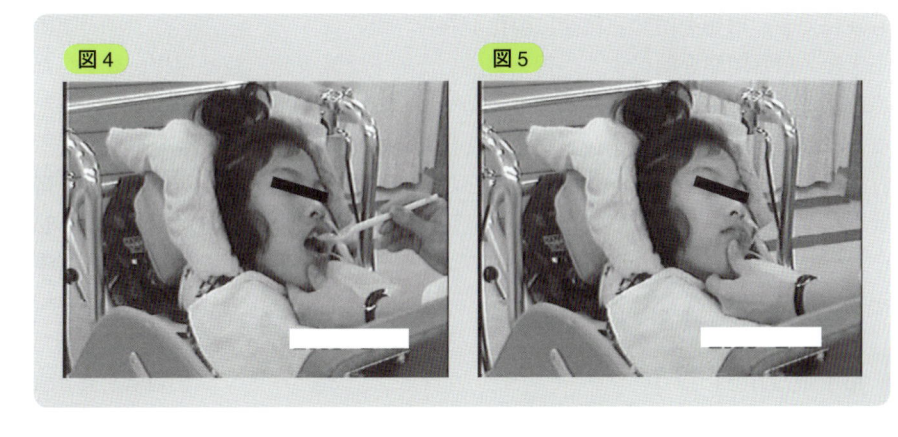

トと体幹パットで右側（側弯短縮側）を伸展位で保ち，右腰背部の緊張を抑制した．
②頭部のコントロール：首枕を使用し，定頸していない頭頸部の不安定さを補い，頭部を前屈位に保持した．ヘッドレストと頭部の間にタオルを挟み右側を高めに調整し（**図4, 5**），正中位を保つようにした．

下顎・口唇閉鎖介助：食物摂取時に，以下の目的で下顎と口唇を閉鎖するように前方からの介助を行った（図4, 5）．
①捕食時の段階的な開口の促進：捕食時，過開口になってしまうため，顎を最大に開口するのではなく，下顎を支えることで食物摂取に必要なだけ開口する運動を学習する．
②舌・顎の分離運動の促進：処理時，舌を突出させて舌の前後の動きで食物を送り込んでいたが，下顎と口唇を閉鎖することで舌が口腔内に留まり，口腔内で舌が顎から分離して動き食物を送り込むことを学習する．
③口腔内を陰圧に保つ：嚥下時，舌を突出させて嚥下していたが，口唇閉鎖を介助することで口腔内圧を陰圧に保つことができ，スムーズな成人嚥下を促すことができる．

バンゲード法：食物摂取前に，食物摂取に必要な筋（口唇，頬，舌の筋肉群）を刺激した．

食具の工夫：スプーンを嚙み込んで筋緊張がいっそう強まってしまうため，かんでも口当たりがソフトなシリコンスプーンを使用して，筋緊張が強まるのを和らげた．

食事環境：身体の反り返りによって右側後方をむきやすいため，車椅子の左側に位置して，介助を行った．また，反り返りを強めないよう，食事介助者以外の人の動きなど視覚刺激や環境音を統制するよう配慮した．緊張を強めすぎない程度に，ほめたり落ち着いて摂取できるような声かけを行うことも心がけた．

04　リハアプローチ後の結果とその後の様子

摂食機能：
①捕食：開口時に，身体を右後方へ反り返らせることが減少し，過開口はみられるものの開口が最大位になることはなく，身体が過緊張になることは減少した．その結果，食物を正中で取り込むことが増えた．また，閉口時に，顎の閉鎖とともに上口唇が下りてわずかに食物に触れて取り込む様子もみられるようになった．スプーンをかむことも減少し，かみこんだときにも，過緊張せずに開口するようになった．
②処理：下顎・口唇閉鎖介助により，口唇を閉じた状態で処理するようになった．口腔内の舌の送りこみの動きと同時に，上口唇を閉じる筋力が働いて上口唇にしわが寄ったり，口角を引く

様子も確認でき，口唇を閉じる機能に変化がみられた．
③嚥下：下顎・口唇閉鎖介助により，舌を突出した嚥下は減少し，むせ症状が減少した．

その後の経過：急速な身体的成長と全身の運動パターンの異常性の増大によって，側弯が進行している．それに伴い，車椅子が体に合わなくなりしだいに車椅子上での食事姿勢のコントロールが難しくなっていった．姿勢のコントロールの難しさと，下顎・口唇閉鎖介助が徹底して継続されなかったことも重なって，異常性が強くなり，少量しか経口摂取できない時期もあった．しかし，経口摂取量を見直したり，正しい介助方法と姿勢のコントロールを維持することで摂食機能を向上させることができ，経口摂取を継続している．

05 症例のポイント

地道な発達援助が必要

筋緊張の変動が激しく，全身の運動パターンと口腔運動が結びつき，経口摂取時に異常パターン（過開口，スプーンかみ，舌突出，舌突出型嚥下）が出現する症例に対し，食事姿勢と介助方法を検討した．その結果介助下ではあるが，異常パターンの軽減と正しい口腔運動を促すことができた．

成長期にある脳性麻痺児は早期より地道な発達援助が必要であり，正しい口腔運動を獲得させることで，誤嚥せず安全に経口摂取を継続することができた症例である．

人や事物に対する情動的反応がはっきりしている症例であり，今後も残存機能を維持し，食べる楽しみを提供していきたい．

サイドメモ

Sidememo

▶アテトーゼ型脳性麻痺の特徴

①体幹・頭頸部
- 基本的な筋緊張：低緊張から過緊張まで筋緊張が変動しやすい
- 体幹・頸部：全身的な伸展・屈曲パターンをとる．姿勢は非対称的で，頸部を後屈させて，頭部を後方に反らした姿勢をとりやすい
- 姿勢の特徴：屈筋群，伸筋群の同時活動性の低下により，姿勢の安定性の欠如，過剰な運動性がみられる

②口腔運動
- 下顎，口唇，舌の形態・運動：過開口，舌の突出・引き込み，舌の捻転，口唇の歪みがみられる
- 口腔運動の特徴：口腔運動が頭頸部の過剰な運動の影響を受ける．過剰な運動，不随意運動，非強調的な運動パターンがみられる

文献

1) 北住映二・尾本和彦・編著：子どもの摂食・嚥下障害 その理解と援助の実際，永井書店，2007．
2) 金子芳洋監修，尾本和彦編：障害児者の摂食・嚥下・呼吸リハビリテーション その基礎と実践，医歯薬出版，2005．

27 むせと嘔吐を繰り返し摂食困難であった先天性心疾患術後・発達遅滞の症例

問川博之　日本心身障害児協会島田療育センター　リハビリテーション科
岸 さおり　日本心身障害児協会島田療育センター　言語聴覚療法科

01 症例

症例：2歳8カ月，男児．
診断：先天性心疾患（両大血管右室起始症），先天性内反足，胃食道逆流症，精神運動発達遅滞．
経過：在胎38週，2,720g，46.6cmで出生，仮死なし．両大血管右室起始症に対する姑息的手術を2回受け，生後5カ月でNICUを一旦退院（off-tubeの状態），11カ月時に修復手術を受けた．5カ月ごろから離乳を開始していたが，むせることが多く，むせがひどいと嘔吐してしまう状態が続き，月に1回の頻度で入退院を繰り返していた．1歳5カ月時に嘔吐と誤嚥性肺炎で入院したとき，胃食道逆流症を指摘され，Nissenの噴門形成術（腹腔鏡下）を受けた．1歳6カ月時に摂食機能評価を希望して当センターを受診した．

02 初診時所見とリハ上の問題点

家族背景：両親と兄（5歳）と同居，母は専業主婦．
初診時現症：
(1) 粗大運動機能：四肢体幹の低緊張あり．定頸は概ね獲得されていたが，寝返りや座位は不能，ほぼ寝たきりの状態であり，背臥位以外の体位をとる経験に乏しかった．
(2) 精神発達：音やおもちゃに対する関心が低く，あやすと笑う反応もほとんどみられなかった．指しゃぶりや歯ぎしりなどの自己刺激と思われる感覚遊びが多かった．
(3) 筋骨格系の変形：内反足に対しデニス・ブラウン装具を常時装着．Cobb角25度の側弯を認めた．
発達検査：発達年齢は運動面およそ3カ月，精神面2〜3カ月．
ADL：WeeFIM：全項目1点（全介助），総得点18点．
検査所見：頭部MRI：明らかな異常を認めず．聴性脳幹反応（ABR）：正常．
問題点：①摂食・嚥下障害，②精神運動発達遅滞，③筋緊張低下，④変形（内反足，側弯），⑤座位保持困難，⑥移動困難，⑦補装具（両短下肢装具など），⑧家庭療育．

03 摂食・嚥下機能の評価

（摂食外来初診時）1歳6カ月・摂食に関する母親の主訴

(1) 「食べるとむせてしまう．むせがひどいと嘔吐してしまう．月に1回の頻度で嘔吐を契機に栄

養や水分が摂取できなくなり，入院を繰り返している」．
(2)「口が常時開いていて，舌が外に出ている．前医では舌を手術するしかないといわれた」．

> 摂食・嚥下機能の評価

　普段の摂食に関する情報：姿勢は抱っこ座位だが体幹をかなり後傾させた状態で，頸部は後屈している．食形態は主食：ペースト，副食：中期食から後期食（刻みもあり）．食べ物，水分ともに喘鳴・むせあり．嘔吐する場合は食事中に起こる．摂食量が少なく栄養・水分補給のため哺乳瓶でミルクを1日4～5回摂取．

　姿勢面：抱っこ座位に慣れておらず，体幹を起こすと座骨に体重がかかることを嫌がる様子がみられた．体幹の低緊張のために姿勢保持能力が低かった．

　口腔機能：表1．顔面口腔領域に過敏性は認められず，原始反射はある程度消失していた．摂食機能は離乳初期レベルにあり，口腔内に入った食べ物を吸啜の動きで処理するような乳児様嚥下（サイドメモ）を認めた．舌は開口とともに口唇よりも外に突出し，口を開けたまま舌を前後に動かしながら食べ物を処理し，嚥下していた（図1）．軽い舌突出は安静時にも認められた（図2）．

表1　初診時の摂食機能評価

感覚過敏	顔面（−），上唇（−），下唇（−），口腔粘膜（−）
原始反射	探索反射（−），吸啜反射（±），咬反射（−）
必要な反射	嚥下反射（＋）　防御反射：咳嗽反射（＋），嘔吐反射（＋）

摂食機能（初期食での評価）	捕食	処理	嚥下	異常性
	口唇閉鎖（−） スプーン咬み（−）	舌の前後動（＋） 舌・顎の分離（−） 口唇閉鎖（−）	乳児嚥下（−） 成人嚥下（−） 口腔内残渣（＋）	□緊張性咬反射 □過開口 ☑舌突出 ☑乳児様嚥下 □逆嚥下

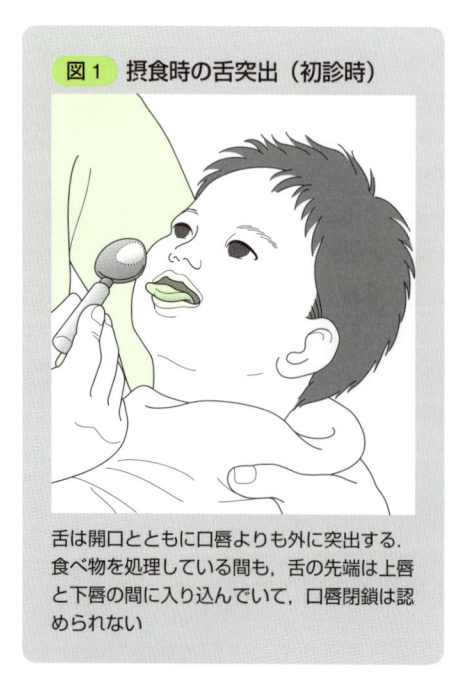

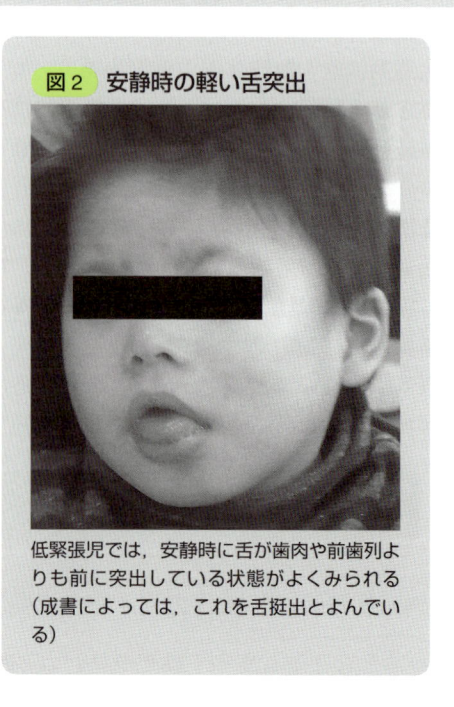

図1　摂食時の舌突出（初診時）

舌は開口とともに口唇よりも外に突出する．食べ物を処理している間も，舌の先端は上唇と下唇の間に入り込んでいて，口唇閉鎖は認められない

図2　安静時の軽い舌突出

低緊張児では，安静時に舌が歯肉や前歯列よりも前に突出している状態がよくみられる（成書によっては，これを舌挺出とよんでいる）

154

口腔機能評価からみた母親主訴に対する考察

①食べるとむせてしまう

実際に家庭で摂取させていた食形態は初期食（ペースト状）から後期食レベル（刻み食）までと幅があり，口腔機能と合っていない食べ物を摂取させることが多いと考えられた．本児の口腔機能では，舌での押しつぶしや食塊の形成が困難であり，食べ物の口腔内保持もうまくできない．そのため，吸啜の動きでは処理できない中期食以降の食べ物でむせたり，嘔吐を誘発させてしまうことが多かったのではないかと思われた．

また，離乳食を補うため哺乳瓶でミルクを摂取していたことで，常に胃内容物は逆流しやすい状態にあった．体幹の低緊張により腹部を圧迫するような姿勢となりやすく，咳嗽反射にともない腹圧が上昇したときに，胃内容物が逆流して嘔吐につながっていたと考えられた．

②口が常時開いていて舌が出ている

安静時は，口筋群の低緊張のため口唇を閉じていられない．さらに舌も低緊張ではれぼったい形をしているため，口唇を割って出てしまう状態である．哺乳瓶の長期使用や指しゃぶりの影響で，上唇と下唇を合わせる経験が不足している．また乳児嚥下と同様に，下顎と舌の動きが連動しているため，開口すると舌が口唇よりも外に突出してしまうと考えられた．

04 摂食・嚥下指導とその後の経過

方針・ゴール設定

(1) 食形態を口腔機能に合った初期食レベルに変更する．
(2) 口唇を閉じて嚥下する練習を行うことにより，成人嚥下への移行を促すとともに，舌突出の軽減を図る．以上を通してむせや嘔吐のない安定した経口摂取の確立を目指す．

指導内容

(1) 抱っこ座位に慣れる（食事時間以外にも抱っこ座位を取り入れ，座骨に体重をのせる経験を増やす）．
(2) 口唇・頰・舌の筋刺激訓練（バンゲード法[1]，**サイドメモ**）を指導し，家庭でも実施してもらう．
(3) 食形態を口腔機能に合った粒のないなめらかなペースト食に変更する．
(4) 平スプーンを使用して上唇での取り込みを促す（スプーンを水平に挿入し，上唇が降りてきて食べ物を取り込むのを待つようにする）．
(5) 捕食（口唇による食べ物の取り込み）から嚥下終了まで口唇閉鎖介助を行う（図3）．上唇での取り込みが上達してきたら，徐々に捕食時の介助を減らす．
(6) 哺乳瓶の使用をなくす（段階的に減らしていく）．
(7) 理学療法にて，抗重力伸展活動の促通と座位保持能力の改善を図る．

図3 口唇閉鎖介助の指導

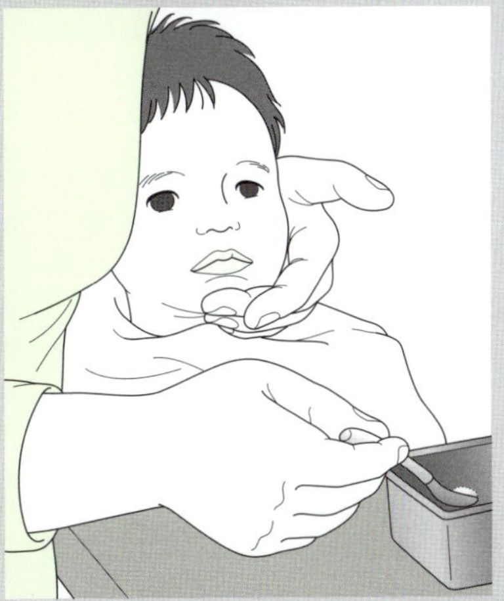

環指を下顎底（舌骨のやや前方）に，中指をオトガイの少し上に当てて，下顎と下唇の閉鎖を介助している．示指は必要に応じて上唇の使用を促すのに用いる

> その後の経過

摂食外来での指導直後は，座位を取らせることや口唇閉鎖介助により哺乳様の動きが抑えられることに対する抵抗が激しく，開口しようとしたり，反り返ってしまうことがあった．

指導開始後1～2カ月目には，食形態を変更したことにより全くむせなくなり，口唇閉鎖を介助されることにも徐々に慣れてきた．3カ月目には口唇閉鎖介助下でときどき成人嚥下がみられるようになり，経口摂取量も増加してきた．5カ月目には開口時の舌突出が減少してきたが，捕食時にはまだ吸啜様の動きが誘発されることがあった．一方，むせなくなったことで食事中に嘔吐することもなく，体調は安定して入院することがなくなった．体調が安定した6カ月目ごろには，本児へのかかわりかた（食べ物や玩具の呈示方法など）を保護者にアドバイスした．

10カ月目には，捕食時にときどきみられていた吸啜様の動きがみられなくなり，平スプーンより上唇を使って取り込むことが増え，舌が口腔内に収まっていることが増えてきた．さらに自己刺激的な遊びが中心であったものが，周囲の動きや音に関心を示すことが多くなり，それに合わせて発声したり笑顔をみせたりするようになった．2歳8カ月時（15カ月目）の摂食機能および発達に関する帰結を表2にまとめた．

表2 初診時評価と帰結

	1歳6カ月（初診時）	2歳8カ月
体重	体重6.1 kg（−4.2 S.D.）	体重7.6 kg（−3.7 S.D.） 身長76.5 cm（−4.1 S.D.）
摂食の環境	姿勢：抱っこ座位（体幹後傾，頸部後屈位） 食形態：主食ペースト状，副食は口腔機能に合わない形態が混在．離乳食を補うため哺乳瓶でミルクを1日4～5回摂取	姿勢：抱っこ座位，ヘッドコントロール，口唇閉鎖介助 食形態：主食，副食とも口腔機能に合った形態（ペースト状）．水分はとろみをつけて1さじずつ摂取
摂食機能	乳児様嚥下 開口とともに舌突出 むせが多く，嘔気・嘔吐出現	（口唇閉鎖介助下で）乳児様嚥下の減少，舌突出の減少 経口摂取量の増加 むせ・嘔吐なく摂取可能
粗大運動機能	定頸：ほぼ獲得 寝返り：背臥位から側臥位まで 座位：不能	定頸：良好 寝返り：ときおり可能 座位：腰を支えれば可能
発達検査 （遠城寺式）	移動運動：0：3～0：4 手の操作：0：2～0：3 基本的習慣：0：2～0：3 対人関係：0：2～0：3 発語：0：1～0：2 言語理解：0：0～0：1	移動運動：0：5～0：6 手の操作：0：5～0：6 基本的習慣：0：8～0：9 対人関係：0：6～0：7 発語：0：5～0：6 言語理解：0：4～0：5 総合発達指数（DQ）21[*]

[*] KIDS（乳幼児発達スケール）による

05 症例のポイント

乳幼児期の異常は放置せず早期の対応が大切

むせと嘔吐を繰り返し経口摂取が安定しなかった精神運動発達遅滞の症例に対して，口

腔機能に見合った食形態・食事姿勢・介助方法を指導することにより，安定した経口摂取が可能となった．前医で行われた噴門形成術も，本症例の良好な経過に寄与したと思われる．また，初診時は乳児様嚥下と舌突出が著明であったが，成人嚥下への移行と捕食機能の発達を促すような指導により，これらの異常性の軽減を図ることができた．乳幼児期の異常は，放置すれば逆嚥下[2]のような極端な異常動作の固定化，さらには誤嚥につながる恐れがあるため，早期からの機能発達に配慮した指導・援助が大切である．

サイドメモ

▶乳児嚥下と成人嚥下の違い

乳児嚥下は反射的吸啜（suckling）の際にみられる嚥下である．上下顎は接触せず，歯槽堤の間に舌が介在していることが特徴である．一方，成人嚥下（または成熟嚥下）は，上下の歯を咬合させて口唇を閉鎖し，舌尖を口蓋に押しつけながら嚥下することが特徴である．離乳初期（5〜6カ月ごろ）になると，捕食機能の獲得とともに成人嚥下機能が発達してくる．

	乳児嚥下（哺乳）	成人嚥下
口腔機能	反射的吸啜（suckling）	随意的な捕食・咀嚼
咬合状態	口を大きく開けたまま乳首をくわえて嚥下	上下の歯を咬合させる
口唇閉鎖	口唇は閉じていない	口唇を閉じたまま嚥下
舌尖の位置	舌尖は下顎歯槽堤より前にあり，下唇と接触している	舌尖を口蓋に押しつけて固定
舌と下顎の動き	連動	分離

乳児嚥下は新生児期や離乳期の始めごろには正常なものであるが，乳児嚥下から成人嚥下への移行がうまくなされず，年長になっても残存している場合に"乳児様嚥下"と表現している[2]．

サイドメモ

▶バンゲード法

デンマーク，コペンハーゲンのバンゲード小児病院の歯科医師Dr. Bjørn G. Russellらによって開発された，障害児のための筋刺激訓練法[1]．摂食機能に関係する口唇，頬，舌の筋群に刺激を与えることによって，吸啜，嚥下，咀嚼の各パターンを改善させることを目的としている．患児自身が訓練に参加する程度によって，受動的刺激法，半能動的刺激法，能動的刺激法，抵抗法の4種類がある．小児領域では，患児自身の協力が得られない場合にも実施できる受動的刺激法が広く用いられている．

文献

1) 尾本和彦：摂食指導・訓練の実際3—間接訓練—．障害児者の摂食・嚥下・呼吸リハビリテーション　その基礎と実践（金子芳洋監修），医歯薬出版，2005, pp289-296.
2) 金子芳洋：異常パターンの定着．食べる機能の障害　その考え方とリハビリテーション（金子芳洋編），医歯薬出版，1987, pp78-85.

28 外来訓練により咀嚼機能の獲得を促した発達障害に伴う摂食・嚥下障害児の症例

清水充子　埼玉県総合リハビリテーションセンター言語聴覚科

01 経過

症例：10歳，男児．
経過：先天性脳形成異常．繰り返すてんかん発作治療のため，3歳時に左脳切除，5歳時にシャント術を施行された．就学前は市内通園施設に通園し，理学療法，作業療法，言語聴覚療法を受けていた．2004年4月就学により通園施設でのケアが終了となるため，両親が摂食機能の向上を希望して当センターを受診し，週1回の外来訓練開始となった．
　8歳時に中枢性尿崩症の診断にて抗利尿ホルモンの点鼻薬の使用を開始した（多飲多尿の問題解決）．

02 初診時評価

診断名：脳形成障害，てんかん性脳症，脳性麻痺，精神運動発達障害．
既往歴：妊娠，分娩異常なし，生直後より痙攣発作あり，脳形成不全を指摘される．
社会的背景：両親と本児の3人家族．母親は本児の療育に専念．2004年4月より県立養護学校通学．
機能障害：右上下肢不全片麻痺（体幹，頸部の支持性は比較的良好．上肢は日常生活動作では左手を優位に使用．歩行未確立．日常生活動作全介助．），摂食・嚥下障害，言語発達遅滞．
摂食機能：押しつぶし嚥下機能の獲得不全[1]．口腔周辺の感覚異常および原始反射の残存は認められなかったが，顔面筋の運動は左側に低下が認められた．口唇閉鎖は可能で，スプーンからの取り込み，ストロー飲みが可能で，顎のコントロールも安定していたが，舌は前後運動が主体で咀嚼様の顎および舌の運動はみられなかった．嚥下時の喉頭挙上は確実で，むせはみられなかった．液体嚥下時は舌突出嚥下であり，頸部を過伸展させて舌を口唇より突出させ，水分を吹き上げるようにして嚥下していた．固形物は咀嚼様の運動がみられず，顎を前に出し頸部をやや伸展させてそのまま飲み込む，いわゆる丸飲みの状態であった（**サイドメモ**）．
　母親が選んでいた食物形態は，みじん切りやミキサーにかけたもので，水分やゼリーを使って流し込む食べかたをしていた．本人はぱさつくものを拒否し，飲み物を好む傾向があった．3カ月に1度程度，米飯やみじん切りの唐揚げなどをたくさん口に入れて詰まらせるという，窒息しかけるエピソードがあった．誤嚥性肺炎の既往はなかった．
言語，コミュニケーション機能：認知，言語発達は，国リハ式＜S-S法＞言語発達遅滞検査[2]にて，事物の基礎概念がわかり，自己とのかかわりのなかで事物の機能の理解が可能となってきた段階（例：スプーンやコップの操作がわかる，自分の摂食に部分的に利用できる）で，音声言語は

受信，発信とも未習得の段階であり，快不快の表現時に「あー」と発声がみられるのみであった．
　遠城寺式発達検査では，移動　0:10～0:11，手の運動　0:9～0:10，基本的習慣　0:11～1:00，対人関係　0:11～1:00，発語　0:4～0:5，言語理解　0:11～1:00であった．
　問題点：咀嚼機能未獲得，窒息の危険性大，言語発達遅滞．
　ゴール設定：両親の主訴として「困っているのは食事」という言葉が聞かれ，窒息のエピソードがあるものの，嚥下機能評価では，誤嚥などの咽頭期嚥下の問題は大きく疑われず，口腔期，特に咀嚼運動の未確立が問題の根源と思われた．そこで，咀嚼運動を確立させ，窒息を可能な限り回避することを目標とした．

03　リハアプローチと経過

　約2年間のアプローチの経過を図1に示す．訓練は外来で2004年1月までの1年9カ月間に週1回，2004年5月までの4カ月間で隔週1回，約40分間の個人指導を行った．それ以降は月1回のフォローアップ指導を，2007年3月までの2年8カ月間行った．
　また，訓練経過中の特記事項として，6歳9カ月：始歩，8歳時：中枢性尿崩症診断，ホルモン治療開始．抗てんかん薬，安定剤を常時服用中である．

咀嚼訓練導入期（訓練開始～5カ月目）

　軟性食品で味を好むバナナやキウイフルーツを用いて咀嚼訓練を導入した．舌自体の運動で臼

図1　リハアプローチと経過

コミュニケーション		*食物以外への欲求向上 　*自分でやりたい意思表示↑ 　　*食物への関心，食べる楽しみ↑ 　　*表情変化↑		*言語理解 行動制御↑
水分摂取	ストローで舌出し嚥下頸部進展 　*スプーンで嚥下指導	*舌出しせずに飲むことあり 　*切り込みシリコンコップ 　　*頸部後ろから支える介助 　　*コップを下から支えて飲む	*頸部伸展減，舌突出減	*多飲，多尿，多眠
食内容 行動	ぱさつくものを拒否　*外食 try 飲み物のほうを好む	*給食グラタン中のマカロニ，ブロッコリーを欲しがる *キウイで少し咀嚼様運動　　*咀嚼不十分で飲み込めないものを舌で戻して噛む *バナナを自己かじり取り　　*形態のあるものを好む *おにぎりかじり取り　　給食で再調理食を食べない *きゅうり咀嚼少し　　*カットしたものよりも *ハンバーグ，ウインナーかじり取り　自分でかじりとるもの *みかん咀嚼様　　を好む 学級担任の訓練参加 情報交換　*　　　　　　　　　*　　　　　　　　　*		
ST指導	ガーゼバナナ　スナック菓子の段階的導入 軟性食品の咀嚼誘導　かじり取り訓練　咀嚼，嚥下状態の観察，危険回避の徹底，次段階の導入指導			
指導経過月	0　　　　　　　　6　　　　　　　　12　　　　　　　　18　　　　　　　　24			
家庭食の形態	ペースト　　軟性食品　　1食に1品かむもの　　　　　　大体のものを噛む			
抗てんかん薬 安定剤	*自家中毒　　　　　　　　　　　　　　*中枢性尿崩症診断 　　　　　　　　　　　　　　　　　　　*ホルモン治療点鼻			
窒息3カ月に1度	←―――――0―――――			

図2 咀嚼運動の誘導訓練

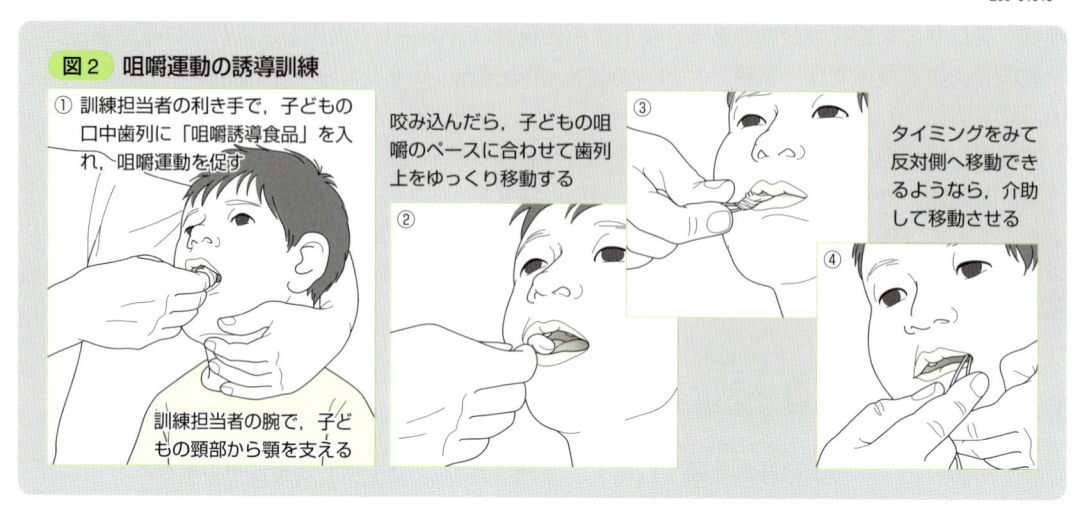

① 訓練担当者の利き手で，子どもの口中歯列に「咀嚼誘導食品」を入れ，咀嚼運動を促す
訓練担当者の腕で，子どもの頸部から顎を支える

② 咬み込んだら，子どもの咀嚼のペースに合わせて歯列上をゆっくり移動する

③ タイミングをみて反対側へ移動できるようなら，介助して移動させる

④

歯上に食物を運んで噛むことが不可能であったため，咀嚼誘導食品のガーゼガム（p65 症例11 図3参照）を歯列上に置く介助をして咀嚼運動を誘導した（図2）．まずは1回噛むことができればよしとし，噛むことで出てくる果汁を味わう体験をさせた．自己の舌の運動で食物を移送させることは困難であるので，言語聴覚士（以下ST）の介助で歯列上を移送させて咀嚼運動を促した．

同時期に家庭では縦長のスティック菓子（柔らかい製品を選択した）を臼歯列に差し込み，噛み砕き味わう体験を重ねた．柔らかめのスティック菓子は1回の噛み砕きでもサクッと崩れ，また味が濃いため唾液がよく分泌され，程なく唾液と混合され嚥下しやすい形状となった．当初より運動は軽度麻痺の認められる左側よりも右側が優位であった．

3カ月経過するころより日常の摂食でも白歯での咀嚼様運動がみられるようになった．4カ月経過時にはバナナ（1/2本）を自分でもってかじり取る様子がみられるようになった．同時に咀嚼訓練時に舌の形状に変化がみられ始め，口中で舌前方1/3程度が左側へ向けて動く様子がみられた．以降，自らの手にもってかじり取り，咀嚼運動を誘導できる俵型おにぎり（小），きゅうりなど，食品を選んで訓練および家庭での取り組みを続けた．なお，スナック菓子などはおやつの時間に，菓子以外のものは食事時間に取り込んだが，栄養摂取の優先内容は，これまでの食べやすい形態の食事とした．

咀嚼訓練の導入から3カ月ほど経過した時期に，水分摂取の方法も修正を試みた．舌，口腔から頸部の筋緊張を非常に高め，頸部を伸展させて飲み込む舌突出嚥下は，舌の前後運動のみで水分を口腔内移送して飲み込むためには必然的な方法とも思われるが，舌運動の発達を促し，咀嚼嚥下を導くことを阻むのではないかと推測し，舌を口腔内に収めながら水分を取り込むことを誘導した．口唇で取り込み，舌を使って口腔内移送をし，嚥下を導くために，スプーンで一口量を少なめに調整して取り込む方法[3]で試みた（図3）．訓練で行う際には特に抵抗を示さなかったので，家庭でも同様に行うよう勧めた．しかし，日常的な摂取場面では，これまで同様のある程度の量をダイナミックに飲む方法を本人は好み，後（9カ月経過時）にシリコンコップで試みるまで，水分摂取の修正は休止した．

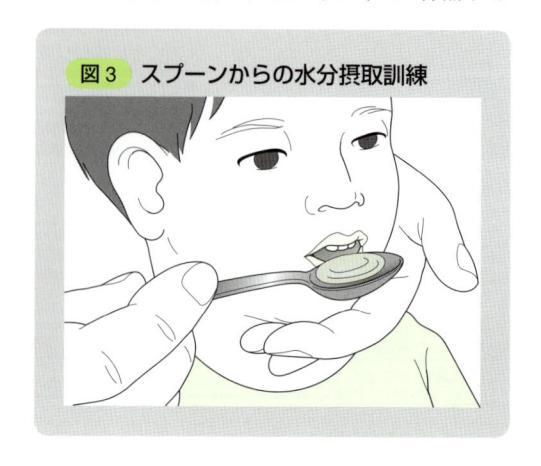

図3 スプーンからの水分摂取訓練

学校との協力

　就学後の春から始めた摂食訓練がちょうど軌道に乗るころに夏休みに入った．入学当初学校での給食は安全のためにペーストに近い刻み食であった．学級担任から訓練を見学したいとの申し入れがあり，夏休み中に合同訓練を行った．担任から本児の学校での状況や学校給食についての情報を得，STからは摂食の評価と食物形態の工夫のポイントなどを伝え，学校での工夫と本児の課題について意見交換を行った．以降，母親が仲立ちをして夏休み，春休みなどの長期休暇中に担任が訓練に参加し情報交換を行った．

咀嚼訓練の進展期（6～12カ月目）

　訓練場面での取り組みから家庭での般化を推奨していった．6カ月経過時には，ハンバーグやウインナーのかじり取りから咀嚼誘導，また，水分が多く取り込みにくいミカンなども手でもって取り込むことが可能となった．7カ月経過時には外食を試み，子ども用ハンバーグの咀嚼やフライドポテトを手でもって食べることができた．口中での舌の動きが向上し，舌で歯列上に移送できる場面がみられるようになった．また，舌で移送がしにくいと，指で取り出して噛みやすい右の歯列の上へ置くようになった．

　8カ月時には，スティック菓子は，自ら右歯列へ入れ，音をたてて咀嚼するようになった．また，好むスティック菓子の種類も増え，長く臼歯列まで差し込むことができるものでなくても，自ら指で歯列上に乗せて食べることができるようになった．給食の形態も「柔らか食　一口大」となり，グラタンのなかのマカロニやブロッコリーなど噛むものを欲しがるようになった．家庭の食事でも1食に1品噛むものをいれ，咀嚼運動の発達を促した．この時期の咀嚼の特徴としては，臼歯に乗せたものを4～5回咀嚼する様子が観察された．その際，閉唇し頬の運動がよく観察された．しかし，柔らかい米飯など，咀嚼せずともそれまでの習慣で飲み込むことができる献立は，そのまま飲み込んでいた．

　12カ月経過時には，咀嚼して摂食できる献立がさらに増えた．しゅうまい，鶏つくね，ぎょうざ，かにクリームコロッケなどを数回噛んで摂食できるようになった．

　水分摂取については，9カ月経過時にシリコン製の切り込みをいれたコップ（マーナ製シリコンコップ）を使用し，突出する舌を軽く抑えるようにしながら，頸部を過伸展させずに取り込ませるよう介助しての摂取を試みた[4]（図4）．10カ月経過時ころより頸部を過伸展させる角度と頻度が減じ，12カ月経過時（同アプローチ経過3カ月）には，頸部を過伸展させながらも閉唇して舌突出せずに嚥下する場面がみられるようになった．

咀嚼訓練の発展と認知，コミュニケーションの発達期（12～24カ月目）

　食物形態については，卵焼きやプチトマト（皮が硬く，中の汁の処理が難しく食べにくいもの），スティック状ではないスナック菓子，ポテトチップス，りんご（硬い果物），おかきなどが食べられるようになり，徐々にレパートリーが増えていった．かじり取りの訓練は，横の一部に切り込みをいれてかじりやすくしたとうもろこしや生パイナップルを横長に切ったものなどを用いて続けた．この間の訓練用および家庭での食材や献立の選びかた・食べさせかたは，提案される両親のアイディアや食べさせたい希望に対して，本児の発達に合わせた見極めやアドバイスをする形で進めていった．

　水分摂取は，シリコン製の切り込みコップを好んで使うようになり，14カ月経過時には自分でコップをもち，底からもち上げるようにして取り込み，頸部を伸展させずに閉唇して嚥下できるよ

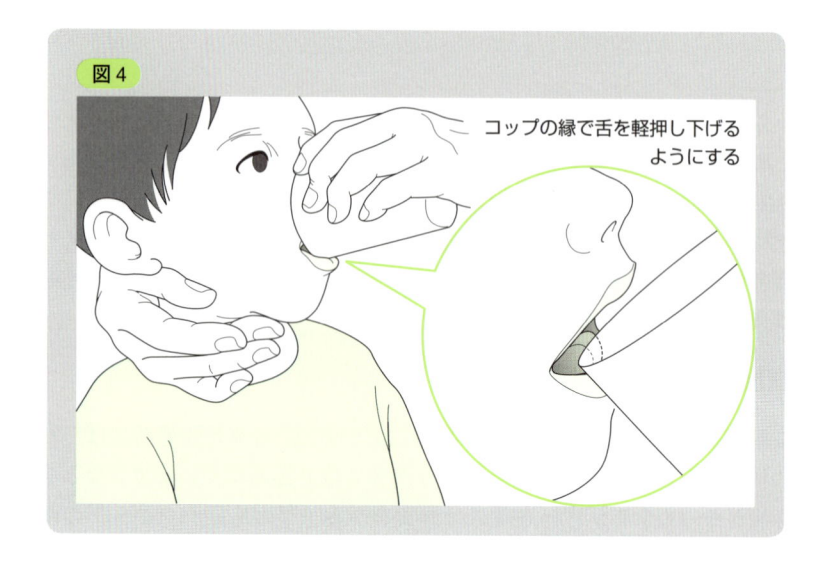

図4　コップの縁で舌を軽押し下げるようにする

うになった．18カ月経過時ごろより，水分を多飲する様子がみられた．専門医の診断で，21カ月時に中枢性尿崩症と診断され，ホルモン治療を開始した．以降は多飲によるトラブルは回避されている．

　認知，コミュニケーションに関して，摂食機能や摂食行動の発達との関連が感じられた．6カ月経過時ごろより食物への注目が強くなり，欲しいものの要求（手で示す）がみられるようになった．7カ月経過時には，食べ物以外の事柄で要求表現（ビデオをみたい，窓を開けて，などの要求時に母に声をかけ，手を取ってつれて行き手で示すなど）がみられた．さらに，10カ月経過時ころより食行動以外でも自分から意思や意欲を示すことが増えていった．

フォローアップ期（24～35カ月目）

　訓練経過2年になるころには，だいたいのものを噛んで食べられるようになり，学校ではエリンギ茸のソテーを噛めるように，ということが課題になるほどであった．米飯とから揚げなど，異なる2種類を同時に含み，咀嚼できるようになった．また，食物によって咀嚼の回数を違えた対応をする，ハマチの刺身を一生懸命噛んだが噛み切れず，母に出せと言われ泣きながら出した，などのエピソードも聞かれた．

　両親から希望があり取り組んだが，最後まで困難であったのは，麺類のすすり込み食べであった．長い麺類（うどん，そば，焼きそば，春雨，ビーフン，スパゲティーなど）は，すすり込むことが難しいためか，舌の前後運動が呼び起こされ，そのまま縦に吸い込むように送り込む食べかたをした．スパゲティーはフォークに絡めてそのまま口に運ぶと咀嚼様の動きがみられたが，本人としてはそのまま吸い込む食べかたを好むように思われた．いずれにしても危険性は低いため，無理な指導を行うことは避けた．

04　訓練終了時の状況

　顔面筋，特に口腔周囲の運動機能に向上がみられ，右側優位ながら咀嚼運動が可能となり，ごく限られた献立（するめイカ，たこなど）以外は摂食可能となった．また，咀嚼困難などで嚥下に危険を感じる食物を自ら吐き出すことができ，窒息しかける事態も起こることがなくなった．水分の摂取については，舌突出をせずに嚥下可能となった．また，小児のデイサービスなど，学校以外の

集団場面での給食を特に心配なく摂食できるようになり,両親も含めて社会的な活動の場も広がった.

05 症例のポイント

訓練用の食物を工夫して咀嚼運動を誘発

　精神運動発達遅滞により,languageおよびspeechの獲得に滞りのある児者で,離乳期以降の摂食機能の獲得が阻まれている例は少なくない.特に咀嚼機能が未発達なまま摂食する食物の形態を向上させると丸飲みとなり,窒息の危険性が高まる.本症例は,学童期に入ってから咀嚼訓練を行う機会をもったが,訓練用の食物を工夫することで咀嚼運動を誘発し,口腔機能の発達にあわせて日常の食物形態を向上させてゆくことで,咀嚼機能の獲得を促すことが可能であった.また,訓練過程で摂食や食物への関心が高まり,要求表現やコミュニケーション面での向上もみられた.

サイドメモ　　　　　　　　　　　　　　　　　　　　　　　　　　　　　　Sidememo

▶咀嚼運動[5]

　口腔に取りこんだ食物を,唾液と混ぜ合わせて飲み込みやすい形に作り上げる,つまり「食塊形成」が咀嚼運動の目的である.咀嚼=噛むことととらえられると,咀嚼の主役は「歯」と思われてしまう.確かに,歯がなければ噛めないので,主役は歯かもしれない.しかし,歯と同じくらい大切な働きをしているのは舌や頬,さらに軟口蓋である.特に舌が巧みに運動してこそ咀嚼運動は成り立つ.

　試みに,豆やごまの一粒を前歯でとらえて噛む運動をしてみよう.指で前歯の間に入れようとすると,巧みに口腔側から舌が迎えに行き,続けてその位置で噛み続けるには口唇の内側と舌で前歯の間に保持しながら運動を続けるであろう.さらに唾液と混ぜて食塊にするには臼歯上へ舌で移送し,頬との間で巧みに臼磨する.そして,舌は形成されたあるいはされかけた食塊を巧みに咽頭へ移送し,飲み下しへとつなげる.ヒトの咀嚼運動は実に多くの神経,筋による巧みな協調運動なのである.

文献

1) 尾本和彦:摂食嚥下機能の発達.障害児者の摂食・嚥下・呼吸リハビリテーション(金子芳洋監修),医歯薬出版,2005,pp32-33.
2) 小寺富子,倉井成子・他:国リハ式<S—S法>言語発達遅滞検査マニュアル改訂第4版,エスコアール.1998.
3) 尾本和彦:摂食機能訓練.食べる機能の障害(金子芳洋編),医歯薬出版,1987,pp107-113.
4) 尾本和彦:摂食機能訓練.食べる機能の障害(金子芳洋編),医歯薬出版,1987,pp103-104.
5) 山田好秋:よくわかる摂食・嚥下のメカニズム,医歯薬出版,2004.

29 胃食道逆流症を伴い長期に経管栄養を必要とした22q11.2欠失症候群の症例

洲鎌盛一　元国立成育医療センター　総合診療部

01 経過

　経過：妊娠中より羊水過多があり食道閉鎖症を一時期疑われた．在胎34週5日，胎児心拍低下のため緊急帝王切開にて某医大病院で出生した．出生体重1,702g，APGARスコア3点（1分），7点（5分）であった．出生後1日間人工呼吸管理を受けた．出生後より口腔内分泌物が多く，人工呼吸器離脱後も経口摂食ができなかった．喉頭ファイバースコープ，上部消化管造影検査で鼻咽腔機能不全と診断された．経口摂取が不十分なため経管栄養が開始された．
　生後2カ月ごろより注入時の呼吸障害（喘鳴）がみられ，生後3カ月より嘔吐が頻回になった．誤嚥性肺炎を繰り返したため，生後6カ月まで入院した．生後5カ月の時点でも定頸がなく，発達の遅れがあるため染色体検査が行われたが正常であった．当院での治療を希望し，経鼻胃管の状態で修正1歳1カ月に受診した．

02 現症および検査所見

　年齢：1歳2カ月（修正1歳1カ月）．
　身体機能：活気良好．色白，前額部突出，小顎，高口蓋，耳介低位を認めた．鼻汁が多く咽頭部の喘鳴を聴診したが，肺野の聴診所見は正常であった．心音は正常，心雑音はなく，腹部所見も正常であった．全体的な筋緊張低下があったが筋力は正常であった．病的反射はなく腱反射は正常であった．発達は，寝返り可能，手のもち替え可能，座位不安定，要求の指さしなし，で約5～6カ月レベルと考えられた．
　基礎疾患：顔貌および鼻咽腔機能不全（velopharyngeal insufficiency）の症状より22q11.2欠失症候群（velocardiofacial syndrome，CATCH22）を疑い染色体FISH検査で確定診断した．
　併存疾患：鼻咽腔機能不全と反復性中耳炎を認めた．22q11.2欠失症候群で合併しうる心疾患，副甲状腺機能低下症，免疫不全は検査により否定された．
　頭部MRI：正常範囲．
　機能障害：初診時より精神運動発達遅滞（発達指数DQ：45）を認めたが明らかな運動障害，四肢麻痺はなかった．その後3歳3カ月で不安定ながら独歩が可能となり，3歳7カ月より単語表出が出現し本人なりの発達を示している．
　社会的背景：第1子．祖母，父，母，本人の4人暮らし．特記すべき家族歴はなく同様の疾患の者はいない．

【胃食道逆流の評価（1歳2カ月）】

VF検査，胃食道透視造影検査：低浸透圧性非イオン系ヨード造影剤を哺乳瓶より飲んでもらったところ気管への流入はなかったが，鼻咽腔への逆流を認めた（図1）．食道より噴門の通過は良好で食道形態に異常は認めなかった．造影剤を60 m*l* に空気40 m*l* 注入したところで胃は十分に拡張され，まもなく食道への逆流を認めた（図2）．上部食道までの逆流を頻回に認め40秒後には嘔吐した．その後も頻回な食道逆流，嘔吐，鼻腔からの造影剤液体噴出があり検査は中断された．十二指腸への造影剤通過は良好であり胃軸捻転も認めなかった．

24時間食道pHモニター：全逆流回数：263回，総pH4以下時間：309分，5分以上の逆流回数：13回，最大逆流時間59分，胃酸逆流時間率：21.5%（**サイドメモ**）（図3）．

図1 VF検査

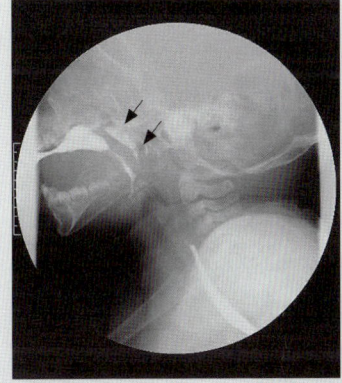

造影剤哺乳後，鼻咽腔に造影剤が逆流している（→）

図2 胃食道透視造影検査（左：正面　右：側面）

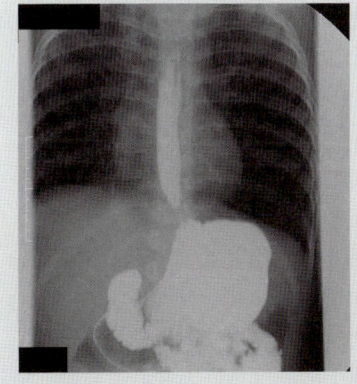

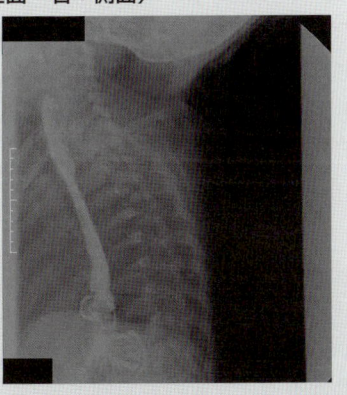

造影剤60 m*l* 入れたところで，上咽頭までの食道逆流が頻回にみられた．十二指腸への通過は良好であった

図3 24時間食道pHモニター検査

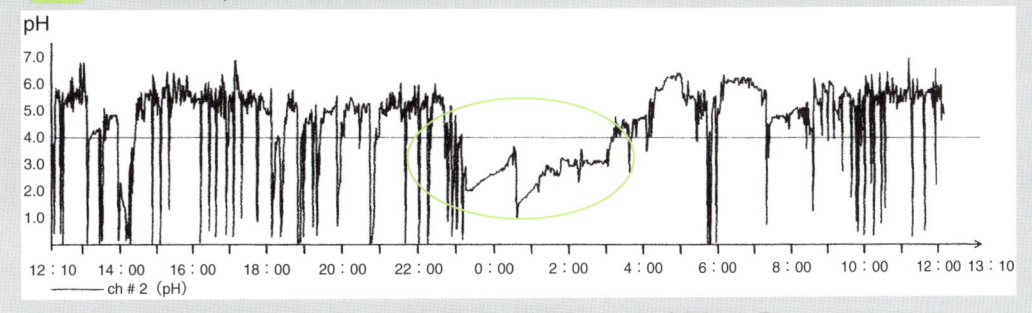

頻回のpH4以下の基線の下降がみられる．丸印は長時間の逆流があったことを示している

03 転院後の経過とリハアプローチ

胃食道逆流に対し十二指腸チューブで対応

　常に鼻汁は多く鼻腔よりの唾液噴出がみられ，咽頭部の喘鳴を認めた．そのため中耳炎にも頻回に罹患して鼓膜チュービングを必要とした．口からの流涎はなく嚥下機能は悪くないようであった．経鼻胃管チューブよりミルクを注入していたが，嘔吐のため注入量を増やせず体重増加不良が続いていたため，経管栄養剤をエレンタールPに変更した．変更後も注入速度や注入量を増すと嘔吐と喘鳴がみられたため胃食道逆流程度の評価のため1歳2カ月時に胃食道透視造影検査と24時間pHモニター検査を行った．結果は重度の胃食道逆流がみられ手術の適応と考えられたが，その前に十二指腸チューブに変更し経過をみることにした．注入は昼間覚醒時エレンタールP 60 ml/1時間の速度で1日4回行い，夜間睡眠時には50 ml/時間の速度で持続注入を行った．十二指腸チューブに変更後嘔吐は著明に減少し，注入直後のゼコゼコもなく吸引回数も減った．

　1歳6カ月には1日800 mlの注入が可能となり体重増加もみられはじめた．症状が落ち着いたため，経口摂取をペースト状のものから開始したが2匙程度食べるだけであった．摂食には関心がなく，食物の鼻腔への逆流があると本人が嫌になってしまうようであった．1歳9カ月ごろにはスプーンを受けつけず，食物を口のなかに入れようとすると手で払いのけ嫌がるようになった．また口周囲の過敏性があり，経管チューブを留めてあるテープを剥がし抜こうとするので，両親は夜間も絶えず観察していなくてはならなかった．

経管依存から経口への移行

　経口摂取が可能になるまで時間を要すると予想されたため，2歳時に胃瘻・ニッセン噴門形成術を行った（**サイドメモ**）．手術後は夜間の持続注入が中止でき，昼間の250 ml×4回の注入が可能となった．経口摂取は相変わらず少量であったが摂取後の食物の鼻腔への逆流も徐々に少なくなってきた．食物の口唇の取り込みは良好であったが，摂取量は増えず気に入らない物を与えると指を口に入れて出してしまうことがみられた．

　VFでは，咀嚼は不十分なものの誤嚥はなく，嚥下機能は良好と判断された．発達は徐々に改善しているものの人に対する興味が少なくマイペースでやりとりが続かなかった．摂食に対する関心も低く自分から空腹感を訴えることもなかった．経口摂取が進まないのは心理的拒否，感覚過敏，経管依存傾向が混在していると考えられた．食事への興味，関心を育てる目的で遊び感覚の食事（キャラクターの食器，食物での手遊び），注入の際は家族の食事の場に同席させた．味覚過敏に対して薄味のお茶などの水分，ゆるめのペーストからはじめ徐々に慣らしていった．経験不足による口腔機能の未熟性があるため，食形態は口腔機能の発達レベルに合わせて変更した．

　発達は3歳3カ月で独歩ができるようになったが，下肢の過敏があり，つま先歩きの傾向がみられた．3歳7カ月より言語表出がみられ絵本の指さしもみられるようになった．行動はまだ落ち着きがなくマイペースさがあったが，やりとりが少しずつ可能になった．3歳過ぎより経口摂取量が増え，現在3歳8カ月で，経口で800 kcalの摂取が可能となっており胃瘻からの注入は必要としない状態が続いている．

04 問題点のリスト

(1) 発達遅滞による摂食機能学習の遅延.
(2) 鼻咽頭機能不全, 胃食道逆流症による嚥下障害.
(3) 嘔吐, 逆流の不快な経験に起因する摂食への心理的拒否.
(4) 長期間経管栄養を行ったことによる経管依存傾向.

05 症例のポイント

経口摂食を阻む原因に心理的拒否・感覚過敏も

　本例は鼻咽腔逆流と胃食道逆流症のため嚥下障害があり, 出生直後から経管栄養となった. 胃瘻・噴門形成術後, 胃食道逆流は軽減したが, 嚥下機能は問題ないにもかかわらず経口摂食は長期間進まなかった. 摂食による鼻咽腔逆流の不快感, 胃食道逆流による頻回の嘔吐の経験が摂食に対する拒否をもたらせていると考えられた. 摂食機能に大きな問題がみられないにもかかわらず, 摂食が進まないときは心理的拒否や感覚過敏を考える. 心理的拒否をきたしやすいのは, 人見知りが激しい, 警戒心が強い, 固執性・こだわりが強い, 人への関心が薄いなどの性格特徴があり自閉症圏の子どもに多くみられる. 本症例もこれらの性格に当てはまるものをもっていた.
　経口摂取が進まないと養育者が焦って摂食を無理強いしてしまいがちであるが, この無理強いが心理的拒否を助長してしまう場合が多い. 心理的拒否が改善するためにはある程度の期間を要することを説明しておかなければならない. また, 養育者との間に形成された拒否の悪循環を断つ目的で養育者以外の者が摂食にかかわるとうまくいくこともある.

感覚過敏の子どもへの対応

　本症例は味覚過敏や口腔過敏も併せもっていることが経口摂取をさらに遅らせる原因のひとつであった. 感覚過敏をもつ子どもは同時に感覚鈍麻も併せもつことが多い. 感覚過敏をもつ子どもの特徴は, 低い感覚受容レベルを補うため自己感覚刺激行動としてなんでも口に入れる, 同じ動作を繰り返すなどの行為がみられるが, 他者からの感覚刺激に対して過敏な反応を示す. すなわち自分ではおもちゃを口にもっていって何時間でも舐めるが他者から渡されると投げてしまう, 自分から他者の手を触ったりするが他者から触られるのを嫌がるなどである. 本人が受け入れられる程度の感覚刺激を徐々に入れて慣れさせていく.
　本症例では, 注入前にさまざまな味覚の食物をスプーンで少し舐めさせる, 薄味の物から経口を開始するなどを行った. 出生後から長期間経管栄養を行っていると, それに伴うさまざまな悪化因子が形成される. 新生児期の摂食動作の開始は母親に抱かれ精神的に安心した状態で, 母の臭い, 声, 皮膚感覚を感じながら味覚, 口腔内触覚を経験しながら食欲が満たされる. そのため摂食動作は満腹と安心などの快感覚を得られる行為として確立されていく. しかしながら新生児期から長期間の経管栄養をしている児は, 定時の注入のため空腹感の経験が乏しく, ベッド上で注入されることで食事の際の安心・楽しさなどの

経験が少なく，食事への関心が薄いことが多い．経管栄養から経口摂取に移行するまではある程度の時間を要すると考えて，経管栄養で水分，栄養を補いながら経口摂取量をゆっくりと増やしていく必要がある．

食事への興味を育てるためには注入中も家族の食事の場や集団保育の場に同席させることや，食物での手遊び，食器の工夫などを行う．またときどき空腹感を経験する必要があり，経管栄養から過剰の栄養が入らないようにする．長期の経管栄養では経験不足による口唇・口腔機能が弱く咀嚼力が低下などをきたしているので，摂食嚥下機能に合わせて食物形態を選ぶ必要がある．本人の摂食嚥下機能，心理的拒否の程度，栄養状態などを総合的に考えて栄養チューブの抜去の時期を決める必要がある．

サイドメモ Sidememo

▶24時間食道pHモニター

鼻からpHセンサーのついたチューブを食道に挿入し，食道内のpHの変化を持続的に測定して胃酸の逆流を評価する方法である．食道内のpHは通常5以上だが胃酸の逆流が起こるとpH4未満になる．pHモニターの波形から食道内容クリアランス，胃排出状態も推測できる．24時間中の胃酸逆流率が4%未満の場合は正常範囲と考えられている．ただし4%以上であっても嘔吐，喘鳴，誤嚥性肺炎などの臨床症状を伴っていなければ必ずしも異常とは判断されない．

サイドメモ Sidememo

▶ニッセン噴門形成術

子どもの胃食道逆流症の外科治療ではニッセン（Nissen）噴門形成術が広く行われている．これは胃底部とよばれる胃の入り口（噴門）付近の胃の一部を横隔膜より下の食道（腹部食道）に巻きつけて逆流を防ぐ方法である．

文献

1) 金子芳洋監修：障害児者の摂食・嚥下・呼吸リハビリテーション—その基礎と実践，医歯薬出版，2005．
2) 北住映二，尾本和彦：子どもの摂食・嚥下障害—その理解と援助の実際，永井書店，2007．
3) 田角　勝，向井美惠：小児の摂食・嚥下リハビリテーション，医歯薬出版，2006．

30 外表奇形で出生後呼吸困難があり小児歯科的摂食アプローチで摂食障害が改善した症例

金田一純子　国立成育医療センター第二専門診療部歯科

01 経過

症例：1歳3カ月，女児．

経過：1998年11月上旬，口蓋裂，経口摂取障害のため形成外科より依頼あり歯科受診した．

女児は1997年8月，GA40W，2,280 g，41.5 cm，頭囲自然分娩にて出生．外表奇形（耳介低形成，外耳道閉鎖，小顎症，眼裂変形）があり，出生直後より呼吸困難，チアノーゼが出現しS病院NICUに入院．小顎症と舌根沈下のためエアウェイ挿管困難であったが麻酔科でようやく挿管した．

当院には1998年5月に聴覚検査，補聴器作製目的にて耳鼻科受診したが，発育不良，栄養指導目的にて内分泌科入院となった．経口摂取障害のため歯科依頼された．経管栄養は生後5日より開始されており，7カ月よりクリニミール　注入200 m/×5日を行っていた．夜間はエアウェイ装着で呼吸状態は改善していた．

02 問題点と治療方針

併存疾患：トレッチャーコリンズ症候群，小顎症，舌根沈下による呼吸障害．

現症：下睫毛の欠損，眼裂斜下，小顎，耳介低形成，外耳道閉鎖，口蓋裂（図1，2）．

家族歴：母親もトレッチャーコリンズ症候群（祖母の話で母親も乳幼児期には呼吸管理で苦労したとのことであった）．

治療方針：内分泌科，呼吸器科，形成外科，耳鼻科，歯科で下記の方針が話し合われた．

①全身管理は内分泌科で行う．

②経口摂取困難，舌根沈下改善の目的でHotz床（**サイドメモ**）の作製．小顎症で口蓋裂があるため舌は後方位にあり，舌根沈下が生じやすいためHotz床（口蓋床）を装着し，摂食指導を行うこととした．

③下顎骨延長を将来形成外科にて行う．できるだけ早期，幼児期に検討する．

④歯科矯正治療．

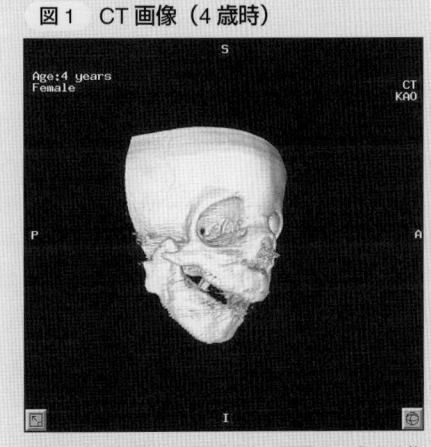

図1　CT画像（4歳時）

第1回目の下顎骨延長手術後．下顎骨は小さく後退している．

図2 女児の顔貌（4歳時，小顎症）

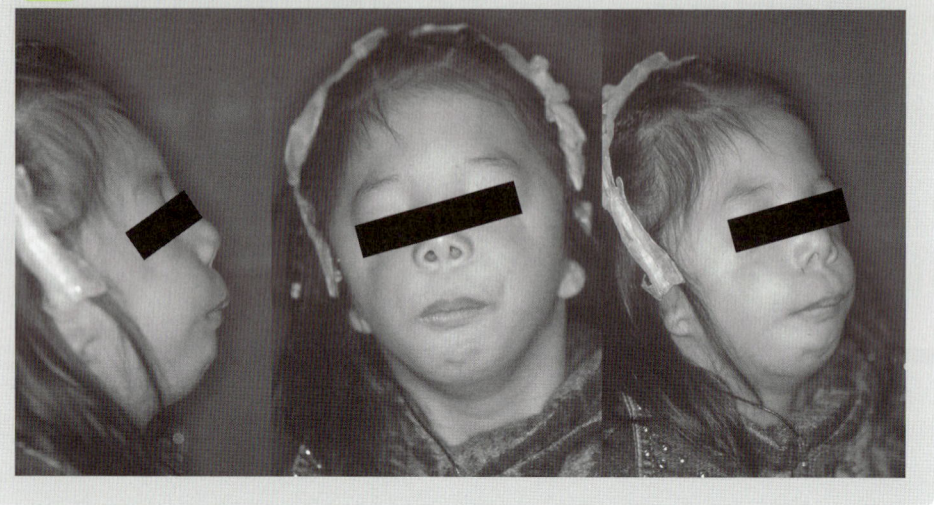

03 治療経過

Hotz床の作製，装着

1998年11月上旬（1歳3カ月），歯科外来にてHotz床作製のため印象採得するが一時的な呼吸停止のトラブルあり，改めて手術室にて麻酔医の看視のもと印象採得を行うこととした．12月中旬，手術室にて麻酔医看視下のもとに印象採得を行い，Hotz床を作製し4日後装着した．装着は協力的で，適合性も良好であった．12月下旬，退院．

摂食訓練の開始 Stage Ⅰ

1999年1月中旬より摂食訓練を5回/日で開始．経管のうち2回を哺乳瓶を使い，ミルクの哺乳よりはじめてもらった．半月後，ミルクは20～30 mlぐらいで果汁，スープ，初期の段階の離乳食を試してもらった．2月上旬にはどろどろ状のものが食べられるようになり，ポタージュをスプーンで食べられた．下顎両側乳中切歯，左側第一乳臼歯萌出．TBI（刷掃指導）を行う．そして1週間後にはプリン，豆腐，芋のつぶしたものが食べられるようになった．また，摂食指導のため毎日の食事の内容を書いてきてもらうようにした（図3）．訓練開始から2カ月半経過した3月下旬，あられを誤嚥して吸引摘出が大変だったとの報告を受けた．4月下旬，哺乳瓶で30 ml，ほかの赤ちゃんが飲んでいるのを見て欲しがった．

豆腐，プリン，卵豆腐，カステラ，生クリーム，コーンスープなどを食べ，経腸栄養剤はコップで摂取指導し，残りは注入してもらった．上顎4乳切歯初期う蝕，SAF（フッ化ジアンミン銀溶液）塗布．5月下旬，哺乳瓶でミルクは200 ml/1回と十分飲めるようになった．Hotz床は歯の萌出に伴い削合調整を行っていった．9月上旬，コップで飲み物が飲めるようになり，ミルクもコップで飲むよう指示．11月下旬，上下左右の乳中切歯，側切歯，第一乳臼歯は萌出したが初期う蝕となり，SAF塗布を行った．ミルクは哺乳瓶で飲むのが気に入りなかなか中止させるのが難しかった．ミルク以外の飲み物はコップで上手に飲めるようになった．

摂食指導 STage Ⅱ

2000年3月中旬，3週間強入院し，Hotz床再製作のためオペ室にて印象採得した．途中で一時呼吸停止したが採取できた．3月下旬にHotz床装着し，適合性もよく，食事も問題なくとれた．主食はおかゆ，刻み食，経腸栄養剤 150 ml×4. また，漬物をかむことができた．

6月，歯科処置のため開口器を入れると一時的に呼吸停止したため，開口器の使用を禁止した．9月下旬K大学形成外科にて下顎骨延長手術が施行された．10月下旬に延長終了し，13 mm下顎延長．12月下旬，下顎両側ABのう蝕が進行（C4）したため合計4本を抜歯した．

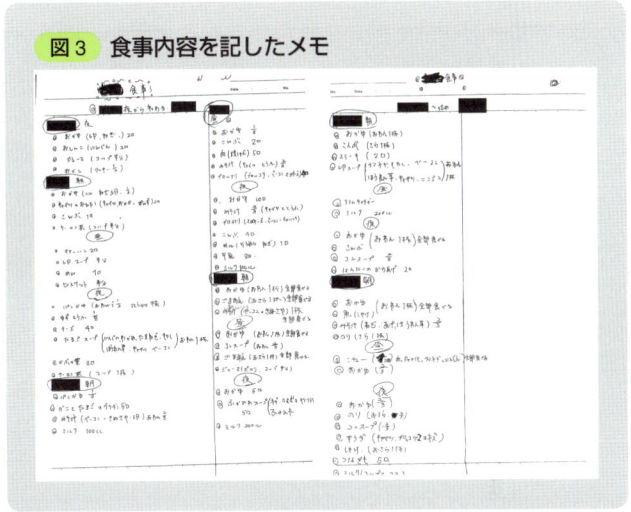

2001年2月下旬，上顎右側CDE，下顎右側DEを抜歯．夜間SpO$_2$ 80％ぐらいまで改善した．9月，経腸栄養剤は注入せず飲んでいた．12月，乳歯のほとんどはう歯のため歯冠は崩壊していた．う蝕の処置を麻酔医看視のもと，オペ室にて抜歯処置行った．再度Hotz床作製のため印象採得はやはり麻酔医の監視のもとで行われ，Hotz床を新製装着した．

摂食指導完了 STage Ⅲ

2002年6月中旬，下顎延長手術（2回目）が検討されK大学病院にて施術された．依然として夜間にエアウェイはときどき必要であった．

2003年1月中旬，おじや，麺類，挽肉料理など，よく食べるようになった．4月中旬，ほとんどの食事はとれるようになった．6月上旬，口蓋裂閉鎖手術が施術され，Hotz床は撤去した．

2004年3月上旬，食べ物を口にため込み，喉に詰まらせ，呼吸が止まったことが2回ほどあった．8月下旬，形成外科より鼻咽腔閉鎖不全改善のためスピーチエイドを依頼されるが，軟口蓋かなり下垂しているため，装着は困難と考えられ中止した．9月下旬，上下顎義歯装着．

2005年8月中旬，下顎骨延長（3回目）が施術された．

現在，永久歯の前歯，上下第一大臼歯萌出，完成を待ち歯科矯正治療へ入る予定である．

04 現在の所見

摂食，呼吸とも改善し，軽度の精神遅滞があるものの日常の生活には問題ない．今後の問題として，鼻咽腔閉鎖不全，不正咬合の改善が残っている．

05 症例のポイント

哺乳・離乳食の段階を経た摂食機能の獲得

摂食を試みるが誤嚥を繰り返し，生下時より経管栄養を余儀なくされた．哺乳から始め

れば基本的な嚥下摂食を獲得できると考えた．哺乳・離乳食の段階を経ることにより摂食機能を獲得できたと考えられる症例であった．

摂食訓練を1歳3カ月より始め2年間でほとんどの食餌がたべられるようになった．途中2回下顎骨延長手術が入り中断されるなど経過は長期にわたったものの摂食の自立が図れた．3回目の下顎骨延長手術後は呼吸状態も改善し，エアウェイも全く必要なくなった．

しかし，反省すべき点はう蝕を予防できなかったことである．安易に経腸栄養剤を飲用させたことが重度のう蝕に罹患させてしまった．経腸栄養剤を安易に経口摂取させず，早期よりミキサー食等を検討してみるべきであった．

長期にわたる経管栄養の弊害として食道，胃粘膜の萎縮，細菌転位などがあげられる[1]．もちろん，経管栄養を余儀なくされている患児はいるとしても，なかなか摂食がうまくいかず，いたずらに経管栄養が長くなっている患児も見受けられる．各科の協力のもとに積極的な摂食訓練が望まれる．

サイドメモ Sidememo

▶Hotz床

Hotz床（図4,5）とは唇顎口蓋裂児にHotzの開発したレジン床で，装着することにより舌位を正常位に矯正して口腔機能を改善することで，顎発育を良好に誘導しようとするものである．また，同時に哺乳障害も改善され正常児と変わらない哺乳が可能となる．

最近では口唇裂のある患児には，NAM床（図6）というホッツ床に鼻をもちあげる装置を使い術前外鼻修正を行い，口唇形成手術までに鼻の形をできるだけ良好な状態に整えている．

図4 Hotz床

図5 Hotz床装着時

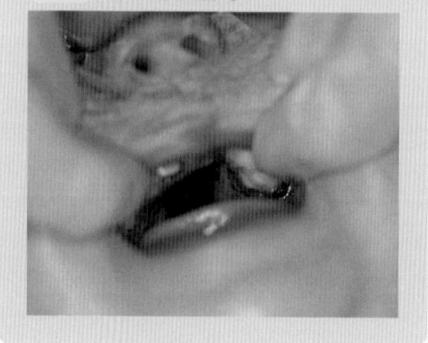

図6 NAM床

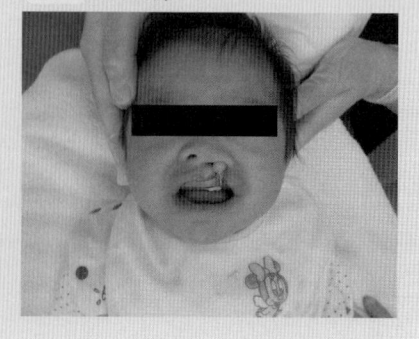

文献

1) 金子芳洋・他：障害児者の摂食・嚥下・呼吸．リハビリテーション—その基礎と実践，医歯薬出版，2007，pp3-4.
2) 中島龍夫・他：口唇口蓋列の早期総合治療，医歯薬出版，p26-27，1994.

V がんによる嚥下障害

V がんによる嚥下障害オーバービュー

辻 哲也　慶應義塾大学医学部リハビリテーション医学教室

はじめに[1]

　1981年以降，悪性腫瘍（以下がん）はわが国の死亡原因の第1位であり，疾病対策上の最重要課題として対策が進められ，今日では少なくとも半数の方は助かるようになった．がんの治療を終え，あるいは治療を受けつつあるがん生存者は，2015年には533万人に達すると予測されており（いわゆる"2015年問題"），"がんが不治の病であった時代"から"がんと共存する時代"になってきている．

　欧米ではがんのリハビリテーション（以下リハ）は，がん治療の重要な一分野として認識されているが，わが国では，これまでがんそのものあるいは治療過程において受けた身体障害に対して積極的な対応がされることは，ほとんどなかった．患者にとって，がん自体に対する不安はもちろん大きいが，がんの直接的影響や治療により生じた身体障害に対する不安も同じくらい大きいものである．

がんのリハビリテーションの概要

　がんのリハは，4つの段階に分けることができる（表）．基本的なリハの方針，内容は他の原因による障害と同様で，機能回復を目指してリハを行うということは，がん以外の患者となんら変わることはない．ただし，原疾患の進行に伴う機能障害の増悪，二次的障害，生命予後などに特別の配慮が必要である．

がんによる嚥下障害の原因とアプローチの概要

【1】脳腫瘍（脳転移）による嚥下障害

　脳卒中や頭部外傷患者と同様に，障害部位に応じて球麻痺・仮性球麻痺による嚥下障害を生じる．脳腫瘍では，手術の影響や腫瘍の再発や増大に伴う脳浮腫の悪化，腫瘍からの出血，痙攣発作，水頭症などで意識状態や神経症状の変動がしばしばみられるため注意が必要である．

V がんによる嚥下障害—オーバービュー

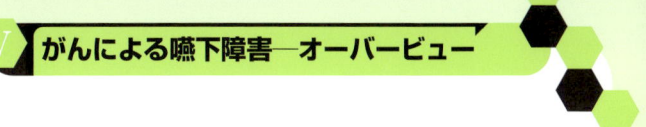

表	がんのリハビリテーションの病期別分類（文献1より）
(1) 予防的（preventive）リハビリテーション	
がんと診断された後，早期に開始されるもので，手術，放射線治療，化学療法の前もしくは後すぐに施行される．機能障害はまだないが，その予防を目的とする．	
(2) 回復的（restorative）リハビリテーション	
治療されたが残存する機能や能力をもった患者に対して，最大限の機能回復を目指した包括的訓練を意味する．機能障害，能力低下の存在する患者に対して，最大限の機能回復を図る．	
(3) 維持的（supportive）リハビリテーション	
がんが増大しつつあり，機能障害，能力低下が進行しつつある患者に対して，すばやく効果的な手段（たとえば，自助具やセルフケアのコツの指導など）により，セルフケアの能力や移動能力を増加させる．また，拘縮，筋萎縮，筋力低下，褥瘡のような廃用を予防することも含まれる．	
(4) 緩和的（palliative）リハビリテーション	
終末期のがん患者に対して，そのニーズを尊重しながら，身体的，精神的，社会的にもQOLの高い生活が送れるようにすることを目的とし，温熱，低周波治療，ポジショニング，呼吸介助，リラクセーション，各種自助具・補装具の使用などにより，疼痛，呼吸困難，浮腫などの症状緩和や拘縮，褥瘡の予防などを図る．	

本表はがんのリハの病期を示すもので，WHOの緩和ケア定義とも異なることに注意（2002年のWHO定義では緩和ケアは終末期に限定されない）

【2】頭頸部癌術後の嚥下障害[2]

頭頸部癌の治療はがんの進行度や部位により多彩である（図）．手術後には口腔器官や咽頭，喉頭の解剖学的構造は大きく変化する．

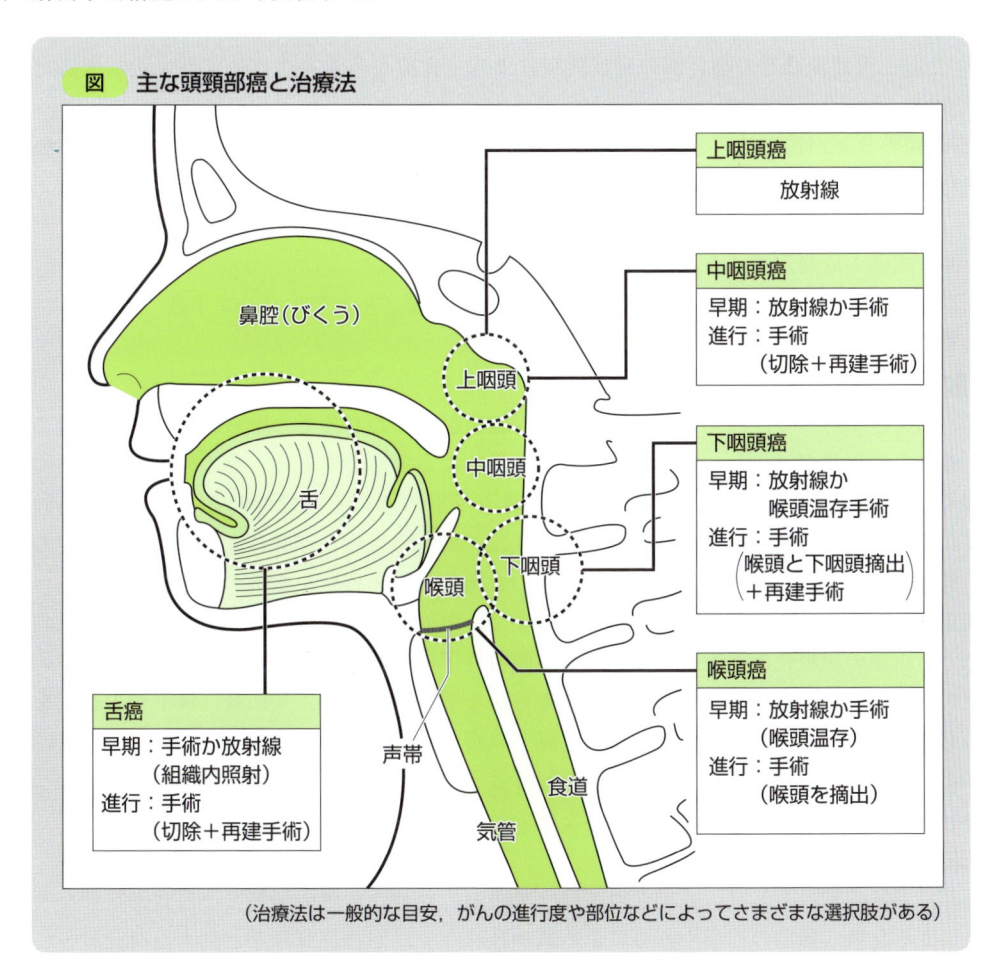

図　主な頭頸部癌と治療法

上咽頭癌：放射線

中咽頭癌：
早期：放射線か手術
進行：手術
（切除＋再建手術）

下咽頭癌：
早期：放射線か
喉頭温存手術
進行：手術
（喉頭と下咽頭摘出
＋再建手術）

喉頭癌：
早期：放射線か手術
（喉頭温存）
進行：手術
（喉頭を摘出）

舌癌：
早期：手術か放射線
（組織内照射）
進行：手術
（切除＋再建手術）

（治療法は一般的な目安，がんの進行度や部位などによってさまざまな選択肢がある）

舌癌をはじめ口腔癌の術後には，舌の運動障害のため準備期・口腔期の障害を生じる．舌の半分以下の切除で切除範囲が舌に限局しており，単純縫縮（残存舌の創縁を縫合）の場合には，嚥下障害は軽度である．舌の半分以上が切除された場合には，腹直筋皮弁などで再建が行われるが，舌による送り込みや食塊形成は障害され，残存舌と口蓋が接触せず，食塊をうまくコントロールできないので液体やペースト状のものを，頸部を後方へ傾けて重力を使いながら咽頭へ送り込むようにする（dump and swallow）．食塊が咽頭を通過するには，舌根と咽頭壁の協調運動が必要であるため，舌根の働きは重要である．舌全摘とわずかでも舌根が残存している場合の嚥下障害の程度には大きな違いがある．

口腔底の部分切除術のみであれば，舌の運動性は保たれ機能障害は軽度である．一方，口腔底前方部の複合手術（下顎区域切除，舌部分切除，頸部郭清術などを合併）では，再建の方法，舌の切除範囲，舌骨上筋群の切断の有無によって嚥下障害の程度はさまざまである．

一方，中咽頭には解剖学的に上壁（軟口蓋，口蓋垂），前壁（舌根，喉頭蓋谷），側壁（口蓋扁桃，前・後口蓋弓），後壁（咽頭後壁）が含まれているので，腫瘍の切除範囲，再建の方法，舌骨上筋群の切断の有無によって，鼻咽腔閉鎖不全，喉頭挙上の障害や食道入口部の開大不全などさまざまな咽頭期の障害を生じる．

嚥下訓練には，準備期，口腔期および咽頭期の障害の状態に応じて，脳卒中などの中枢神経疾患の手法に準じて行う．

【3】 胸部食道癌術後の嚥下障害[3]

胸部食道癌術後にはしばしば嚥下障害を生じるが，その原因として以下のことがあげられる．
1) 残存食道と再建臓器との吻合部の瘢痕狭窄により，食塊がうまく送り込まれず狭窄部にたまってしまう．
2) 気管周囲のリンパ節郭清にともなう前頸筋群の切離により，術創付近の瘢痕による喉頭挙上の制限から，誤嚥や咽頭残留を生じる．
3) 術中操作により反回神経麻痺を生じると，声帯の運動麻痺をきたし，嚥下時に声門閉鎖が不十分となり，誤嚥の危険が高まる．

嚥下訓練としては，喉頭挙上制限に対する喉頭挙上訓練（メンデルゾーン手技，裏声発声），声門閉鎖不全に対する息こらえ嚥下の習得を中心に行う．

【4】 放射線照射中・後の嚥下障害[4]

頭頸部癌などに対して，口腔や咽頭領域の放射線照射が行われると，唾液腺が照射野に含まれるため，唾液の流出量が減少し，口腔乾燥症や粘膜炎による疼痛を生じる．その結果，舌の運動が拙劣となり，咽頭への移送が遅れるようになり，嚥下反射の誘発も遅延傾向となる．味覚も低下する．また，咽頭部が照射野に含まれている場合には，局所の炎症・浮腫により咽頭の収縮能力や喉頭挙上量の低下が生じ，喉頭蓋谷や梨状陥凹への食塊の貯留・残留や誤嚥の原因となる．

唾液腺の分泌低下は照射終了後も持続する．また，照射野の毛細血管が損傷を受けて局所の血流量が低下し組織の線維化が進行し，嚥下障害が照射終了後に悪化する場合もある．

治療の進行状況に合わせて必要な嚥下訓練や適切な姿勢，食形態，一口量，嚥下法の選択をする必要がある．また，治療終了後であっても，嚥下障害の訴えがあれば，嚥下評価を行い，そのときどきにあった嚥下法や食形態や姿勢の指導を行うようにする．唾液腺の分泌低下に対しては，人工唾液の利用，室内が乾燥しないようにするなどの対症療法を行う．

【5】 末期がん患者の嚥下障害

末期がん患者の原因として，腫瘍が嚥下器官を圧迫したり，治療の影響による食道狭窄など機械的閉塞によるもの，腫瘍の浸潤や転移による脳神経麻痺や反回神経麻痺などによる神経障害による

もの，放射線療法や化学療法で生じる粘膜炎による嚥下痛，薬物性パーキンソニズム，悪疫質・モルヒネ使用・電解質異常などによる全身衰弱・意識障害によるものなどがあげられる．

余命が月から週単位の患者に対しては，口腔ケア，代償手段（適切な姿勢，食形態，一口量）の調整を中心にアプローチを行い，安全にしかもできるだけ長く楽しみとしての経口摂取を続けられるかを中心に考える．また，がんが進行し，腫瘍の増大や全身状態の低下の進行に応じて，適宜，摂取方法の変更，経口摂取の可否を検討することも重要となる．

おわりに

がんセンターなどの高度がん専門医療機関において，がんによる嚥下障害への対応に際して，リハ科が介入してチーム医療を行っている施設はまだ数少ない．早期からの継続したリハチームの介入により，手術や放射線照射などの治療によって生じたさまざまな障害に対して，すばやく対応することが可能であり，誤嚥性肺炎や窒息の予防，スムーズな経口摂取やコミュニケーション手段の確立，後遺障害に対する患者の不安の除去や心理的サポートなど，多くの利点がある．今後，わが国でもがんのリハが主要な一分野として確立されることを期待する．

文献

1) 辻 哲也：がんのリハビリテーションの概要．実践！ がんのリハビリテーション（辻 哲也編），メヂカルフレンド社，2007, pp2-8.
2) 辻 哲也，安藤牧子：口腔癌，咽頭癌の周術期リハビリテーション．多職種チームのための周術期マニュアル 4 頭頸部癌（鬼塚哲郎編），メヂカルフレンド社，2006, pp234-261.
3) 辻 哲也，安藤牧子・他：周術期嚥下訓練．多職種チームのための周術期マニュアル 3 胸部食道癌（坪佐恭宏編），メヂカルフレンド社，2004, pp70-90.
4) 辻 哲也：Ⅲ.各臓器別の癌の特徴と診断・治療・リハビリテーションの要点 2.頭頸部癌 2）リハビリテーションの要点（構音・嚥下障害，発声障害）（辻 哲也，里宇明元・他），金原出版，2006, pp127-136.

31 早期退院を目標とした舌亜全摘術後の重度嚥下障害の症例

安藤牧子　慶應義塾大学病院リハビリテーション科
辻 哲也　慶應義塾大学医学部リハビリテーション医学教室

01 経過

症例：65歳，男性．

経過：2004年8月，臼歯がかけた後から舌の左奥にあたるのを自覚したが，痛みなく放置していた．改善しないため2005年11月近医受診しN市立病院を紹介，同院で精査後，舌癌（左縁）と診断された．

2006年1月中旬Sがんセンターを紹介受診，1月下旬入院，同日，リハビリテーション（以下リハ）科に依頼された．翌日手術（舌亜全摘・下顎辺縁切除・遊離腹直筋皮弁移植・両側頸部郭清・気管切開術）施行された（図1）．

図1 舌半切・左側頸部郭清・遊離腹直筋皮弁移植・気管切開術施行された患者の口腔内（本症例とは異なる）

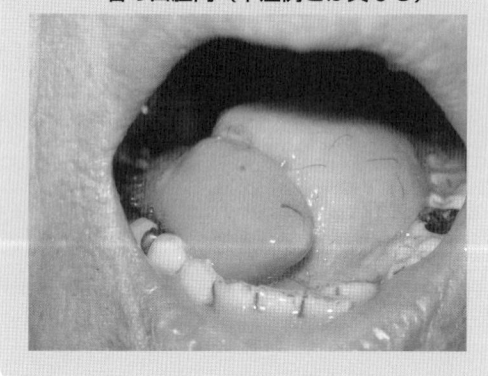

02 検査所見とゴールの設定

画像：MRI画像（入院9日前，図2）．舌左舌縁に径35×35 mm×上25 mm程度のT1・T2を呈する腫瘍を認める（矢印）．腫瘍はオトガイ舌筋に浸潤し，一部で正中を超えて進展し，左舌骨舌筋にも浸潤を認める．左舌縁から口腔底・下顎歯肉への進展を認める．左中内深頸部，右上内深頸部に短径約8 mmほどのリンパ節を認める．

併存疾患：高血圧．

既往歴：20歳　虫垂炎手術，63歳　うつ病．

社会的背景：妻，娘夫婦，孫と同居．空調・水道工事の会社を経営（主に事務）．

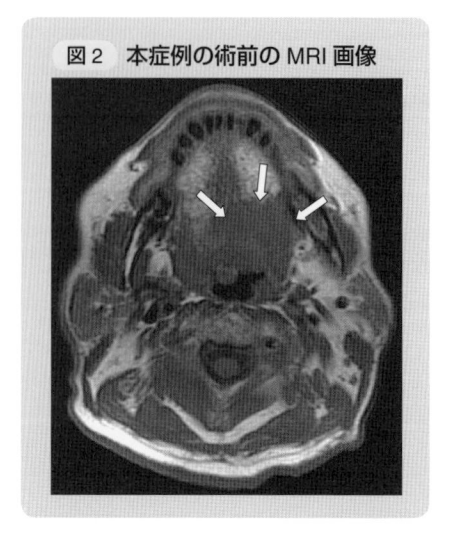

【嚥下障害の評価】

VF所見：表1参照．

図2 本症例の術前のMRI画像

表1 嚥下障害の評価（VF）

回数 日付	リクライニング角度と食形態	先行期・口腔期	咽頭期	食道期
1回目 術後9日目	リクライニング角度80・60度，とろみつき水分2 ml・3 ml.	重度の障害．残存舌，再建された舌とも送り込み運動はなく，口腔保持も不良．重力で咽頭へ食塊が流れ込んでいく状態．	嚥下反射惹起は遅延しており，喉頭挙上も約半椎体分と制限強く，食道入口部開大不全も認めた．食塊の残留は特に梨状窩に著明．嚥下中と嚥下後に誤嚥し，むせは認めなかった．	問題なし．
2回目 術後16日目	リクライニング角度60度，とろみつき水分2 ml.	1回目の所見と著変なし．	嚥下反射惹起の遅延は依然認めた．喉頭挙上は若干改善傾向にある印象．梨状窩に毎回残留あり，それが毎回喉頭侵入を繰り返した．軽度の誤嚥を認め，むせを認めたが，反応が遅かった．食道入口部開大不全も依然認めた．	問題なし．
3回目 術後30日目	リクライニング角度60度，とろみつき水分2・5 ml，ゼリー小さじ．	舌の食塊移送，口腔保持とも不良．頭部を進展させて送り込む．	嚥下反射遅延あり．梨状窩の残留は毎回あり，依然，喉頭挙上制限，喉頭閉鎖不全，食道入口部開大不全，喉頭侵入を認めたが，いずれも誤嚥はなかった．	問題なし．
4回目 術後43日目	リクライニング角度60度，とろみつき水分2・5 ml，ゼリー小さじ．	3回目と著変なし．	嚥下反射遅延あり．梨状窩の残留あり，喉頭侵入は毎回認めたが，とろみつき水分10 mlでは明らかな誤嚥なし．水分3 ml，とろみつき水分30 ml，ゼリー大さじでは軽度誤嚥を認め，むせあり．食道入口部開大は改善傾向あり．	問題なし．
5回目 術後98日目	座位，とろみつき水分3，コップのみ10 ml，とろみなし水分3 ml，全粥小さじ．	4回目と著変なし．	嚥下反射遅延あり．とろみつき水分，全粥では喉頭蓋谷，梨状窩の残留は認めたが誤嚥はなかった．水分は毎回喉頭侵入し，一部誤嚥を認めた．	問題なし．
6回目 術後138日目	リクライニング角度60・90度，水分2・3・5・10 ml.	5回目と著変なし．	嚥下反射遅延あり．咽頭残留も前回に比し軽減．喉頭侵入はほぼ毎回あるが，声門上で誤嚥を防ぐことができていた．	問題なし．

（嚥下障害に関する）**問題点リスト**：①舌癌術後，②重度嚥下障害，③不顕性誤嚥による誤嚥性肺炎の危険，④栄養摂取の方法，⑤自宅復帰（早期退院の希望），社会復帰．

ゴール設定：いつも社員に給料を手渡しているため，会社の給料日（術後23日目）までに退院し，給料を渡したいという強い希望あり．術後重度嚥下障害を呈していたため，直接訓練の進み具合をみながら，必要に応じ間欠的経管栄養法も視野に入れ，術後23日目までに栄養摂取手段を確立して退院することを目標とした．

03 リハアプローチと経過

入院中のリハアプローチ（表2）

①術前

リハ科医師の診察と言語聴覚士（以下ST）による訓練内容のオリエンテーションを行った．術前の多職種カンファレンスでの術式などの患者情報をもとに術後訓練の流れを説明し，手術に対する不安を軽減できるよう努めた．また術後に行うことが予想される嚥下方法，たとえば頸部前屈や

複数回嚥下を実際に行ってもらったり，喉頭挙上を確認してもらったりしてより具体的に術後訓練のイメージをつかんでもらうようオリエンテーションを行った．

②術後

術後2日目：STがベッドサイドへ出向き，口唇周囲の運動を開始した．

術後5日目：早期離床を促すため，訓練室に来室（頸部の創部は未抜鉤，気管カニューレは抜去）（図3）．下唇の運動制限がみられたが，口唇を閉鎖して舌圧子を保持することは可能であったので手術的侵襲のない口唇周囲の運動をさらに積極的に行った．またカニューレは抜去されていたので，気管孔をおさえて発声練習を行い，母音や両唇音の練習も開始した．口腔内の唾液貯留が著明で痰が多い時期であるが，積極的に発声や咳嗽を促し，唾液・痰の喀出を行った．

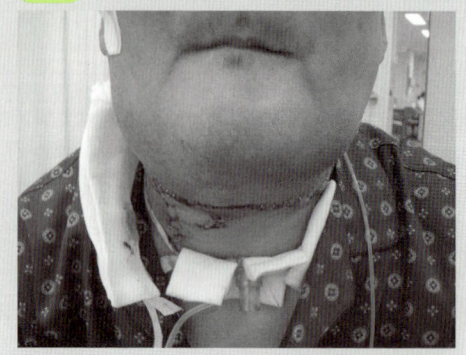

図3 訓練室に来室した患者（術後5日目）

経鼻経管，カフつきカニューレが挿入されている．両側頸部郭清後で未抜鉤の状態で頸部全体の腫脹が著明．触感覚は低下，頸部の可動域はほとんどない．顔面は頬より下部は全体に腫脹著明で，口唇周囲の運動は弱い．口腔内の唾液貯留は非常に多い

術後9日目：1回目VF検査（「嚥下障害の評価」参照，DVD症例31-【1】）では重度嚥下障害に加え，不顕性誤嚥を認めたため，食事開始は困難と判断し，間接訓練および嚥下反射の誘発を促すことを目的にごく少量のとろみつき水分による直接訓練を開始した．

間接訓練では頸部の自動運動，口唇のほか，残存舌，頬の口腔器官の自動運動とのどのアイスマッサージによる嚥下反射惹起の意識化を中心に行った．頸部の浮腫は残存しており，喉頭挙上の感覚をフィードバックすることは困難であった．

表2 入院中経過表

術日経過	術前	0 pod（術日）	2 pod	5 pod	9 pod	10 pod	16 pod	17 pod	23 pod（退院）
創部など		気管切開	→	カニューレ抜去	頸部抜鉤（7 pod）	頸部の浮腫残存		頸部の浮腫軽減	
VF検査					1回目 重度嚥下障害，不顕性誤嚥		2回目 重度～中等度嚥下障害，顕性誤嚥		
間接（嚥下）訓練			ベッドサイド口唇周囲運動と咳嗽訓練	訓練室へ 発声，咳嗽訓練，口唇運動	→	頸部の自動運動，口腔器官の運動，のどのアイスマッサージ		喉頭挙上訓練（触覚・鏡・筋電によるフィードバック使用）を追加	頸部の運動，口腔器官の運動，メンデルゾーン手技
直接（嚥下）訓練						とろみ2～3m/×10口/日，むせあり，発熱などチェック	→		とろみ2m/×5口を3回/日
セッティングなど						リクライニング位60度			
栄養摂取手段			持続的経鼻経管栄養法	→		間欠的経鼻経管栄養法導入	→		21 podには手技自立
構音訓練			明瞭度4	母音，両唇音	→	/n/, /s/, /t/, /k/音を中心に訓練継続			明瞭度3

pod：post operative day（術後の日数）

一方，直接訓練は，とろみつきの水分 2～3 m*l* を 1 日 10 口程度から開始した．直接訓練ではリクライニング角度 60 度姿勢，一口量 2 m*l* とセッティングを確実にしても誤嚥してむせることもあり，意識的な咳払いを毎回行い，痰の量，熱発の有無に注意しながら訓練を進めた．

　術後 16 日目：2 回目の VF 検査（「嚥下障害の評価」参照，　　DVD症例 31-【2】）では，若干嚥下機能の改善を認めたが，依然重度～中等度の嚥下障害を認めため，目標としていた術後 23 日目までに主たる栄養摂取を経口で行うことは困難と判断し，患者，医師，看護師と相談し，間欠的経管栄養法を導入することとなった．本症例はこの時点で術後 2 週間あまりとまだ日が経っておらず，ある程度の期間で嚥下機能の改善が見込まれるため，胃瘻ではなく間欠的経管栄養法を導入することになった．症例は口腔内の皮弁のボリュームがあり，経口からではチューブがスムーズに挿入できず，経鼻から経管を挿入する間欠的経鼻経管栄養法（ING）のほうがスムーズであったためこれを導入することとなった（サイドメモ）．リハ科医師が初回の手技を行い，安全を確認．その後，病棟看護師へ管理を移行し，本症例の手技が安定するまで，病棟看護師の管理化で行うこととした．

　術後 21 日目：ING の手技は確立し，自己管理で 1 日 3 回の経管栄養を行えるようになった．
　徐々に頸部の浮腫は軽減してきたが，依然，喉頭周囲の触覚などの感覚低下あるため，間接訓練として，喉頭を触ったり，鏡で挙上運動を確認したりするなどフィードバックを多用しつつ，喉頭挙上を促進するためメンデルゾーン手技を継続した．また，表面筋電フィードバックで喉頭挙上運動のフィードバックを開始した．この時期には，直接訓練として，とろみつきの水分 2～3 m*l* を 5 口摂取を 1 日 3 回程度可能となった．

　術後 23 日目：退院．退院前には，自宅での自主訓練として，間接訓練（頸部の運動，口腔器官の運動，メンデルゾーン手技），とろみつきの水分による直接訓練を指導し，外来訓練は週 1 回の頻度で継続した．

外来でのリハアプローチ（表3）

　術後 30 日目：3 回目の VF 検査を実施（「嚥下障害の評価」参照，　　DVD症例 31-【3】）．依然，咽頭期の障害を重度認めたが，明らかな誤嚥はなかったため直接訓練はペースト状の食材 1 品を用いて 3 回/日行ってもらうこととした．嚥下パターンの練習としてメンデルゾーン手技に加えて息こらえ嚥下を追加した．

　術後 43 日目：4 回目の VF 検査（「嚥下障害の評価」参照，　　DVD症例 31-【4】）を実施．重度嚥下障害から中等度嚥下障害へ改善を認めたため，ペースト食の摂取量を上げて主食に粥ミキサー，副食はペースト食を 1～2 品にして直接訓練を継続した．この時期，とろみなしで水分摂取をしてしまっていたが，VF 検査の映像を供覧し，とろみなしやとろみをつけても量が多いと誤嚥を認めたため，とろみをつけること，1 回量に注意することを説明した．また，経口摂取量が増加してきたため，外来で管理栄養士による栄養指導を定期的に受け，ST からは嚥下障害の重症度とリハの進行状況を適宜，管理栄養士に報告した．管理栄養士はリハなどの情報を基に経管栄養のカロリー調整を行い，またペースト食に適した食材などの情報提供を行った．

　術後 98 日目：5 回目の VF 検査（「嚥下障害の評価」参照））で全粥状の形態は摂取可能と判断した．自宅で全粥を摂取し始め，副食もカレーなどをつぶして摂取するなど摂取カロリーが増え，必要摂取カロリーは経口のみで確保できるようになったため ING 終了とした．水分での誤嚥のリスクはあったため，水分はとろみつきとし，食形態は全粥軟菜きざみであんかけ状とした．

　術後 138 日目：6 回目の VF 検査（「嚥下障害の評価」参照，　　DVD症例 31-【5】）を行い，水分とろみを解除できるか評価した．誤嚥は認めなかったが，喉頭侵入は認めたため，息こらえ嚥

表3 外来訓練経過表

術日経過	24 pod〜	30 pod	43 pod	98 pod	138 pod	160 pod
VF検査		3回目 重度〜中等度嚥下障害，誤嚥なし	4回目 中等度嚥下障害，軽度誤嚥，顕性誤嚥，食道入口部開大改善	5回目	6回目 水分での喉頭浸入あり	終了
間接嚥下訓練	メンデルゾーン手技，息こらえ嚥下	→				
直接嚥下訓練		とろみ50 mL×3回/日	粥ミキサー，副食ミキサー1，2品	ペースト食，水分とろみ＋エンシュア経口摂取	息こらえ嚥下の意識化，一口量のコントロール	全粥，刻み食，水分とろみなし
セッティングなど		リクライニング位60度	リクライニング位は自己で中止 とろみの必要性を再度説明	→	とろみ解除	
栄養摂取手段	間欠的経鼻経管栄養法継続 管理栄養士による栄養指導	→	→	間欠的経鼻経管栄養終了．全面経口摂取へ		
アドバイスなど		VF検査の映像を供覧し，リクライニング位，水分とろみの必要性などを説明			→	
構音訓練	/k/，/s/，/t/音を中心に訓練継続	→				明瞭度2〜3．家族，知人に対しては実用レベルの構音

下を再度意識化し，一口量のコントロールを促して水分はとろみなしで摂取可とした．

術後160日目：ST訓練終了．終了時，全粥か軟飯，副菜は刻み食，水分はとろみなし．

04 症例のポイント

早期介入と管理栄養士との連携

　本症例は舌亜全摘術後に口腔期・咽頭期ともに重度嚥下障害を呈したが，間欠的経管栄養法を用い，早期自宅退院が可能となった症例である．術前介入では嚥下器官の評価を行い，術後のリハの流れを説明した．また頸部前屈や複数回嚥下などの嚥下方法を実際に行ってもらい，術後訓練を具体的にイメージできるようアプローチをした．

　術後も早期から介入を行った．VF検査で嚥下機能を経時的に評価しながら，術後早期には間接訓練を行い，直接訓練の導入，間欠的経管栄養法の指導・手技の確立，経口摂取の開始へとスムーズに進めることができた．

　本症例は，入院中には早期退院の希望が強かったが，嚥下障害が重度で主たる栄養摂取の手段として経口摂取が困難であったため，まず，間欠的経管栄養法の手技の確立を目標とし，病棟スタッフの協力のもと，術後23日目に自宅退院することができた．外来では，経口摂取を早く進めたいという焦りがあったため，適宜VF検査の映像を供覧して嚥下障害の病態を詳細に説明し，理解してもらう必要があった．また外来に移行してから経口摂取量が増加していったため，管理栄養士による摂取カロリーのチェック，栄養指導を受ける必要があり，管理栄養士との連携が入院中，外来ともに重要であった．

サイドメモ

▶ 舌癌術後のチューブ栄養の種類と適応

経管栄養法には持続的，間欠的，永久的方法がある（表4）．舌癌術後は一定期間経口摂取が困難となり，補助栄養剤によるカロリー摂取が必須となるため，持続的経管栄養法（Continuous Catheterization）が必要となる．持続的経鼻経管栄養法は一度挿入すると長期管理が容易であるので，術後の栄養管理に最適な方法であるが，長期間の使用では鼻腔から咽頭へ管を留置することが唾液嚥下の妨げになったり，鼻腔から咽頭にかけて清潔が保てないことが問題になる．また，チューブが鼻に留置されているのは審美的な点からも問題がある．

一方，間欠的経管栄養法（Intermittent Catheterization）では食事時間以外はチューブの違和感や苦痛がないので，嚥下訓練をスムーズに進めることができる．また，食事注入の度にチューブを嚥下するので嚥下訓練にもなる．適応は一定期間に嚥下機能の回復が見込まれ，手技を管理できる理解力がある患者である．挿入方法（経口もしくは経鼻）は咽頭反射の有無や，口腔内の皮弁のボリュームによって選択する．

永久的経管栄養法では，主に経皮内視鏡的胃瘻造設術（Percutaneous Endoscopic Gastrostomy）が行われる．適応は嚥下障害が重度で嚥下機能の回復に長期間を要する，もしくは最終的に経口摂取のみでは栄養摂取が困難であると予想される場合である．

表4 舌癌術後の経管栄養の種類と適応

種類		適応	先端の位置
持続的 Continuous	NG法（経鼻胃）	頭頸部癌術後患者全例	①食道 生理的な食塊の流れに近い．食道蠕動により胃に運ばれるため，短時間で注入でき，満腹感が得られる．胃食道逆流が減少する
	NE法（経鼻食道）	意識状態，知的面の影響を受けずに管理ができる	
間欠的 Intermittent	OE（経口食道）	一定期間内（約3カ月程度）に嚥下機能の改善が見込める場合 本人，または家族が手技の管理ができる 咽頭反射が低下している	
	OG（経口胃）		
	NE（経鼻食道）	一定期間内（約3カ月程度）に嚥下機能の改善が見込める場合 本人，または家族が手技の管理ができる	②胃 食道内逆流がある場合
	NG（経鼻胃）	咽頭反射が保たれている場合 口腔内の皮弁のボリュームがあり，経口挿入が困難な場合	
永久的	胃瘻	嚥下障害が長期化する可能性がある場合 間欠的経管栄養法の管理が困難な場合 食道内逆流がある場合	

文献

1) 溝尻源太郎・他編：口腔・中咽頭がんのリハビリテーション—構音障害，摂食・嚥下障害，医歯薬出版，2000．
2) 藤島一郎：脳卒中の摂食・嚥下障害，第2版，医歯薬出版，1998．
3) 植松 宏監修：セミナー わかる！摂食・嚥下リハビリテーション1巻 評価法と対処法，医歯薬出版，2005．
4) 鬼塚哲郎編：頭頸部癌〈多職種チームのための周術期マニュアル4〉，メヂカルフレンド社，2006．
5) 道 健一・他監訳：Logemann摂食・嚥下障害，医歯薬出版，2000．
6) 辻 哲也編：実践！がんのリハビリテーション，メヂカルフレンド社，2007．

32 中咽頭癌術後,後治療が加わり嚥下障害が遷延した症例

安藤牧子　慶應義塾大学病院リハビリテーション科
辻　哲也　慶應義塾大学医学部リハビリテーション医学教室

01 経過

症例:66歳,男性.
経過:以前から副鼻腔炎にてT大学病院へ通院.2005年1月下旬診察で中咽頭に病変を指摘され,生検で中咽頭癌(左側壁)の診断.2月中旬Sがんセンターを紹介受診,3月上旬入院.入院3日目中咽頭切除・左側頸部郭清・遊離腹直筋皮弁移植・気管切開術施行.

02 検査所見とゴールの設定

画像:MRI画像(入院9日前,図1):左義歯のメタルアーチファクトが強く,一部画像が欠損.左中咽頭側壁に径2cm×上下3cm大の腫瘤性病変(矢印).表面はやや不整.深部の境界は比較的明瞭で舌実質や翼突筋などに明らかな浸潤なし.左上内深頸領域に2cm大のリンパ節転移あり.

併存疾患:特になし.
既往歴:B型肝炎,35歳腰椎椎間板ヘルニア.
社会的背景:娘夫婦,孫と同居.会社員(ハム,ソーセージ加工).

【嚥下障害の評価】
VF所見:表1
問題点リスト:①咽頭癌術後,②中等度嚥下障害,③誤嚥性肺炎の危険,④後治療(放射線療法)の副作用,⑤栄養摂取の方法,⑥自宅復帰.

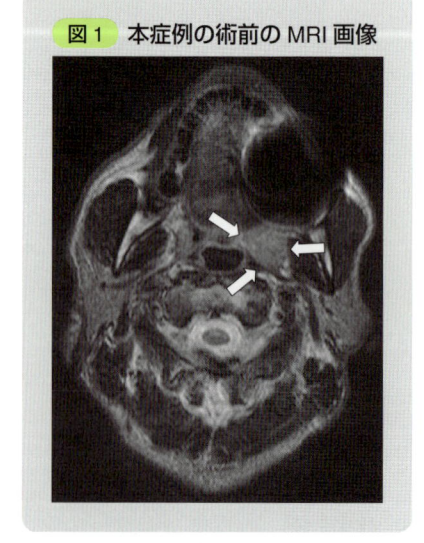

図1　本症例の術前のMRI画像

ゴール設定:術後中等度嚥下障害を呈し,病理結果より後治療(放射線療法)が追加となった症例.リハビリテーション(以下リハ)の経過中に放射線療法が決定し,一度回復した嚥下機能が放射線療法により悪化することも予想されたため,ゴール設定の再検討が必要となった.治療中および治療終了時(退院時)の栄養摂取手段を経口摂取のみに設定することはリスクが高いと判断し,早期に間欠的経管栄養法を導入することを検討.間欠的経管栄養と経口摂取を併用し栄養摂取手段を確立し自宅退院を目標とした.

表1 嚥下障害の評価（VF）

回数 日付	リクライニング角度と食形態	先行期・口腔期	咽頭期	食道期
1回目 術後 8日目	リクライニング角度60・45度、とろみつき水分1 ml.	食塊移送にやや時間を要する．	嚥下反射遅延は軽度．喉頭挙上は約1椎体分と軽度制限あり．梨状窩の残留が著明で残留物の誤嚥あり．むせを認めた．	C7-8レベルに軽度骨棘あり，通過不良の部位あり．逆流は認めず．
2回目 術後 20日目	リクライニング角度60度、とろみつき水分1, 2 ml, 全粥．	口腔保持はやや不良の時あり．	嚥下反射遅延は軽度．喉頭挙上は比較的良好であるが，挙上運動の左右差あり，喉頭蓋の反転はみられず．また左梨状窩に残留著明であった．左頸部回旋では食塊の通過量がやや増加．右頸部回旋では通過不良．誤嚥は認めなかった．	前回と著変なし．
3回目 術後 72日目	座位，とろみつき水分3, 10 ml, 全粥（自由嚥下）．	舌面に残留あり．口腔保持はとろみつき水分で不良．	嚥下反射は軽度遅延．喉頭挙上運動，喉頭蓋の運動は前回と著変なし．水分とろみは梨状窩に残留著明で，誤嚥．むせはやや遅れて起きた．	前回と著変なし．
4回目 術後 111日目	リクライニング角度80度，とろみつき水分，水分，全粥，刻みとろみ食．	食塊移送にやや時間を要する．	嚥下反射惹起の遅延あり．とろみつき水分コップのみ，全粥，刻みとろみ食では明らかな誤嚥，喉頭侵入は認めず．1回に嚥下できる量も増加．	食塊の通過量は増加．

03 リハアプローチと経過

入院中のリハアプローチ（表2）

①術前

入院日にリハ科に依頼があった．リハ科医師の診察と言語聴覚士（以下ST）による訓練内容のオリエンテーションを行った．術前の多職種カンファレンスでの術式などの患者情報をもとに術後訓練の流れを説明し，手術に対する不安を軽減できるよう努めた．また術後に行うことが予想される嚥下方法，たとえば頸部前屈や複数回嚥下を実際に行ってもらったり，喉頭挙上を確認してもらったりしてより具体的に術後訓練のイメージをつかんでもらうようオリエンテーションを行った．

②術後

術後2日目：STがベッドサイドへ出向き，口唇周囲や舌の運動をなど口腔器官の運動を開始した．

術後5日目：早期離床を促すため，訓練室に来室（頸部の創部未抜鈎，カフつきカニューレ挿入）．左

図2 訓練室に来室した患者（術後9日目）

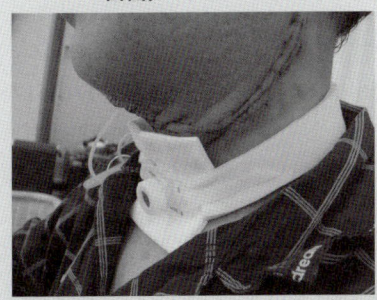

経鼻経管，スピーチカニューレが挿入されている．左側頸部郭清後，抜鈎は済んだ状態．まだ創部周囲の腫脹が著明．頸部左側の触感覚は低下．頸部の可動域は比較的保たれていた．下唇周囲の腫脹も残存．口腔内の唾液貯留は多い

表2 入院中経過表

術日経過	術前	0 pod (術日)	2 pod	5 pod	7 pod	8 pod	13 pod	20 pod	28 pod	62 pod	72 pod	74 pod (退院)
創部など		気管切開	→	→	スピーチカニューレへ変更	→	カニューレ抜去	→	放射線治療開始	→	放射線治療終了（71 pod）	
VF検査						1回目 中等度嚥下障害、喉頭挙上制限、梨状窩の残留著明		2回目 中等度嚥下障害、頸部左回旋が有効			3回目 中等度〜重度嚥下障害。舌の移送不良あり、梨状窩の残留多い誤嚥も多い	
間接嚥下訓練		ベッドサイド口唇周囲運動と咳嗽訓練	訓練室へ発声、咳嗽訓練、口唇運動	嚥下反射誘発がみられてきたので、のどのアイスマッサージを自主訓練で	頸部の自動運動、口腔器官の運動、のどのアイスマッサージ	メンデルゾーン手技を追加	舌突出嚥下、舌根部の運動、メンデルゾーン手技、裏声発声で咽頭期の改善を図った		舌突出嚥下やメンデルゾーン手技がやりにくくなる。口腔内の腫れもでる		→
直接嚥下訓練					とろみ1〜2ml×10口/日、むせなし	一口量を2mlに	ペースト食を使って訓練	ペースト食で3食経口摂取可能	刻みとろみ食で3食経口摂取。むせが多くなる	全粥、ペースト食へ変更	→
セッティングなど						リクライニング位60度	→	座位	→		→
栄養摂取手段		持続的経鼻経管栄養法						間欠的経鼻経管栄養法導入	すぐに経管栄養の手技は自立			
構音訓練		明瞭度2	母音、両唇音	→			/k/音中心			→		

下唇と左側舌の運動制限あり，口唇，舌の運動を積極的に行った．嚥下反射惹起を促進するためのどのアイスマッサージを行い，痰を喀出しやすいように発声，咳嗽を促した．嚥下反射はまだ毎回惹起はされず，努力を要する状態であった．

術後7日目：頸部抜鈎され，スピーチカニューレとなった（図2）．頸部の浮腫はあるものの，比較的柔軟性あり，頸部の自動運動も積極的に行った．アイスマッサージの刺激に対し，徐々に嚥下反射が誘発されるようになり，嚥下回数の増加を目的にのどのアイスマッサージを自主訓練でも行ってもらった．

術後8日目：初回のVF検査（「嚥下障害の評価」参照，DVD症例32-【1】）を実施．顕性誤嚥を伴う中等度嚥下障害を認めた．そこで少量の水分とろみの直接訓練を開始した．リクライニング位60度で水分とろみを1mlずつから開始．意識的な咳払いを行わせ，誤嚥を予防するパターンを習得するよう促した．その後2mlに増量し，さらにミキサーとろみ食1品/日へ段階をあげて訓練を継続した．この間，誤嚥の徴候なく経過した．

術後13日目：スピーチカニューレ抜去．口腔器官の運動は口唇閉鎖保持や舌の挙上保持訓練で負荷をかける訓練を行った．またメンデルゾーン手技（**サイドメモ**）も導入．喉頭挙上保持は初め曖昧であったが，徐々に可能となった．構音訓練では奥舌音の強化を図った．直接訓練の摂取量も徐々に増え，ミキサーとろみ食全品を1日3回へと段階をあげていった．むせることはあったが，著明な誤嚥の徴候は認めなかった．

術後20日目：2回目のVF検査（「嚥下障害の評価」参照，DVD症例32-【2】）で再評価を行った．咽頭内圧の低下，左梨状窩の残留著明．中等度嚥下障害に著変なし．頸部左回旋で食道

図3　間欠的経管栄養法を施行している咽頭癌術後患者（本症例とは異なる）

図3-1　チューブにキシロカインゼリーを塗布

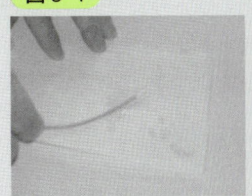

図3-2　口腔（または鼻腔）よりチューブをゆっくり挿入し、嚥下動作を繰り返してチューブを咽頭～食道へと挿入する

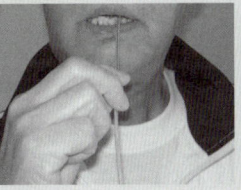

図3-3　あらかじめマーキングした箇所まで挿入したら、テープでチューブを固定．空気を注入し、聴診器で胃または食道まで挿入できたかを確認する

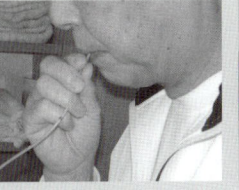

図3-4　栄養剤注入前に内服薬を注入しているところ

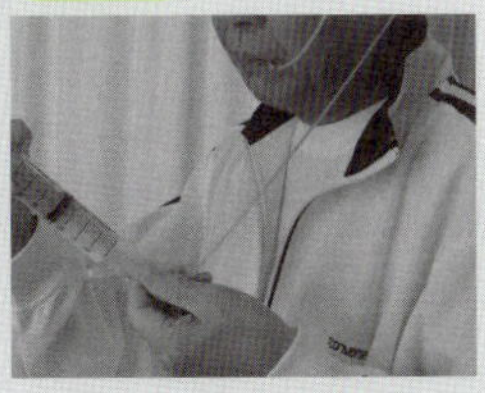

図3-5　栄養剤の容器と接続して注入を開始する

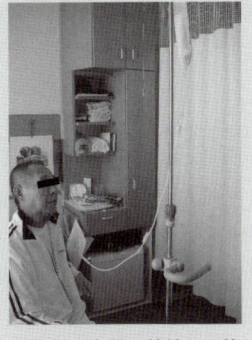

入口部の開大にやや改善を認めた．

　この時点でミキサーとろみ食であれば3食経口摂取が可能なレベルに達しつつあった．しかし，この前日に後治療として放射線治療が予定されることになり，治療の影響で現在より嚥下機能が低下することも予想され，経口摂取のみでの栄養摂取確立には時間を要するかもしれないということで医師，看護師と相談し，間欠的経管栄養法を導入する方針となった．

　術後23日目：間欠的経鼻経管栄養法（ING）を導入（図3-1～5）．症例は咽頭反射があり口腔からのチューブ挿入が困難であったためINGを選択した．ひと通りの手技をリハ科医師が行い，患者と確認．その後，病棟で看護師が手技習得のサポートを行い，患者はすぐにINGの手技を習得した．間接訓練としては，喉頭挙上や舌根部の後方移動（舌突出嚥下，咽頭破裂音）の練習や喉頭挙上訓練としてメンデルゾーン手技のほかに発声訓練も導入した．

　術後28日目：放射線治療開始．経口摂取とINGを併用して経過を追った．訓練頻度は2～3回/週として，継続的に嚥下機能の変化を追うことにした．この間は3食ミキサーとろみ食にINGを併用した．

　術後54日目：放射線治療18回目，36 gy．ゴールデンウィーク中外泊．自宅でもINGと経口摂取併用し，問題なく経過．この時期より頸部や舌，頬粘膜に発赤認めるようになる．またメンデルゾーン手技の喉頭挙上保持時間に短縮を認めるなど放射線治療の副作用が顕在化してきた．

　術後64日目：（経管栄養200 kcal×2缶を昼のみ実施，刻みとろみ，粥ミキサー食を3回/日経口摂取）．口腔内乾燥を訴えるようになり，舌突出嚥下は運動開始までに時間を要するようになる．痰がらみも多くなる．食事中のむせも増えてきたため，食事形態をミキサーとろみ食へ変更するよう提案するも患者自身が拒否されたため，変更せずに経過をみることとなった．

　術後71日目：放射線治療終了．

　術後72日目：3回目のVF検査（「嚥下障害の評価」参照）を実施．中等度嚥下障害を認めた．食事内容は誤嚥のリスクを説明し，ミキサーとろみ食へ変更．外来訓練を継続することとなった．

表3 外来訓練経過表

術日経過	75 pod	83 pod	111 pod	139 pod	174 pod	202 pod（終了）
VF検査			4回目 中等度嚥下障害，咽頭残留あるも，明らかな喉頭侵入，誤嚥なし			
間接嚥下訓練	メンデルゾーン手技，舌突出嚥下，舌根部の運動	→	メンデルゾーン手技はスムーズに．舌突出嚥下は開始に努力が必要	→	→	→
直接嚥下訓練	全粥，ペースト食を1時間かけて摂取．唾液でむせることあり		→	全粥，刻み食	息こらえ嚥下の意識化，一口量のコントロール	全粥，軟菜食，水分とろみなし
セッティングなど	水分とろみつき			→	とろみ解除	
栄養摂取手段	間欠的経鼻経管栄養法継続			→	補助栄養剤を経口摂取	
アドバイスなど				水飲みテスト実施．誤嚥あり，再度水分とろみの必要性を説明		
構音訓練	/k/，/s/，/t/音を中心に訓練継続				→	明瞭度2〜3．家族，知人に対しては実用レベルの構音

外来でのリハアプローチ（表3）

　術後83日目：1回/月の頻度で，VF検査による再評価や，訓練内容の確認を中心に行った．この時期は食事内容は全粥，ミキサーとろみ食，INGで，食事時間は1時間程度で，むせは認めていた．また舌根部の運動は痛みを伴うとの訴えがあり，回数を減らして継続することにした．

　術後111日目：4回目のVF検査（「嚥下障害の評価」参照，DVD症例32-【3】）を実施．嚥下機能の改善がみられ，全粥，軟菜食，水分とろみへ移行することになった．徐々に経管栄養の量を減量することにした．間接訓練は引き続きメンデルゾーン手技，舌突出嚥下などを継続．両者とも放射線治療中・後に比べ，スムーズに行えるようになってきた．

　術後139日目：食事内容は全粥と刻み食となり，INGは併用し，補助栄養剤を2缶/日補給していた．症例自身の判断で水分とろみなしにしていたが，水飲みテストで3 ml，20 mlともむせあり．とろみの必要性を再度説明し一口量のコントロールを促した．嚥下パターンの練習も継続した．

　術後174日目：食事内容は前回と著変なし．INGをやめ，経口で補助栄養を摂取．とろみなしで水分摂取とのことで再度水飲みテストを実施．3，20 mlともむせなし．しかし，20 mlでやや呼吸の乱れを認めた．水分摂取に関しては引き続き注意喚起することとした．間接訓練も継続した．メンデルゾーン手技の喉頭挙上保持は良好．舌突出嚥下は嚥下動作開始時に努力を要するが可能であった．

　術後202日目：ST訓練終了．終了時，全粥，軟菜食，水分とろみなし．

04 症例のポイント

予測される嚥下機能低下への対応

　本症例は，中咽頭切除，遊離皮弁と侵襲が大きい手術後に後治療として放射線療法を施行され，一時的に嚥下機能が低下した症例である．術前介入では，症例31の舌癌の症例

と同様，嚥下器官の評価を行い，術後のリハの流れを説明した．また，頸部前屈や複数回嚥下などの嚥下方法を実際に行ってもらい，術後訓練を具体的にイメージできるようアプローチをした．

術後も早期から介入を行い，VF検査で嚥下機能を経時的に評価しながら直接訓練を導入し経口摂取へと移行した．咽頭癌術後の場合，口腔器官の運動は術後すぐからでも積極的に行える．術部である咽頭期の問題が多いので喉頭挙上訓練，舌根部の運動強化など咽頭期にかかわる訓練を中心としたプログラムになる．

本症例の特徴としては術後，ある程度嚥下機能が回復したところで，放射線療法が開始となり，治療の副作用（口腔，咽頭粘膜の炎症，頸部の浮腫など）により嚥下機能が一時的に低下することが予測される点であった．術後の嚥下障害の程度は中等度で経口摂取は可能であったが，放射線治療が開始になる前に間欠的経管栄養法を導入し，治療期間中の一時的な嚥下機能低下に対し，あらかじめ対応した．間欠的経管栄養法を導入したことで，治療中も栄養摂取は安定していた．また治療期間中の嚥下機能の変化を追うため訓練を継続し，適宜評価を行ったので，食形態の変更，経管栄養と経口摂取との割合などスムーズに対応することができた．

サイドメモ   Sidememo

▶メンデルゾーン手技

目的：喉頭挙上距離の増加・喉頭挙上時間の延長および食道入口部の開大幅の増加・開大時間の延長．

方法：息をこらえて舌を上顎にぎゅっと押しつけるようにして唾液を嚥下させた後，喉頭を最も高い位置で数秒間止めるよう指示する．少量の水分・ゼリーを口腔内に含ませて行ってもよい．自力で喉頭挙上保持が困難な場合は，用手的に本人または介助者が前上方への喉頭挙上を介助する．

頸部郭清術後や放射線治療後は喉頭挙上保持の感覚が浮腫や炎症によりわかりにくくなるため，バイオフィードバック（鏡，触診）や表面筋電バイオフィードバックを用いて訓練を行うと効果的である．

文献

1) 溝尻源太郎・他編：口腔・中咽頭がんのリハビリテーション―構音障害，摂食・嚥下障害，医歯薬出版，2000．
2) 藤島一郎：脳卒中の摂食・嚥下障害，第2版，医歯薬出版，1998．
3) 植松 宏監修：セミナー わかる！摂食・嚥下リハビリテーション 1巻 評価法と対処法，医歯薬出版，2005．
4) 鬼塚哲郎編：頭頸部癌〈多職種チームのための周術期マニュアル4〉，メヂカルフレンド社，2006．
5) 道 健一・他監訳：Logemann 摂食・嚥下障害，医歯薬出版，2000．
6) 辻 哲也編：実践！がんのリハビリテーション，メヂカルフレンド社，2007．

33 食道癌術後の嚥下障害の症例（周術期リハプログラム介入開始前と開始後の比較）

大森まいこ（松本真以子） 辻 哲也 慶應義塾大学医学部リハビリテーション医学教室
山本幸織 国立病院機構呉医療センターリハビリテーション科
興津太郎 社会福祉法人星風会 星風会病院 近藤国嗣 東京湾岸リハビリテーション病院

■症例①：周術期リハ開始前症例（術後誤嚥性肺炎を生じた後にはじめてリハ依頼があり難渋した症例）

01 経過

症例：58歳，男性．
手術：胸腔鏡補助下胸部食道全摘術，胸骨後経路頸部食道胃吻合，空腸瘻造設．
現病歴：アルコール依存症の治療目的で他院通院中に，スクリーニング検査で，食道癌を発見された．当院外科にて上記手術を行った．術後呼吸状態不良などあり，発熱継続，経皮的気管穿刺針（トラヘルパー®）挿入していた．空腸瘻から経管栄養を行っていた．術後13日目外科吻合部造影を行ったところ誤嚥（図1）．術後16日目当科依頼．

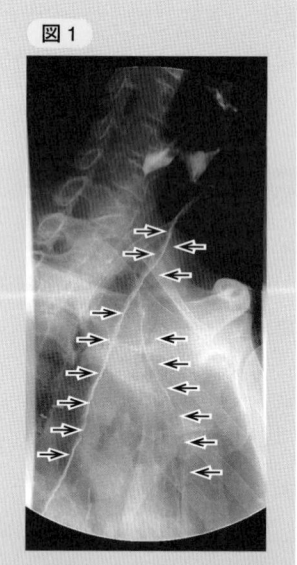

図1

造影群誤嚥により気管支が造影されている

02 検査所見とリハ方針

既往歴：アルコール依存症，大腸ポリープ，うつ病．
嗜好歴：タバコ：20本×30年以上．アルコール：毎日350 ml×30年（入院時は断酒中）．
社会歴：会社員，妻と2人暮らし．
現症（リハ依頼時）：湿性嗄声あり，唾液にてむせあり．反復唾液飲みテスト（RSST）完全挙上1回，不完全挙上2回．改訂水飲みテスト1 mlでむせあり．発声持続4〜5秒と短縮．るい痩著明．微熱あり．筋力低下あり．歩行で経皮的動脈血酸素飽和度（SpO$_2$）低下，呼吸苦の出現を認めた．
問題点：①嚥下障害，②呼吸障害，③筋力，耐久性低下，④うつ状態．
方針：上記問題点に対して，PT，ST開始施行．適宜嚥下障害の評価を行い，経口摂取のタイミ

ングを測る．また，本人の不安に対しても，現状や方針等を説明し，対応していく．

03 リハアプローチと経過

術後13日目，吻合部確認のための造影時に，誤嚥（気管への流入）あり．

術後16日目，リハビリテーション（以下リハ）科依頼あり，訓練開始．筋力・持久力増強，発声訓練，嚥下間接訓練，VFを予定したが，発熱のため中止．その後も発熱継続，胸水貯留，胸腔ドレーン挿入のため訓練進まず．呼吸状態不良，発熱・嚥下障害持続に対する本人の不安感が強い．その後，全身状態徐々に安定，発声持続も15秒へ延長．

術後75日目，上部消化管内視鏡（GF）施行，吻合部狭窄認め，ブジー施行（**サイドメモ**）．両側声帯の動き不良，声帯上唾液貯留あり（図2）．

術後79日目，VF1回目施行 ▶ DVD症例 33-【1】 喉頭挙上不良あり．誤嚥はないが喉頭侵入あり．喉頭蓋谷，梨状窩に残留著明．→1日1回の直接訓練より開始．

術後87日目，食事開始（嚥下障害食：ミキサー食）．

術後95日目，空腸瘻からの栄養終了．

術後101日目，VF2回目施行 ▶ DVD症例 33-【2】 退院時の食事形態確認．喉頭挙上は改善していたが，喉頭蓋谷や梨状窩への残留あり．水分では喉頭侵入を認めた．残留は水分ゼリーでクリア可能．→交互嚥下を行うこととして，退院時の食事は軟菜食とした．

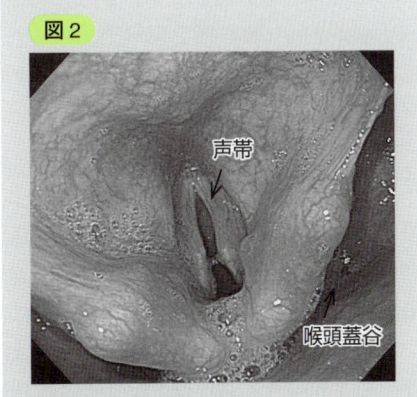

術後109日目，本人，妻への栄養指導後，自宅退院．

退院後，リハ科フォローアップ．常食へ徐々に上げていった．また，退院後約1カ月での復職も可能となった．

図2

声帯上に唾液の貯留を認める

■症例②：周術期リハ開始後症例1（術前よりリハ介入を行った症例）

01 経過

症例：82歳，男性．
手術：胸腔鏡補助胸部食道全摘，胸壁前経路頸部食道胃吻合，空腸瘻造設．
現病歴：健診にて食道癌を指摘され，当院外科紹介受診．手術目的で入院となり，術前リハ依頼あり．

02 検査所見とリハ方針

既往歴：高血圧．
嗜好歴：タバコ：30本×60年．アルコール：焼酎3合．

現症（リハ依頼時）：初診時嗄声あり．嚥下困難感なし．常食摂取．RSST 5回/30秒．改訂水飲みテストでむせ，湿性嗄声なし．ADL自立．
問題点：①食道癌術前，②高齢．
方針：高齢であり，術後合併症のリスクは高いと考えられたため，術前より呼吸リハを施行．本人，家族へ，嚥下障害も含めた術後合併症の可能性について説明．術後できるだけ早期にリハを再開し，また嚥下評価を行い，必要な介入を行う方針とした．

03 リハアプローチと経過

手術前，呼吸リハなどリハ介入を行った．術中悪性高熱発症あり，不整脈（心室頻拍）も出現し，1回目は中止．翌日再手術（上記）施行．
術後，発熱・CK高値継続，ICUでの挿管・人工呼吸器管理継続．
術後11日目，抜管．
術後14日目，一般病床へ転入．ベッドサイドリハ再開．
術後18日目，胃・食道吻合部造影とVF施行．嚥下反射惹起遅延著明．喉頭挙上不良あり．喉頭侵入〜誤嚥あり．→嚥下障害のため経口摂取は困難と判断．
術後20日目，センターリハ開始．診察所見上失見当識あり．湿性嗄声，流涎あり．痰の自己喀出困難．筋力・持久力増強，呼吸訓練，発声訓練，嚥下間接訓練．
術後36日目，VF施行，喉頭挙上良好．明らかな誤嚥はないがむせあり．→食事開始（嚥下障害食：ミキサー食）．徐々に食形態の難易度を向上させた．液体ではむせあり．とろみ必要と判断．
術後52日目，自宅退院．食形態は嚥下障害食（軟菜食）．退院前に家族への嚥下注意点，栄養指導施行．

■症例③：周術期リハ開始後症例2（術前よりリハ介入を行った症例）

01 経過

症例：66歳，女性．
手術：胸腔鏡補助下胸部食道全摘，後縦隔経路頸部食道胃吻合，空腸瘻造設．
現病歴：胸焼けと食事時の胸のつかえ感を主訴として受診した近医にて，食道癌と診断された．手術予定となり，入院前に当科依頼あり．

02 検査所見とリハ方針

既往歴：肺結核，自然気胸（4回）．
嗜好歴：タバコ，アルコールはなし．
現症（リハ依頼時）：初診時嚥下困難感なし，常食摂取．診察所見上も嚥下障害を認めず．身長159 cm，体重39 kgとるい痩を認めた．
問題点：①食道癌術前，②るい痩．
方針：嚥下障害を含めた術後の合併症について，本人に説明し，周術期リハをスムーズに行う．

術前より PT での呼吸リハ，ST での評価，頸部ストレッチや体操指導を施行，また体重減少，栄養低下があるため，補助食品摂取指導も行うこととした．

03 リハアプローチと経過

外来にてリハ開始．その後入院時体重は 41 kg に増加．入院後もリハ継続し手術施行となる．
術後 1 日目，抜管．嗄声軽度あるが，発声良好．
術後 2 日目，ICU でベッドサイドリハ開始．端座位，立位訓練，呼吸訓練．
術後 6 日目，胸腔ドレーン抜去．センターリハ開始．診察所見上，嗄声軽度あり．筋力は術前と大きな変化なし．
術後 7 日目，胃・食道吻合部造影と VF 施行．若干の嚥下反射惹起遅延，喉頭挙上不良あり．大量の液体で誤嚥．→液体にとろみをつければ，食事開始は可能と判断．しかし，吻合部に，少量の造影剤残留あり，外科的に食事開始は延期．
術後 13 日目，食事開始（嚥下障害食：細刻み食）．徐々に食形態の難易度を向上させた．
術後 34 日目，自宅退院．食形態は嚥下障害食（軟菜食）．退院時体重 37 kg．退院後外来フォローアップ．嚥下に関しては問題なし．

04 各症例のまとめ

症例①

周術期リハプログラム開始前の症例は，吻合部造影時の造影剤誤嚥による誤嚥性肺炎を生じた後にはじめて，リハ依頼があったため，リハ介入時には，発熱や胸水貯留などを認め，十分な訓練を行える状態ではなかった．また，全身状態不良のため，VF も行えず，嚥下訓練もなかなか進めることができなかった．そのため，経過も長期化し，本人のストレスも大きかった．

しかし，全身状態に応じて，少しずつリハをすすめたこと，タイミングをみて嚥下評価を行い，経口摂取を開始したことで，その後の合併症は生じることなく，経口摂取での退院が可能となった．本人への嚥下障害の状態やリハ方針を説明することで，少しずつ前向きにリハに取り組むこともできた．

症例②，③

周術期リハプログラム開始後の症例については，術前の嚥下状態評価を行い，またリハ訓練も施行することができた．そのため，術後もスムーズにリハ継続が可能であった．吻合部造影の際に，同時に VF を行うことで，嚥下障害を確認でき，適切な介入につなげることができた．

症例②は，82 歳と高齢であり，また術中に悪性高熱と不整脈という重篤な合併症を生じたため，リハ開始はやや遅延した．また VF において，誤嚥を認めたため，経口摂取の開始は延期となったが，その後の経過は順調であり，術後合併症もなく，比較的スムーズに経口摂取可能な状態で退院することができた．

症例③に関しては，術後評価で，経口摂取開始を延長する必要のある嚥下障害は認めず，リハも順調で早期の退院が可能であった．

食道癌術後には，反回神経麻痺が合併することがあり，嚥下障害の原因となる．両側の反回神経

麻痺症例については，経口摂取可能までの期間が遷延することが多い．今回提示した症例①については，気管支鏡所見から，両側反回神経麻痺の存在が確認された．しかし，反回神経麻痺が存在している症例でも，退院時には経口摂取可能となっている場合がほとんどであり，食道癌術後の嚥下障害は，比較的予後がよいと思われる．そのため，術後早期に誤嚥による呼吸器合併症を起こさないことが，一番重要と考えられる．

食道癌周術期プログラムのリハ介入開始前と開始後を比較して，合併症を減少させ，適切に早期経口摂取，退院へつなげるためのポイントを，表1に示す．

表1　食道癌周術期を通して重要な嚥下リハのポイント
- 食道癌の術前術後に，嚥下障害合併の可能性があることを認識しておく
- 術前の嚥下障害を評価しておく
- 本人，家族へも，術後嚥下障害合併の可能性について説明しておく
- 術後経口摂取開始前に，嚥下障害の有無について評価を行う
- 嚥下訓練の施行，再評価等，方針・プログラムを作成する
- 経口摂取開始時には，適切な食事形態の判断を行う
- 嚥下障害合併例には，必要なリハを行う

05 症例のポイント

食道癌周術期リハプログラム

食道癌の手術は，胸部・腹部・頸部の操作を行うため，手術による身体侵襲は大きい．また，患者としても，ハイリスク症例が多い（高齢男性，喫煙歴，飲酒歴，低栄養，基礎疾患）ことが特徴である．そのため，術後の合併症を生じやすく，特に院内死亡としては呼吸器合併症によるものが多い．

嚥下障害は，食道癌の周術期を通して，また手術の有無にかかわらず生じうるものであり（表2），致死的な呼吸器合併症につながるものであるため，その存在の確認と対応は重要である．しかし，術前の癌そのものから生じる食道の狭窄や閉塞による通過障害に関しては，注目されることが多い一方で，術後生じる嚥下障害に関しては，注意が払われないことが多い．食道癌の周術期リハとしては，術前の呼吸リハや術後の廃用予防のリハな

表2　食道癌に合併する嚥下障害の原因

術前
・腫瘍による食道通過障害
・浸潤による反回神経麻痺
・その他の疾患による既存の嚥下障害

術後
・残存食道と再建臓器との吻合部の瘢痕狭窄
・気管周囲のリンパ節郭清に伴う前頸筋群の切離
・術後合併症としての反回神経麻痺

どで介入するが，嚥下障害に対するリハも積極的に行っていくことは有用である．

　川崎市立川崎病院では，食道癌周術期において，術前からの嚥下を含めたリハ介入を行っている．以前は，術後の誤嚥性肺炎を生じた後にはじめて，外科よりリハ依頼があったため，リハに難渋した症例を経験した．そこで，食道癌の術前からリハ介入を行うことで，嚥下障害による合併症を減少させ，適切なタイミングで経口摂取を開始することが可能となった．その結果，術後の経口摂取開始までの期間，入院期間を短縮することができた．

　図3に食道癌周術期リハプログラムの流れを示す．術前介入によって，嚥下障害合併の可能性について，患者への説明を行うことが可能となり，患者の不安を減らすことができ，術後のリハもスムーズに行うことができる．また，術後に外科で行われる吻合部造影の際に，同時にVFを行うことによって，吻合部造影時の造影剤の誤嚥を防ぐこともできる．

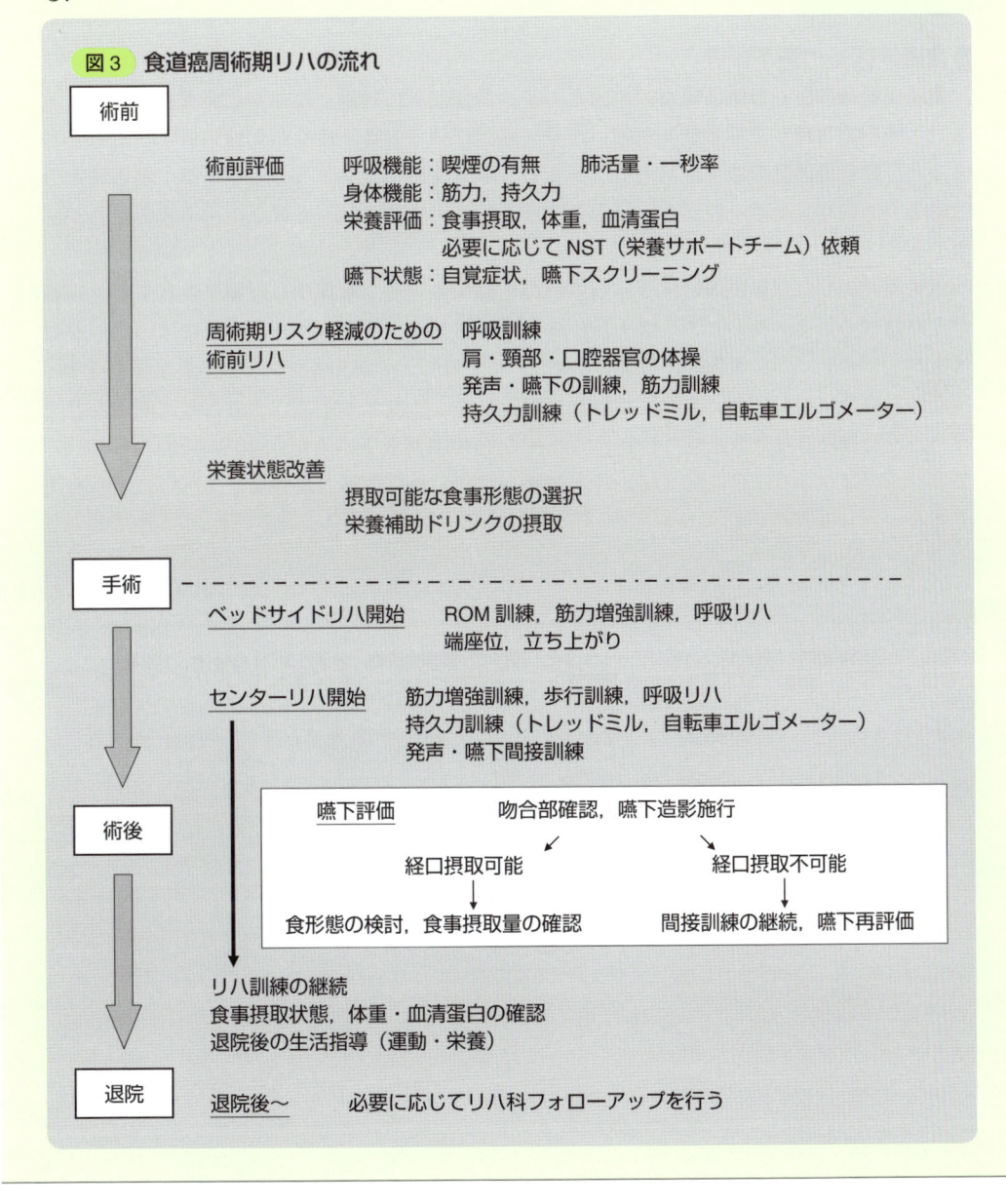

図3　食道癌周術期リハの流れ

術前

- 術前評価
  - 呼吸機能：喫煙の有無　肺活量・一秒率
  - 身体機能：筋力，持久力
  - 栄養評価：食事摂取，体重，血清蛋白
  　　　　　必要に応じてNST（栄養サポートチーム）依頼
  - 嚥下状態：自覚症状，嚥下スクリーニング

- 周術期リスク軽減のための術前リハ
  - 呼吸訓練
  - 肩・頸部・口腔器官の体操
  - 発声・嚥下の訓練，筋力訓練
  - 持久力訓練（トレッドミル，自転車エルゴメーター）

- 栄養状態改善
  - 摂取可能な食事形態の選択
  - 栄養補助ドリンクの摂取

手術

- ベッドサイドリハ開始
  - ROM訓練，筋力増強訓練，呼吸リハ
  - 端座位，立ち上がり

- センターリハ開始
  - 筋力増強訓練，歩行訓練，呼吸リハ
  - 持久力訓練（トレッドミル，自転車エルゴメーター）
  - 発声・嚥下間接訓練

術後

- 嚥下評価　吻合部確認，嚥下造影施行
  - 経口摂取可能 → 食形態の検討，食事摂取量の確認
  - 経口摂取不可能 → 間接訓練の継続，嚥下再評価

- リハ訓練の継続
  - 食事摂取状態，体重・血清蛋白の確認
  - 退院後の生活指導（運動・栄養）

退院

- 退院後～　必要に応じてリハ科フォローアップを行う

サイドメモ

▶食道癌術後の食道期嚥下障害への対応

食道癌術後1～2カ月に，吻合部の狭窄を生じ，嚥下困難を生じることがある．これは，いわゆる食道期の嚥下障害であり，食道癌術直後にみられる咽頭期の嚥下障害とは区別が必要である．診断としては，VFで咽頭期の嚥下障害がないことを，また狭窄部位より上部への食塊の停留を確認する．あるいは上部消化管内視鏡で狭窄部位を直接確認する．治療法としては，強制拡張器，ブジーやバルーンによる拡張や，内視鏡的切開などが行われる．

サイドメモ

▶食道癌術後の嚥下訓練

食道癌術後に生じる嚥下障害の原因として，前頸筋群の短縮，反回神経麻痺などがある．また，周術期を通して禁食期間が続いたり，原病に伴う栄養不良や耐久性の低下があったりすると，頸部周囲筋の廃用性筋力低下を生じ，嚥下障害につながることがある．嚥下障害の改善のためには，状態を評価し，原因の判断を行い，そこに対してアプローチすることが必要である．

気管周囲のリンパ節郭清に伴う前頸筋群の切離によって，瘢痕化し短縮を生じると，喉頭挙上が妨げられる．そのため，ストレッチや可動域訓練，喉頭のマッサージによって，柔軟性を向上させる．また，喉頭挙上改善のために，メンデルゾーン手技やシャキア法などを行う．反回神経麻痺に対しては，声門閉鎖訓練（プッシングエクササイズ）や息こらえ嚥下などを行う．反回神経麻痺や腹筋筋力の低下によって，咳嗽力が低下するため，誤嚥を防ぐためにも，プッシングエクササイズに加えて，呼吸訓練や排痰，体幹筋筋力訓練などを行うことも有用である．

文献

1) 辻 哲也（近藤晴彦監修）：周術期リハビリテーションと口腔ケア 胸部食道癌，メヂカルフレンド社，2004．
2) 辻 哲也（辻 哲也・他編）：食道癌術後の嚥下障害に対するリハビリテーション 癌のリハビリテーション，金原出版，2006．

34 化学放射線療法後に嚥下障害が遷延したが経口摂取可能となった症例

神田 亨　静岡県立静岡がんセンターリハビリテーション科

01 経過

症例：63歳，男性．

経過：2006年5月ごろより食事の際にむせこむようになった．同月K大学病院を受診し，のどに腫瘍性病変を指摘され，中咽頭癌の疑いで当院へ紹介された．7月下旬に精査目的にて入院し，生検により中咽頭癌と診断された（T3N1M0，ステージⅢ）．食事はむせにより摂取不良であり，体重は2カ月で15kg減少していた．入院11日目に中心静脈栄養管理となり，入院15日目より化学放射線療法（70Gy照射）を開始．治療開始するまでは入院中全粥や豆腐などをむせながらも少し経口摂取していた．治療開始後はむせながら飲水のみしていた．入院64日目に放射線照射終了．口腔粘膜炎が落ち着いてきた照射終了7日後の入院71日目に嚥下機能評価依頼があり介入開始となった．

02 検査所見とゴールの設定

併存疾患：特記事項なし．
既往歴：十二指腸潰瘍，27歳．
社会的背景：独居で身寄りなし．6人兄弟だが音信不通．
検査データ：WBC 6,210, Hb 12.3, PLT 35.1, TP 7.0, Alb 3.5, TC 124, Na 137, K 5.0, Cl 99, CRP 0.42.
機能障害：嚥下障害のほかは特記事項なし．
ADL：自立．
問題点：嚥下障害，独居，生活保護．

【嚥下障害の評価】

VF所見1回目（入院73日目）　DVD症例 34-【1】：ゼリー，とろみ水にて実施した．咽頭残留と食道から咽頭への逆流所見があった．ゼリーでは咽頭残留物と食道から咽頭への逆流物が喉頭へ流入するが誤嚥には至らなかった．とろみ水では喉頭挙上期型と喉頭下降期型の誤嚥，食道から咽頭への逆流物が喉頭へ流入する誤嚥がみられた．座位とリクライニング60度で実施し，咽頭残留は60度のほうが少なかったが，食道から咽頭への逆流は姿勢による違いはなく双方に認められた．

VF所見2回目（入院88日目）　DVD症例 34-【2】：座位でゼリー，全粥，とろみ水，水にて実施した．全体的に食道蠕動の動きが弱いが，前回のVF所見と比べると食道から咽頭への逆流による誤嚥は認められなかった．ゼリーは食道から咽頭への逆流なく嚥下可能であった．とろみ水と水は著明な喉頭侵入なく，咽頭残留あるが複数回嚥下で残留のクリアが可能であった．軽度の

食道逆流を認めるが，喉頭侵入や誤嚥には至らなかった．全粥は喉頭蓋谷に残留を認め，複数回嚥下でも完全には残留のクリアはできなかったが，水との交互嚥下でほぼクリアが可能であった．軽度の食道から咽頭への逆流はみられた．

喉頭ファイバー所見：図1の入院23日目では中咽頭後壁に腫瘍が認められる．図2の入院64日目では中咽頭後壁の腫瘍が著明に縮少している．

図1 喉頭ファイバー所見（入院23日目・化学放射線療法前）
腫瘍（中咽頭後壁）
喉頭蓋
舌根部

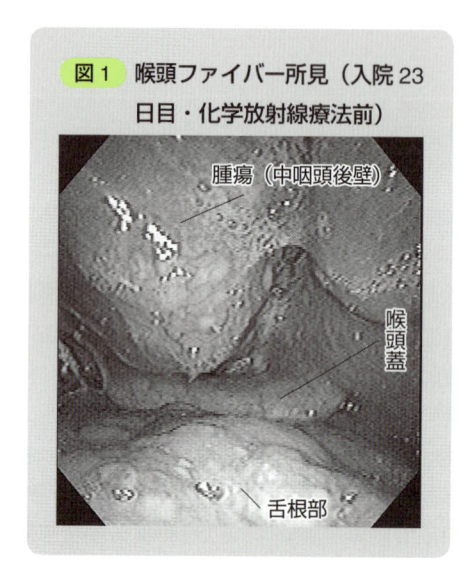

図2 喉頭ファイバー所見（入院64日目・化学放射線療法後）
腫瘍が縮小（中咽頭後壁）
喉頭蓋
舌根部

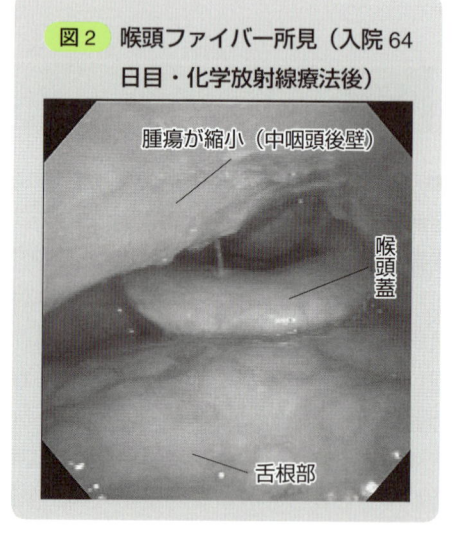

ゴール設定：口腔粘膜炎や口腔乾燥はひどくなかったが，咽頭期の機能的な嚥下障害が著明で，誤嚥のリスクは高かった．中心静脈栄養管理であったため，間接訓練を開始して機能的改善を図り，直接訓練の導入を探っていくこととした．最終的には経口摂取を目標とした．

03 入院後のリハアプローチと経過

経口摂取までの状況

入院64日目に放射線照射が終了し（**サイドメモ**），照射終了7日後の入院71日目に嚥下機能評価依頼があり，入院73日目にVFを施行した．ゼリー，とろみ水にて実施し咽頭残留と食道から咽頭への逆流が認められた．ゼリーでは咽頭残留物と食道から咽頭への逆流物が喉頭へ流入するが誤嚥には至らなかった．とろみ水では喉頭挙上期型と喉頭下降期型の誤嚥，食道から咽頭への逆流物が喉頭へ流入する誤嚥がみられた．座位とリクライニング60度で実施し，咽頭残留は60度のほうが少なかったが，食道から咽頭への逆流は姿勢による違いはなく双方に認められた．咽頭期の嚥下障害が著明で誤嚥のリスクが高かったため，飲水は禁止し，まずは間接訓練のみを実施して機能改善を図っていくこととした．同時に，食道から咽頭への逆流所見があったため，食道に器質的障害がないかを上部消化管内視鏡にて確認することとした．

間接訓練は，頸部の運動，呼吸訓練，息こらえ嚥下，喉頭挙上訓練（メンデルゾーン法）を実施した．入院86日目に上部消化管内視鏡検査を施行したが，食道に通過障害をきたすような器質的障害の所見はなかった．間接訓練を開始し約2週間経過した時点で嗄声と最長発声持続時間が改善し，喉頭挙上も強くなってきたため，入院88日目に再度VFを施行した．

VFはゼリー，全粥，とろみ水，水にて実施した．全体的に食道蠕動の動きが弱いが，前回のVF

所見と比べると食道から咽頭への逆流による誤嚥は認められなかった．ゼリーは食道から咽頭への逆流なく嚥下可能であった．とろみ水と水は著明な喉頭侵入なく，咽頭残留あるが複数回嚥下で残留のクリアが可能であった．軽度の食道逆流を認めるが，喉頭侵入や誤嚥には至らなかった．全粥は喉頭蓋谷に残留を認め，複数回嚥下でも完全には残留のクリアはできなかったが，水との交互嚥下でほぼクリアが可能であった．軽度の食道から咽頭への逆流はみられたが嚥下機能の改善が認められ，固形物は全粥レベル，液体はとろみなしでも可能と判断した．入院88日目の夕食より全粥刻みとろみ（あんかけ）食，液体とろみなしを開始した．摂食条件として，①複数回嚥下をすること，②固形物は液体との交互嚥下を行うこと，を本人と担当看護師へ指導した．

口腔粘膜炎に配慮し退院までリハを継続

経口摂取開始後，全粥は飲み込みづらいという訴えがあった．水分の少ない全粥は，口腔乾燥で咀嚼しづらく咽頭残留しやすいことが考えられたため，全粥よりも水分の多い7分粥へ変更したところ，飲み込みづらさが軽減した．また，口腔粘膜炎の影響で，食材によっては口にしみて痛みが増強する場合があったので，栄養士と協力し，酢の物など痛みを増強させる食材は提供しないように配慮した．看護師は食事時に適宜見守り，摂食条件を患者に指導していった．口腔ケアについては，歯科衛生士が粘膜炎に配慮した口腔ケアの指導を適宜行っていった．

経口摂取を開始してからときどきむせはみられたものの，発熱や痰の増加を認めず経過した．入院95日目に中心静脈栄養管理を終了し，経口のみでの栄養摂取が可能となった．退院を準備する時期となったが，入院前は住み込みで働いていたため退院後の住居がなかった．友人の協力でアパートを契約し，7分粥刻みとろみ（あんかけ）食・液体とろみなしの経口摂取可能な状態で入院134日目に退院した．退院後は，口腔外科医師により義歯を作成し，米飯の摂取が可能となった．

04　退院時の所見

検査データ：WBC 4,160，Hb 10.8，PLT 28.6，TP 6.9，Alb 4.1，Na 141，K 4.5，Cl 103，CRP 0.06．
機能障害：口腔乾燥，少数歯残存（咀嚼するには義歯が必要），嚥下障害．
ADL：自立．

05　症例のポイント

喉頭閉鎖や喉頭挙上を促す間接訓練による効果

中咽頭癌の化学放射線療法後，咽頭期の嚥下障害や食道から咽頭への逆流症状を認めたが，息こらえ嚥下法やメンデルゾーン法などの間接訓練を行うことで，比較的早期に経口摂取が可能となった症例である．頭頸部癌に対する放射線療法後や化学放射線療法後は，口腔粘膜炎や口腔乾燥，味覚異常などの副作用によって照射中から経口摂取困難になることが多い．照射後，粘膜炎などがおさまれば早期に経口摂取可能となる場合もあるが，機能的な嚥下障害が遷延する症例を経験することも多い[1]．過去の文献[2-6]では，共通の症状として喉頭挙上不全や咽頭蠕動運動の低下などにより，咽頭残留や喉頭侵入，誤嚥が起こるとされている．

障害の機序としては，舌根部～咽頭，喉頭の照射部位の血流障害による筋組織の線維化

や照射後の浮腫によって，舌根部の運動性や知覚が低下して嚥下反射遅延傾向となったり，嚥下時の喉頭挙上運動や咽頭の収縮運動が低下するといわれている．そのため，喉頭閉鎖不全による喉頭挙上期型誤嚥，喉頭蓋谷・梨状陥凹への食塊の残留や喉頭下降期型誤嚥などが起こると考えられる．このことから，今回の症例では喉頭閉鎖や喉頭挙上を促す間接訓練を実施したことが，咽頭残留の軽減や誤嚥防止の強化につながり経口摂取に至る結果になったと考えられた．

放射線照射後の嚥下リハの注意点

しかし，Logemann[5]は放射線照射後の嚥下障害では発症時期や重症度，経過などはさまざまであり，訓練後も重篤な嚥下障害が残存する症例があるとしている．当院でも症状や経過は多様である．今回の症例のように治療後比較的スムーズに訓練効果があらわれて経口摂取可能となる場合もあれば，頸部の筋組織の線維化が重度の場合などは通常の間接訓練や直接訓練を実施しても効果が得られない[7]症例もある．そのため，治療後スムーズに経口摂取可能となる症例が存在したとしても，安易に経口摂取を開始することは危険であると感じている．経口摂取を進める際にはVFなどで嚥下機能の評価を適宜行い，個々の症状と経過に合わせた訓練や指導を注意深く行う必要がある．

また，放射線照射後は副作用（口腔粘膜炎，口腔乾燥，味覚異常など）に対応しながら嚥下訓練を進める必要がある．看護師による粘膜炎に対する疼痛管理，栄養士による粘膜炎に配慮した食材の提供，口腔外科医師による粘膜炎や口腔乾燥に対する対症療法や義歯作成，歯科衛生士による粘膜炎に配慮した口腔ケア指導など，経口摂取に向けた多職種によるチームアプローチが嚥下訓練成功の鍵と考えられた（図3）．

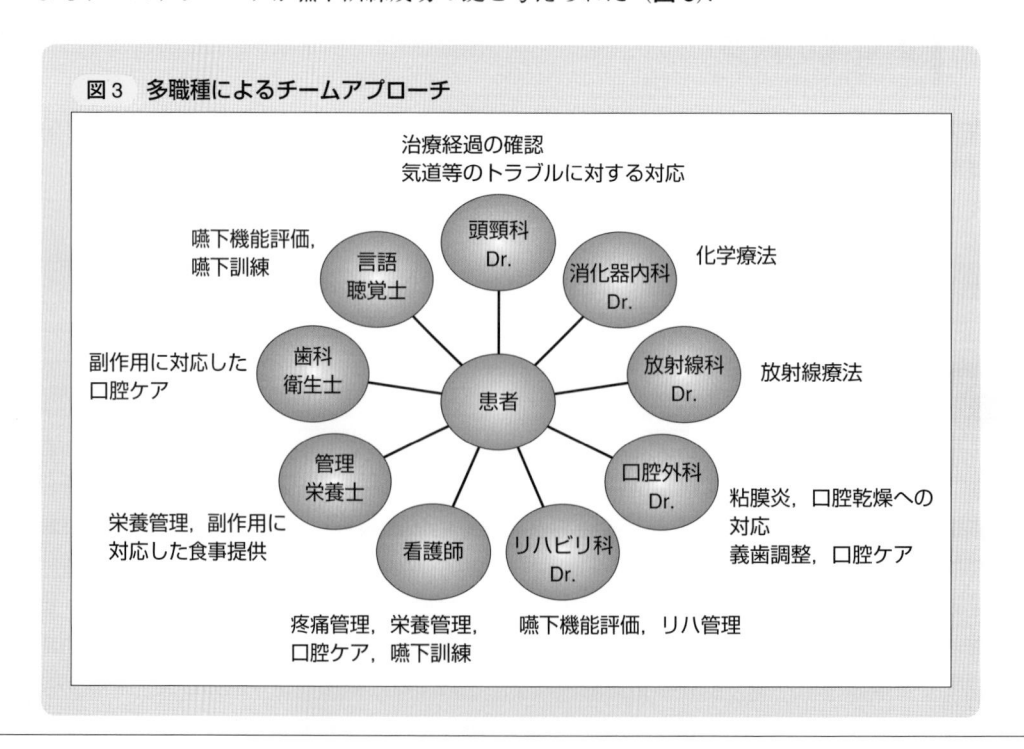

図3 多職種によるチームアプローチ

サイドメモ

放射線照射後の嚥下リハの間接訓練

頭頸部癌に対する放射線療法後や化学放射線療法後の嚥下障害遷延例では，間接訓練として，①頸部の筋組織の線維化を予防するために頸部の可動域拡大訓練，②呼吸機能が低下している場合は呼吸訓練，③舌根部の可動域拡大訓練，④喉頭挙上運動を改善するための頭部挙上訓練，裏声発声法やメンデルゾーン法を指導し，喉頭の閉鎖と食道入口部の開大を意識的にコントロールする訓練[5]，⑤喉頭閉鎖を強化するために息こらえ嚥下法[5]，⑥嚥下反射遅延に対してはアイスマッサージ，などが考えられる．そのため，当院では表のような間接訓練の自主訓練プリントを用意して個々の症状に合ったものを適宜選択して実施している．

表　自主訓練プリント

放射線照射中，後の嚥下リハビリテーション

- ●首の運動
  - ・首を横に倒す（側屈）・首を左右に向ける・首を上下に動かす
  - 各10回
  - ・首をぐるっと回す
  - 各5回
- ●呼吸訓練
  - ・肩の上げ下げ運動・胸を張る
  - 各5回
  - ・口すぼめ呼吸：両手を上げながら鼻から息を吸う．手を下げながら口をすぼめて口から息を吐く．吐く時はなるべくゆっくり長く吐く．これを繰り返す．
  - 10回
- ●舌根部の運動
  - 「うがい」のまねをして舌を後方に引く．できるだけ強く「うがい」動作のまねをする（「あくび」も同様の動作）．この状態を1〜2秒間保持する．
  - 10回
- ●喉頭挙上訓練
  - ・頭部挙上訓練：仰向けで肩を床につけたまま，足の爪先をみるように頭部のみを挙上する．挙上持続時間や回数は個々の能力に合わせて実施する．
  - ・裏声発声法：いわゆる金切り声になるまで，できるだけ高い声で発声する．最も高い声で発声できたところで，数秒間発声を持続する．
  - 10回
  - ・メンデルゾーン法（アイスマッサージ後に行う）：唾液を飲み込む．飲み込む時にのど仏が持ち上がったら，のどに力を入れて数秒間持ち上げたままにする．
  - 10回
- ●息こらえ嚥下法（アイスマッサージ後に行う）：鼻から息を吸い，息をこらえながら唾液を飲み込む．飲み込んだら，すぐに咳払いをする．
  - 10回

以上を1日3セット

文献

1) 神田 亨，田沼 明・他（抄録）：頭頸部癌に対する放射線照射後の嚥下障害．日摂食嚥下リハ会誌 11（3）：335-336, 2007.
2) Lazarus CL et al：Swallowing Disorders in Head and Neck Cancer Patients Treated With Radiotherapy and Adjuvant Chemotherapy. *Laryngoscope* **106**：1157-1166, 1996.
3) Pauloski BR et al：Relationship Between Swallow Motility Disorders on Videofluorography and Oral Intake in Patients Treated for Head and Neck Cancer with Radiotherapy with or without Chemotherapy. *Head Neck* **28**：1069-1076, 2006.
4) Goguen LA et al：Dysphagia after sequential chemoradiation therapy for advanced head and neck cancer. *Otolaryngology-Head Neck Surg* **134**：916-922, 2006.
5) JA Logemann（道 健一，堂脇幸博監訳）：Logemann 摂食・嚥下障害，医歯薬出版，1998, pp216-217, 236-237.
6) 藤島一郎：よくわかる嚥下障害，永井書店，2001, p207.
7) 溝尻源太郎，熊倉勇実：口腔・中咽頭がんのリハビリテーション，医歯薬出版，2000, p198.

35 脳腫瘍の進行によって徐々に嚥下機能が増悪していった症例

神田 亨　静岡県立静岡がんセンターリハビリテーション科

01 経過

症例：71歳，男性．
経過：2006年2月中旬ごろより頭痛や字が書けないなどの症状が出現．第6病日に近医受診し多発脳腫瘍を指摘された．精査目的で当院脳外科を紹介され，第14病日に入院．左前頭葉と左頭頂葉の星細胞腫（grade 3〜4）と診断され，右上下肢不全麻痺と失語症を認めた．第16病日失語症状に対してST依頼あり介入開始．第28病日放射線治療開始（36 Gy）．第57病日開頭術施行．第70病日陽子線治療開始（34 Gy）．4月中旬ころより食事中にむせるようになり，第66病日と第83病日発熱あり，誤嚥性肺炎と診断された．嚥下障害の疑いにて第90病日嚥下機能評価依頼があり，第91病日にVF検査を施行した．

02 検査所見とゴールの設定

画像：第14病日（図1，2），第274病日（図3）．
併存疾患：特記事項なし．
既往歴：50歳，58歳時に気胸手術．

図1 第14病日（入院初日）：脳腫瘍・前頭葉病変 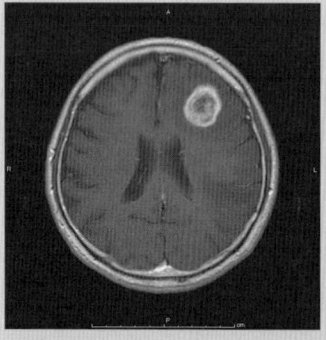
左前頭葉に不均一に造影されるほぼ球形の病変が認められる

図2 第14病日（入院初日）：脳腫瘍・頭頂葉病変 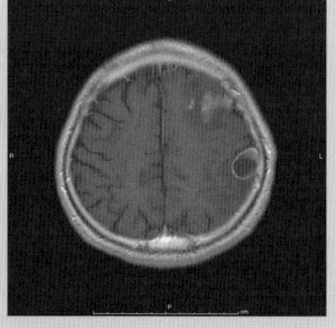
左頭頂葉の硬膜に付着した嚢胞性病変が認められる

図3 第274病日（胃瘻造設時）：腫瘍摘出腔と再発病変 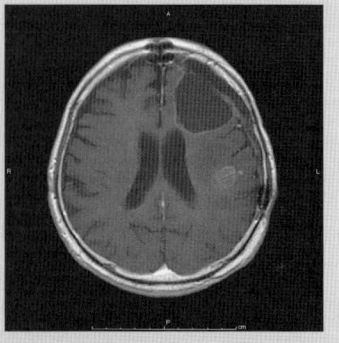
左前頭葉に腫瘍摘出腔，中心溝付近に再発病変が認められる

社会的背景：妻，長男夫婦と二世帯住宅で同居しているが，長男夫婦は介護に協力できない状況．
検査データ：WBC 7,850，Hb 14.5，PLT 25.1，TP 7.3，Alb 4.2，Na 137，K 4.4，Cl 101，CRP 1.05．
機能障害：右上下肢不全麻痺，失語症（運動性失語），歩き始めにふらつきあるが，杖なしで歩行可能．
ADL：自立．
問題点：右上下肢不全麻痺，失語症，嚥下障害，自宅での介護力（妻一人）．

【嚥下障害の評価】
VF 所見1回目（第91病日） DVD症例35-【1】：座位でゼリー，全粥，米飯，水にて実施した．ゼリーは著明な咽頭残留なく嚥下可能であった．全粥は咽頭残留はあるが空嚥下でクリア可能であった．米飯は食塊形成に時間がかかり咽頭残留もあるが空嚥下でクリア可能であった．水も著明な喉頭侵入なく嚥下可能であった．

VF 所見2回目（第133病日） DVD症例35-【2】：座位でゼリー，全粥，刻みとろみ食，とろみ水にて実施した．すべての食形態において咽頭残留がみられ，嚥下後喉頭侵入しやすい状態であった．全粥よりも水分が多い刻みとろみ食のほうが残留が少なく嚥下しやすいようであった．

VF 所見3回目（第281病日） DVD症例35-【3】：座位，リクライニング60度でゼリー，とろみ水にて実施した．座位では梨状陥凹に残留した食塊が喉頭へ流入しやすく危険であった．リクライニング60度では，ゼリーでは咽頭残留も少なく座位よりも嚥下がスムーズであった．とろみ水では食塊が梨状陥凹へ到達してから嚥下反射が惹起するが，リクライニング位のため喉頭挙上前の喉頭侵入もなく嚥下可能であった．溶けない食材をカプセルと同じ大きさにしてつくった擬似カプセルを施行したが，失語症のため丸飲みという口頭指示が理解できずに咀嚼してしまうため，内服の評価は不完全であった．

ゴール設定：進行性の悪性腫瘍であるため（サイドメモ），病状の増悪に対応した適切な指導をそのつど実施していくことを目標とした．

03 入院後のリハアプローチと経過

嚥下機能は良好で摂食方法を指導

第91病日に1回目のVFを施行．咽頭残留はあるものの，空嚥下で残留物のクリアが可能で，固形物は米飯，液体はとろみなしでも嚥下が可能なレベルであった．VFでは嚥下機能は比較的良好であったため，食事場面を観察したところ，摂食ペースが速く口のなかのものを飲み込んでいないうちに次の一口を運んでしまうことがあり，その際にむせていることがわかった．本人に注意を促すと注意直後は守られているが，時間が経つとだんだん摂食ペースが速くなり注意事項を守ることが持続できなかった．そのため，妻と担当看護師に，①口のなかにある食べ物を嚥下してから次の一口を運ぶようにする，②複数回嚥下をするようにする，という2点を食事中に適宜本人に声かけして注意を促すよう指導した．また，全粥のほうが食べやすいということであったので食形態を全粥刻みとろみ食へ変更した．その後は問題なく経過したためフォローはいったん終了とした．第97病日陽子線治療が終了し，翌日に退院した．

誤嚥性肺炎が悪化して胃瘻造設

第127病日39.8度の発熱があり，再び誤嚥性肺炎の疑いで緊急入院，絶飲食となった．第132病日に嚥下機能評価の依頼があり翌日に再度VFを施行．検査をしたすべての食形態において咽頭残

留がみられ，前回よりも咽頭残留や嚥下後咽頭残留物の喉頭侵入がしやすい状態であった．全粥よりも水分が多い刻みとろみ食のほうが残留が少なく嚥下しやすいようであった．そのため，主食を全粥から7分粥とろみに変更し，液体にもとろみをつけるようにした．その結果，むせが減少し経口摂取量も増加したため退院となった．

外来通院中（第184病日），家族より食べ物が鼻に抜けてしまい，1回の食事に1時間半〜2時間かかるとの訴えがあった．軟口蓋運動の低下がみられた．咽頭残留が少ないとろみ水では逆流がみられないということから，咽頭残留が多いときに残留物が鼻腔へ逆流してしまうと考えられた．そこで，固形物を比較的残留が少ないとろみ水と同様のミキサーとろみ食へと変更し，残留を少なくすることで鼻腔への逆流防止を図った．その結果，鼻腔への逆流が減少し，食事時間も1時間以内で終わるようになった．

第206病日MRで，左中心溝付近の新規病変増大が確認された．第219病日にテモゾロミド（商品名：テモダールカプセル®）の内服を開始．第221病日頭痛・右上肢疼痛が増強し緊急入院となり，テモゾロミドはいったん中止となった．状態が落ち着いたため第233病日に退院．食事は7分粥程度とミキサーとろみ食を継続できていた．第247病日テモゾロミド療法2クール目の内服管理目的で入院となった．無事内服が終了し第253病日に退院．第261病日ごろから食事摂取が困難となった．第267病日に38度の発熱あり誤嚥性肺炎のため緊急入院し，IVH管理となった．嚥下障害は悪化し，今後も進行が予想されたため，第274病日胃瘻造設となった．

カプセル薬を服用してもらうための取り組み

栄養は胃瘻管理となったが，テモゾロミドの効果により病変の進行がないため，内服が可能ならばテモゾロミドカプセルの内服を継続することによってできるだけ進行を抑えたいという脳外科医師の方針となった．テモゾロミドは，基本的には脱カプセルを避けるべきものとされているため[2]，カプセルの内服が可能かどうかの評価依頼があり第281病日にVFを施行した．ゼリー，とろみ水，疑似カプセルにて実施し，座位では梨状陥凹に残留した食塊が喉頭へ流入しやすく危険であった．リクライニング60度では，ゼリーは咽頭残留も少なく座位よりも嚥下がスムーズであった．とろみ水では食塊が梨状陥凹へ到達してから嚥下反射が惹起するが，リクライニング位のため喉頭挙上前の喉頭侵入もなく嚥下可能であった．溶けない食材をカプセルと同じ大きさにしてつくった擬似カプセルを施行したが，失語症のため丸飲みという口頭指示が理解できずに咀嚼してしまうため，内服の評価は不完全であった．

しかし，リクライニング60度であれば，ゼリーととろみ水がなんとか嚥下可能であることがわかった．ゼリーにカプセルを埋め込んで丸飲みする方法も検討したが，検査時のように丸飲みの指示が理解できずに咀嚼してしまいカプセルを噛んでしまったり，口腔内に残留してしまうことが予想された．そのため，ゼリーにカプセルを埋め込むよりもとろみ水を使用して通常通りの内服をしたほうが，実際にカプセルをみることで薬と認知して丸飲みできるのではないかと考え，リクライニング60度でとろみ水を使用し通常通りの内服の飲みかたを試してみることとした．

脳外科医師，担当看護師とともにST指導のもと，薬と認知してもらいやすくするため本人自身の手でカプセルを口腔内に入れ，コップに入ったとろみ水も自力摂取で試してみたところ，予想通り薬と認知してもらい咀嚼せずに嚥下することができたため，リクライニング60度，頸部前屈位，自力摂取，とろみ水使用するなどの摂食条件，介助方法を担当看護師に伝え看護師見守り下で内服していくこととなった．また，経口摂取の楽しみと嚥下機能維持を目的に1日1回プリンやヨーグルトなどを看護師介助で摂取していくこととした．内服と楽しみ程度の経口摂取は転院するまで安定して継続できていた．

療養型病院に転院後永眠

自宅療養は妻一人での介護となり妻への介護負担が大きいため，第297病日療養型病院へ転院となった．その後転院先の病院で誤嚥性肺炎となり，経口摂取は中止となった．また，テモゾロミドの内服も継続困難となり中止となった．ご家族の希望で第342病日当院緩和医療科へ転院．本人が好きであった焼酎などで口腔内を湿らすなどのケアが行われ，非経口の状態で第363病日永眠された．

04 症例のポイント

経口摂取を可能な限り継続するには

脳腫瘍の進行とともに嚥下障害が増悪するため，症状の変化に応じた経口摂取に対する指導がそのつど必要であった症例である．嚥下障害が悪化する度にVF検査を実施し，そのときの状態に合った摂取方法や食形態，姿勢などを本人や家族，スタッフへ指導できたことが，経口摂取を可能な限り継続することに結びついたと考えられる．胃瘻による経管栄養管理となってからも，腫瘍の進行を抑える抗がん剤の内服が可能かどうかを評価，助言，指導するなど，嚥下障害の悪化がかなり進んだ段階であっても嚥下リハビリテーションには予後にかかわる重要な役割があることを実感した症例であった．

サイドメモ

悪性脳腫瘍と嚥下障害

悪性脳腫瘍は脳血管疾患後と異なり腫瘍の進行とともに嚥下障害が徐々に増悪していくことが多い．一方で，腫瘍や脳浮腫に対する治療に反応して嚥下障害が改善することもあり症状が変化しやすい．そのため，症状の変化に則した目的や目標を設定し，そのつど適切な対応や指導を実施していく必要がある．また，特に進行例では自発性の低下や高次脳機能障害を伴っているために訓練的アプローチが難しい場合も多く，その際は家族指導や環境調整が中心となる．

文献

1) 辻 哲也，里宇明元・他：癌のリハビリテーション，金原出版，2006，pp89-91．
2) 山口文雄，漆原美穂・他：テモゾロミド胃管投与法．脳神経外科速報 **17**（4）：487-490，2007．

36 嚥下障害を呈する進行癌の2症例（緩和的リハ）

安藤牧子　慶應義塾大学病院リハビリテーション科
辻 哲也　慶應義塾大学医学部リハビリテーション医学教室

■症例①

01 経過

症例：54歳，男性．

経過：2002年12月上旬食道癌に対し右開胸食道亜全摘・胸骨後経路頸部食道胃吻合・3領域郭清術施行．術後嚥下障害が疑われ，2002年12月中旬VF検査実施．軽度〜中等度嚥下障害を認め，ペースト食より開始となりST介入となった．リクライニング角度，一口量のコントロール，複数回嚥下，頸部前屈などの指導を行い，8日後にVF検査で再評価．嚥下機能の改善がみられ，全粥食へアップし，12月下旬退院，ST訓練終了となった．その後，食道癌再発，仙骨転移，上縦郭リンパ節転移．2003年6月より化学療法，仙骨に放射線治療開始となった．2003年9月上旬（第1病日），肺炎で緊急入院となり，第6病日嚥下リハビリテーション（以下リハ）の依頼．

02 検査所見とゴールの設定

社会的背景：退職．妻と子供2人．
【嚥下障害の評価】
VF所見：表1．

表1　VF所見

回数 日付	リクライニング角度と食形態	先行期・口腔期	咽頭期	食道期
1回目 第32病日	リクライニング角度80度・70度，ゼリー，水分1ml．	食塊形成は拙劣だが，咽頭への送り込みは可能．	嚥下反射惹起はスムーズだが，喉頭挙上制限，咽頭内圧低下を認め，水分1mlでも2〜3回の複数回嚥下が必要．軽度誤嚥認めたが，リクライニング角度70度では喉頭侵入のみ．咳払いあり．	問題なし．

問題点リスト：①中等度嚥下障害，②経口摂取困難，③再発，転移による全身状態悪化，④QOLの低下．

ゴール設定：QOLの向上（食べる楽しみ）を目的に，嚥下スクリーニング検査および可能であればVF検査を適宜施行し，全身状態や嚥下機能の状態に応じて，安全に経口摂取ができるように，

できる範囲の機能訓練と適切な姿勢，食形態，嚥下方法のセッティングを行った（**サイドメモ**）．また，食形態や介助法の家族指導も行うこととした．

03 リハアプローチと経過（表2）

第6病日：ST訓練開始となる．反復唾液飲みテスト（RSST）は3回/30秒．水飲みテストでは1，3m*l*ともむせ，湿性嗄声なし．介入当初は間接訓練を中心に実施．頸部の運動，口腔器官の運動，発声練習（裏声），のどのアイスマッサージを行った．また，リクライニング30度で1m*l*の水分で直接訓練を行った．特に湿性嗄声，むせは認めなかったが，嚥下音は大きく硬い音であった．週末はご本人ができる範囲の間接訓練と直接訓練を行ってもらうよう指導した．症例は訓練に意欲的で，自主訓練の内容や回数をノートに毎回記録していた．

第10病日：肺炎が悪化し，訓練中止となった．

第18病日：肺炎が落ち着き訓練再開．頸部の他動運動やのどのアイスマッサージ，直接訓練はリクライニング角度30度でとろみつき水分0.5〜1m*l*もしくは水分で実施．3〜10口程度を継続した．口腔期は特に問題を認めず．観察による評価としては嚥下反射遅延あり，嚥下動作は努力様で嚥下音も大きく異常．訓練後半は疲労により傾眠する場面もみられた．

第27病日：ゼリーも訓練に追加．咽頭の知覚は保たれており，残留感などあると複数回嚥下も自発的に行うことができていた．嚥下の状態としては喉頭挙上運動緩慢，嚥下反射遅延も著変ない状態であった．家族持参のゼリー・スープ類を訓練で用いることにし，妻にセッティング，介助方法を伝え，週末は家族が訓練を行うこととした．

第32病日：その後，1時間ほど車椅子乗車できるようになる程度に状態が改善したため，VF検査で評価実施 🎬 **DVD症例36—[1]**．中等度嚥下障害を認めたが，リクライニング位60度，一口量1，2m*l*でミキサーとろみ食やゼリーであれば安全であることが確認できた．しかし，疼痛コ

表2 症例①の経過

経過	第6病日 介入初日	第10病日	第18病日	第27病日	第32病日	第44病日	第54病日	第62病日 永眠
全身状態		肺炎が悪化し，訓練中止．VF検査は延期	肺炎落ち着き，訓練再開．訓練後半は疲労がでてぼーっとされる		VF検査後，モルヒネの使用頻度増し，傾眠が強くなる	緩和病棟へ転棟．状態は徐々に悪化し，傾眠傾向も増していく	声かけにわずかに反応がある．呼吸状態も悪化	
スクリーニング検査およびVF検査	RSSTは3回/30秒．水飲みテストでは1，3m*l*ともむせ，湿性嗄声なし				VF検査実施．中等度嚥下障害を認めた			
間接（嚥下）訓練	間接訓練を中心に発声練習（裏声），のどのアイスマッサージ	中止	訓練再開	→		頸部の運動，嚥下反射誘発訓練，ガムの咀嚼訓練．口腔ケアは家族にも介入してもらう	口腔ケア	
直接（嚥下）訓練	リクライニング30度で1m*l*の水分で直接訓練を行った．特に湿性嗄声，むせは認めなかったが，嚥下音は大きく硬い音	中止	リクライニング30度でとろみつき水分0.5〜1m*l*もしくは水分で実施．3〜10口程度を継続	ゼリーも追加．妻にセッティング，介助方法を伝え，家族も訓練に参加するようにした	リクライニング位60度，一口量1，2m*l*でミキサーとろみ食やゼリー	家族が持参した食物で味覚を楽しむ程度の経口摂取を継続．家族に適切な食形態を伝える	ごく少量の水分	

ントロールのためモルヒネの使用も頻回となり，傾眠が強くなってきて，直接訓練を行える回数は減っていった．

第44病日：緩和病棟へ転棟．嚥下訓練を継続したが，徐々に状態悪化し，頸部の運動や間接訓練のみで終了する日が増えた．傾眠も強く，妻やSTが介入できるときに味覚を刺激する意味で少量の飲み物などを摂取．調子がよいときはガムで咀嚼練習も行った．この時期，再度妻に持参してもらう食物について適切な食材や食形態と，口腔内のケアが重要であることを伝えていった．

第54病日：さらに傾眠が強くなり，アプローチはごく少量の水分と口腔ケアのみとなったが，介入を継続．最期の3，4日はほとんどケアも難しく声かけにわずかに反応ある状態であった．

第62病日：永眠．

04 症例①のポイント

訓練の継続が QOL の維持につながる

　末期がんの摂食・嚥下障害のアプローチは主に直接訓練から徐々に間接訓練中心に移行していく．本症例は訓練意欲が高い症例であったため，状態が悪化してもすぐに訓練を中止することはかえって症例を落胆させてしまう可能性があった．そのため，間接訓練を中心としたプログラムをできるだけ継続し，「前向きに何かに取り組んでいる」という気持ちを損なわないようアプローチを行った．その際には，喉頭挙上訓練は裏声発声訓練を行うなどして，負荷の少ない訓練方法を選択するようにした．また，「何かしてあげられないか…」という家族の気持ちを尊重し，訓練はできるだけ家族主体で行えるように心がけた．

　本症例にとっては，訓練を継続しているということが，QOLの維持につながっていると考えられた．経口摂取がほとんどできなくなってもQOLの向上を考えたこのようなアプローチが可能であると考える．

　また，参考ではあるが妻が持参した食事は，本人の好きな具を使用したスープ（摂取するときはスープのみ）やゼリー，にこごり，土瓶蒸しなどであった．

■症例②

01 経過

　症例：65歳，男性．

　経過：2004年背部痛出現．2005年Sがんセンター受診．肺門部肺扁平上皮癌と診断．化学療法施行．その後，腫瘍および，胸膜播種巣の増大あり．気管支狭窄もあり放射線療法併用開始．食道炎などのため一時禁食．その後食事再開．2005年8月初旬（第1病日）放射線性肺臓炎＋肺炎（誤嚥性肺炎の疑い）発症し，絶飲食．第13病日嚥下訓練の依頼あり．

02 検査所見とゴールの設定

社会的背景：退職．妻は腎臓癌で手術を控えている．
【嚥下障害の評価】
VF所見：表3．

表3 VF所見

回数 日付	リクライニング角度と食形態	先行期・口腔期	咽頭期	食道期
1回目 第15病日	リクライニング角度60度，とろみつき水分1，3 m*l*，水3 m*l*，ゼリー．	口腔期は問題なし．	水分，ゼリーでは嚥下反射軽度遅延．喉頭挙上制限，咽頭内圧低下あり，咽頭残留を毎回認めた．梨状窩の残留が喉頭侵入したが，著明な誤嚥は認めなかった．	問題なし．
2回目 第36病日	リクライニング60度，とろみつき水分1，3 m*l*，ゼリー．	問題なし．	咽頭期は嚥下反射の軽度遅延．喉頭挙上制限あり喉頭蓋の反転は不十分．咽頭内圧低下．咽頭残留毎回認め，軽度喉頭侵入，誤嚥あり．前回所見よりやや悪化．	問題なし．

問題点リスト：①中等度〜重度嚥下障害，②経口摂取困難，③全身状態の悪化，④QOLの低下，⑤介護者の問題（家族の手術）．

ゴール設定：介入当初は一時退院の話もあり，QOLの向上（食べる楽しみ）を目的に，嚥下障害に対し間接・直接訓練を実施し，全量経口摂取でなくとも，一部経口摂取で栄養摂取が可能となるレベルを目標とした．しかし，状態の変化，症状の進行もあり，ゴール設定を変更せざるをえず，経口摂取による栄養摂取は断念することとなった．

03 リハアプローチと経過（表4）

第13病日：2週間ほど前から肺炎を疑われ禁飲食．RSSTは2回/30秒．水飲みテスト1 m*l* はむせや呼吸の乱れなし，3 m*l* では自発的な複数回嚥下がみられたが，むせや呼吸の乱れはなし．

第15，第23病日：VF検査実施　DVD症例36—【2】．中等度嚥下障害を認めた．喉頭挙上不全，食道入口部開大不全を認め，咽頭残留著明．誤嚥は認めなかったが，喉頭侵入を認めた．検査結果より直接訓練はリクライニング角度60度でゼリー食開始となった．間接訓練では頸部のストレッチやメンデルゾーン手技で筋電バイオフィードバックを行って喉頭挙上の強化を図った．実際の直接訓練場面では本人が体を起こしてしまい，リクライニング角度が守られていないことがあった．

第26病日：発熱あり，禁食となる．そのため嚥下機能の維持目的に間接訓練を積極的に継続することにした．しかし，徐々に挙上位保持の時間が短くなり，保持困難となった．痰も増加傾向．主な栄養摂取手段はIVH管理のままであった．

第36病日：再評価を実施　DVD症例36—【3】．前回評価よりやや悪化．医師，病棟スタッフと相談し，一旦ST訓練は中止とした．

第41病日：緩和病棟へ転棟．病棟スタッフより味覚を楽しむために食事を咀嚼し，吐き出す方法を行っているが，本人が誤嚥をしていないか心配されていると連絡があり，再びST介入となった．臨床場面を観察・評価した．方法は安全に行えており，咀嚼後の含嗽を励行．誤嚥の心配はな

表4 症例②の経過

経過	第13病日 介入初日	第15病日	第26病日	第36病日	第41病日	第70病日 永眠
全身状態		独歩で訓練室に来室	発熱あり，車椅子で来室		緩和病棟へ転棟	
スクリーニング検査およびVF検査	RSSTは2回/30秒．水飲みテストでは1，3 ml ともむせ，湿性嗄声なし．3 ml は複数回嚥下を自発で行う	第1回VF検査．中等度嚥下障害．喉頭挙上不全，食道入口部開大不全を認めたが，誤嚥は認めず，喉頭侵入のみ		第2回VF検査．重度〜中等度嚥下障害に悪化	臨床場面の観察，アドバイスを行う	
間接（嚥下）訓練	間接訓練を中心に開始．頸部の運動，のどのアイスマッサージ，発声練習	メンデルゾーン手技を追加．筋電バイオフィードバックなどを行う	→→→	→→→	中止	
直接（嚥下）訓練		リクライニング60度でゼリー食開始	禁飲食	→→→		
セッティングなど					常食を摂取し，嚥下せずにはきだす	

いと評価し，本人に伝えて介入終了とした．
　第70病日：永眠．

04 症例②のポイント

VFで嚥下障害を評価し適切に方針を変更

　本症例は妻も癌で手術を控えており，妻の手術が終わるまでできるだけ合併症を起こさず過ごす必要があったため，無理な経口摂取は行わず，最終的には咀嚼して吐き出すという方法を選択した．末期がん患者の方針は短期間に大きく方向転換を迫られることも少なくない．本症例の場合，VF検査で嚥下障害を詳細に評価したことにより，適切な時期に方針の転換が可能となり，妻の術後，少しでも一緒に家族と過ごす時間を長くもつことができたと考えられる．結果を伝える際には，必要以上に落胆させないよう配慮が必要である．

05 両症例のまとめ

末期がん患者へのリハアプローチのありかた

　2症例を通した末期がん患者の嚥下障害のアプローチの特徴を以下にまとめる．
　リハ介入の目的：的確な評価（スクリーニング検査，VF検査）を適切な時期に行い，患者の意に沿わないような無理な経口摂取による誤嚥性肺炎を少しでも予防することができる．そして，誤嚥を予防するためにどのようなセッティング（姿勢，食形態，一口量，嚥下方法）を行えばよいかを状態の変化に応じてアドバイスすることができる．
　評価方法：通常，スクリーニング検査およびVF検査を行うが，末期がん患者では全身状態によりVF検査を行うことが難しい場合もある．そのため，スクリーニング検査と臨床場面のみで嚥下機能の評価を行わなければならないことも多い．特に不顕性誤嚥はスク

リーニング検査では検出が困難であるが，呼吸・発声状態，痰の増減や炎症反応などのデータをもとに誤嚥の有無を判断していく必要がある．

訓練の仕方：直接訓練と間接訓練を行うが，経過とともに間接訓練の割合が増す傾向にある．また，直接訓練時は代償法を必ずといっていいほど用いる．どの代償法をどのように用いるかは適宜評価の結果に基づき変更する．また全身消耗が進んできた場合はベッド上臥位のままで訓練を行うことになり，回数もその日の状態に応じて適宜増減する．そして，骨転移，リンパ節転移などの情報は常に収集して動かしてよいところ，いけないところを常にチェックして訓練に臨む．訓練によってかえって症状を悪化させてしまうことがないように十分な注意が必要である．

サイドメモ　　　　　　　　　　　　　　　　　　　　　　　　　　　　　　　Sidememo

▶末期がん患者の食べることと QOL

がん患者では，頭頸部癌，食道癌，脳腫瘍をはじめさまざまな臓器のがんにおいて，摂食・嚥下障害を生じる可能性がある．特に末期には全身衰弱や原病の進行に起因する摂食・嚥下障害をかかえている可能性が高い．末期の摂食・嚥下障害と一口にいっても，その病態はさまざまである．腫瘍が嚥下器官を圧迫したり，治療の影響による食道狭窄など機械的閉塞によるもの，腫瘍の浸潤や転移による脳神経麻痺や反回神経麻痺などによる神経筋障害によるもの，放射線療法や化学療法で生じる粘膜炎による疼痛や咽喉頭浮腫によるもの，抗精神病薬などの薬物によるパーキンソニズム，モルヒネ使用や電解質異常による全身衰弱によるものなどがあげられる．末期がん患者の12〜23％に嚥下困難が認められ，原発巣別の頻度は頭頸部癌（40〜80％），次いで食道癌，胃癌，縦隔や咽頭リンパ節に浸潤する癌（気管支癌，リンパ腫）との報告がある[1]．癌患者の嚥下障害というと頭頸部癌患者がまず思い浮かぶが，頭頸部癌以外のがんでも嚥下障害は生じるということを常に認識しつつ嚥下機能の評価を行う必要がある[2]．

「食べること」は末期の患者のQOLを考えたとき，とても重要であるが，楽しみであるはずの「食べること」が誤嚥性肺炎や窒息を引き起こし，余命を左右することも起こりうる．経管栄養か経口からか，安全をとるか，楽しみをとるかという選択に私たちはしばしば直面する．個々の患者の「食べること」「生きること」を私たちがどのように考え，評価するかが重要となる．末期がん患者の摂食・嚥下障害へのアプローチとしては訓練はもちろんだが，いかに安全に，楽しみつつ経口摂取を続けられるかを考えることが重要となってくる．

文献
1) 津崎晃一訳：緩和ケアハンドブック，メディカル・サイエンス・インターナショナル，1999，pp107-110．
2) Roe JW, Leslie P et al：Oropharyngeal dysphagia：the experience of patients with non-head and neck cancers receiving specialist palliative care. *Palliative Medicine* 21：567-574, 2007.

VI 歯科・口腔外科疾患による嚥下障害

VI 歯科・口腔外科疾患による嚥下障害 オーバービュー

植松 宏　東京医科歯科大学大学院高齢者歯科学分野

はじめに

　歯科・口腔外科疾患に起因する嚥下障害というと，口腔周囲の外傷，腫瘍などの術後に生じる嚥下障害が想起されるであろう．しかし，その他にも摂食・嚥下を困難にする多くの歯科領域の要因がある．一般的な歯科疾患も嚥下に悪影響を及ぼすことに留意を要する．

歯科疾患が嚥下に及ぼす影響（表1）

【1】歯の症状が及ぼす影響

　う蝕，歯周病などによる歯の症状，たとえば，歯がしみるから飲めない，歯がうずくので噛めないなどという状態はまれではない．食べにくさ，飲みにくさを訴える患者に著しいう蝕や歯周病が認められる場合には，それらが原因になっていないかを疑ってみる必要がある．また，口内炎やその他の粘膜疾患による痛みが，原因となっている場合もある．

　要介護高齢者の口腔内環境が劣悪であるという報告は数多いが[1-5]，臨床的に遭遇する頻度が高いのは，残根状態となった歯の鋭縁が舌や頬粘膜を傷つけているケースである（図1）．このような状態であれば残根自体に痛みがなくても抜歯や，鋭縁の研磨により粘膜を傷つけないようにする歯科的対応が必要となる．

　高齢者は義歯を使用していることが多いが，現状では，要介護高齢者が歯科治療サービスを受ける環境が整っているとはいいがたい．そこ

表1　嚥下に影響を及ぼしうる主な歯科疾患
- 歯の痛み
- 口内炎などによる粘膜の痛み
- 歯の鋭縁による粘膜の損傷
- 不適合な義歯
- 口腔乾燥
- オーラルジスキネジア
- 習慣性顎関節脱臼

図1　舌にできた潰瘍

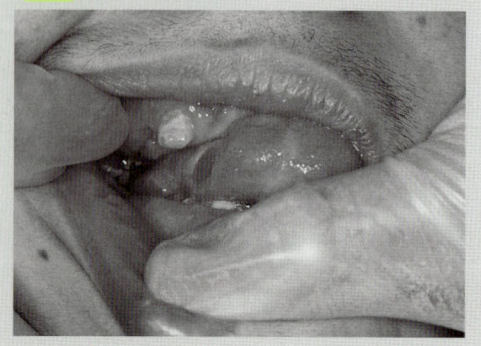

Ⅵ 歯科・口腔外科疾患による嚥下障害—オーバービュー

で，不適合な義歯をそのまま使用しているケースもまれではない．不適合による悪影響を大別すると，義歯による粘膜の損傷と，不適切な咬合状態であろう．このような場合，入れ歯が歯肉に当たって痛い，もしくは噛み合わせが合わないために食べにくい，飲み込みにくいという症状を訴える．これは通常の歯科治療により改善する．ただし，現在義歯を使わないで食事をとっている人に新規に義歯を作成する場合，義歯の使用が嚥下に及ぼす影響[6]を考慮しなければならない．VFやVEで嚥下動態を確認する機会があれば，義歯の有無が嚥下に悪影響を及ぼしていないことを確認しておくとよい．その他，義歯は不潔になりやすくカンジダのリザーバーとなりうる[7]．著しく汚染した義歯を使用している人が粘膜の痛みを訴える症例では，義歯の清掃に努めると同時に暫時使用を控える，義歯を新製する，抗真菌薬を用いるなどの対処が必要となる（図2）．

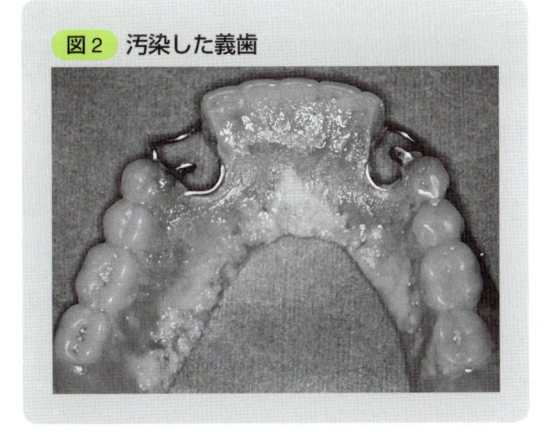

図2 汚染した義歯

【2】口腔乾燥が及ぼす影響

口腔乾燥は高齢者に多く，表2に示すような原因により引き起こされる[8]．さまざまな要因が口腔乾燥の原因になりうるためにすべての要因を排除することは困難である．そこで，考えられるそれぞれの原因に対し姑息的に対処するのが実際的である．主な治療法としては，人工唾液の使用，服薬，星状神経節ブロック，唾液腺付近のマッサージなどがあげられるが，特に経口摂取を行っていない人では口腔ケアを行って刺激したり，嚥下訓練により，実際に口腔や咽頭を使わせることが効果的である．

また，薬剤の副作用と考えられているがいまだ原因が不明なオーラルジスキネジアがある[9]．これは絶えず不規則に舌や口唇，顔面の表情筋などを動かし続けるため，摂食・嚥下に支障をきたすことがある．対策としては原因と思われる薬剤の変更や減量，歯の欠損補綴治療により顎位を安定させることで症状が改善する場合があるが，確実な対応策が確立されているとはいいがたい．

顎関節脱臼のある症例には整復の必要があるが，習慣性に脱臼を繰り返す患者ではすぐに再脱臼

表2 高齢者の口腔乾燥症の原因分類

(1) 唾液分泌中枢を侵す因子
情動，神経症，気質的疾患，薬剤（モルヒネ）
(2) 自律神経性唾液分泌中枢を侵す因子
脳炎，脳腫瘍，事故，神経外科手術，薬剤（抗ヒスタミン，鎮静剤）
(3) 唾液分泌機能に影響を与える因子
シェーグレン症候群，導管閉塞，唾液腺切除後，先天性萎縮 　X線照射，年齢
(4) 体液または電解質平衡の変化
脱水，浮腫，糖尿病，心疾患，尿毒症，高血圧，鉄欠乏性貧血， 　甲状腺疾患，葉酸欠乏，ホルモン異常，パーキンソン病， 　薬剤（利尿剤）
(5) その他
開口による蒸発，長期の禁食による唾液分泌量低下

してしまう場合もある．症例によっては脱臼したままでも安全に食事ができる環境を設定できることもあるが，それが不可能な場合にはチンキャップの使用や観血的な治療の必要性を総合的に考える．筆者は歯痛のため大声を出す度に顎関節の脱臼を繰り返していた認知症患者に遭遇したことがある．この症例は歯科治療を行ったところ，脱臼は止まった．

口腔腫瘍切除術が嚥下に及ぼす影響（表3）

【1】患者への対応

口腔腫瘍切除術後には，構造的変化を原因とした機能的障害が生じる．切除範囲によりさまざまな病態，重症度を呈するが嚥下に多大な影響を及ぼすのは，舌の広範な欠損と頸部郭清術の影響であろう．

患者に接する場合，脳血管障害などに起因するいわゆる機能的摂食・嚥下障害患者と対応の内容は

表3 口腔腫瘍切除術が嚥下に及ぼす影響
(1) 病巣切除手術による影響
　　上顎骨・軟口蓋・咽頭筋・舌・下顎骨などの切除および再建術に伴う機能障害
(2) 頸部郭清術による影響
　　切除による筋肉の欠損および頸部の瘢痕収縮による頸部可動域制限と喉頭挙上量の低下
(3) 末梢神経損傷による影響
　　気管内挿管の影響による反回神経麻痺による声門閉鎖不全手術による顔面神経，舌下神経等の損傷

変わらない．詳細な評価に基づいて訓練や対応法を決定するのが基本となる．ただし，術前より嚥下障害が生じる可能性を予知できること，構造的な変化が生じること，通常はADLや認知面の問題が生じないことなどが，明らかな相違点としてあげられる．

術前よりある程度摂食・嚥下障害の病態が予知できる場合には，術後のボディイメージの把握を容易にするために，予測される病態の説明を行っておくべきである．特に直接訓練を開始できるレベルの手術患者では，自身の摂食・嚥下をイメージできるようになると，食べるときのいわゆる"コツ"をつかむことができることが多い．

【2】舌の欠損と頸部郭清術

構造的な変化である欠損や再建部位に対しては，訓練で対応できる範囲と対応できない範囲に分けて考えるとよい．たとえば残存器官による代償が可能な障害は訓練で対応し，代償が不可能な障害は食形態や摂食方法の工夫，もしくは自助具の使用などで対応する．特に舌の切除範囲が広範で舌と口蓋の接触が著しく不良である症例には，舌接触補助床（PAP）[10]の使用を考慮する（図3）．最近ではPAPが咽頭期の改善にも効果的であるという報告も散見され[11,12]，このような補綴装置がもつ効果についての今後の検討に期待したい．

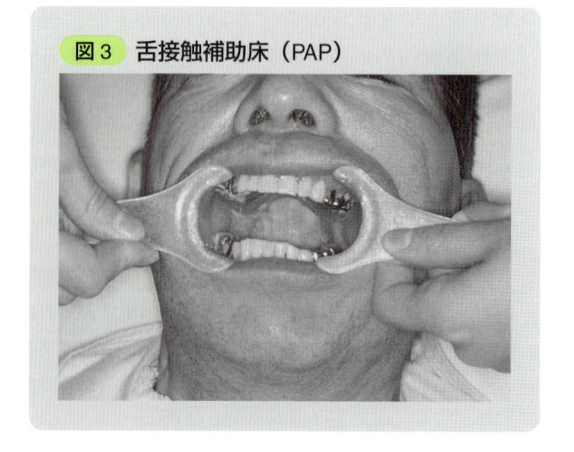

図3 舌接触補助床（PAP）

また頸部郭清術の影響として，喉頭挙上量の低下や術後の瘢痕収縮による頸部可動域制限が起こりうる．術後の瘢痕収縮に対しては頸部ROM訓練が適応となろう．喉頭挙上量が低下している場合には，舌骨や喉頭を挙上させる筋肉が残存していればShaker訓練[13]などが適応となる．筋肉が残存していなければ，supraglottic swallow（息こらえ嚥下），頸部前屈などの代償法[14]を選択すべ

VI 歯科・口腔外科疾患による嚥下障害―オーバービュー

きである．その他，声門閉鎖不全に対しては Pushing Exercise，顔面神経麻痺による口唇閉鎖不全では代償的に口唇を指で閉じて摂食するなどの方法がとられることが多い．

　いずれの場合も患者ごとの障害像を詳細に把握し，改善すべき機能障害が認められれば訓練で対応するか代償法で対応するかを考える．また，なんとか直接訓練が開始できても，経口からの摂取量に乏しく栄養摂取量が不十分であれば，胃瘻など経管栄養の使用を考慮すべきである．

文献

1) 渡辺郁馬：老年者の口腔の実態調査と治療指針．老年歯学 2：9-21，1988．
2) 高良憲明，横田 誠・他：特別養護老人ホームと老人ホームにおける口腔内実態調査．老年歯学 3：41-50，1989．
3) 菊谷 武，鈴木 章・他：高齢歯科患者における残存歯の実態．老年歯学 8：57-52，1993．
4) 上林豊彦，中野 公・他：要介護高齢者の口腔内実態調査―第1報 特別養護老人ホームと老人保健施設の比較―．老年歯学 11：203-209，1997．
5) 金子充人，関口 基・他：千葉市における在宅要介護老人の歯科保険に関する実態調査―面接調査と口腔内所見―．老年歯学 7：27-35，1992．
6) 服部史子：高齢者における総義歯装着と嚥下機能の関連 Videofluorography による検討．口腔病会誌 71（2）：102-111，2004．
7) 湯本浩通，松尾敬志・他：義歯とカンジダ．医薬ジャーナル 37：3009-3015，2001．
8) Ettinger RL：Xerostomia-A complication of aging. Aust Dent J 26：365-371, 1981.
9) 越川憲明，妻鹿純一：口腔領域に症状を現す常用薬とその臨床対応オーラルディスキネジア．歯界展望 98（4）：748-752，2001．
10) Cantor R, Curtis TA et al：Maxillary speech prostheses for mandibular surgical defects. J Prosthet Dent 22（2）：253-260, 1969.
11) 若杉葉子，戸原 玄：ALS による嚥下障害患者に対し，歯科補綴的アプローチが即効した1例―口腔期および咽頭期に及ぼす影響―．耳鼻と臨床 52（補冊1号）：S5-9，2006．
12) 中島純子，唐帆健浩・他：舌部分切除症例における舌接触補助床装着による嚥下動態の変化 Manofluorography による解析の試み．日摂食嚥下リハ会誌 9（2）：206-212，2005．
13) Shaker R, Kern M et al：Augmentation of deglutitive upper esophageal sphincter opening in the elderly by exercise. Am J Physiol：G1518-1522, 1997.
14) Bulow M, Olsson R et al：Videomanometric analysis of supraglottic swallow, effortful swallow, and chin tuck in patients with pharyngeal dysfunction. Dysphagia 16（3）：190-195, 2001.

37 全量経管栄養（PEG）から全量経口摂取に至った舌切除症例

中根綾子　東京医科歯科大学大学院高齢者歯科学分野

01 経過

患者：72歳，男性．
病名：左側舌癌（T3N0，SCC，WHO grade Ⅱ）．
現病歴：2006年7月上旬に左舌癌のため舌半側・口底部部分切除，下顎骨辺縁切除術（第1病日），左側顎舌骨筋・顎二腹筋前/後腹・左側茎突舌骨筋切除を行い，左側上頸部郭清術を施行した（**サイドメモ**）．気管切開あり．舌は前腕皮弁で再建を行い，第23病日気管カニューレを抜去した．手術から約1カ月後の38病日に経口摂取開始可否の評価目的で当科へ依頼があった．放射線治療および化学療法は施行せず．

02 初診時評価（第38病日）

【嚥下障害の評価】
　初診時所見と嚥下障害のスクリーニング：栄養摂取は経鼻経管（NG）栄養で，経口摂取は行っていない．上下顎ともに無歯顎で口唇閉鎖は可能，開口障害はない．舌を多少挙上させたり，左右に運動させることは可能だが，舌先を口蓋や口角に接触させることは不可能である．Gag reflexは認められず，常に湿性嗄声がみられた．咳テストでは20秒間に5回以上の咳反射が起こった．ADLは食事のみ介助者による準備が必要ということで5点，それ以外はすべて自立しており，FIMは124点であった．
　VF所見（第38病日）：60度リクライニングの姿勢で濃いとろみ（液体100 mlに対しとろみ剤3 g）を摂取させた．食道入口部（UES）の開大不全により食塊は通過しなかった．舌と口蓋の接触も不良であった　DVD症例37－【1】．
　VE所見（第38病日）：咽頭部に著明な唾液の貯留を認め，唾液誤嚥が認められた　DVD症例37－【1】．
　既往歴：舌癌．
　問題点：UES開大不全，唾液誤嚥，唾液の貯留，舌半側切除による舌と口蓋の接触不良．
　摂食・嚥下訓練の目標：
・短期目標　間欠的経管栄養摂取（OE法）の獲得により経鼻経管を抜去する．PAP（舌接触補助床）（**図1**）の製作を行う．
・長期目標　3食経口摂取する．

図1 PAP

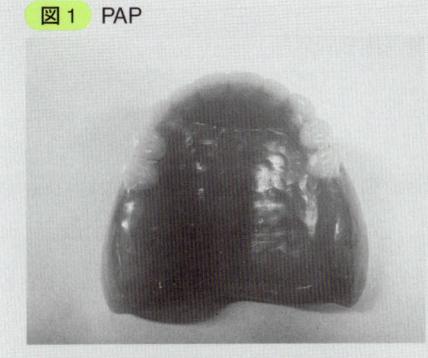

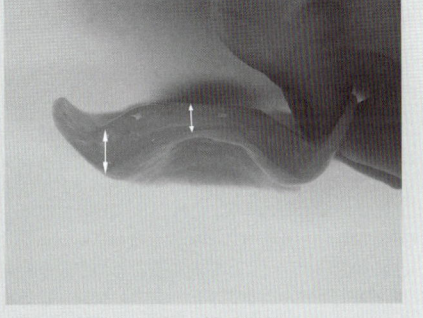

口蓋の形態は舌の動きによって決定される　　口蓋を覆う部分に厚みがある形態

03 訓練経過とチェックポイント

訓練経過（表）

表　訓練経過

日付	検査	訓練の種類	栄養摂取方法	訓練内容・検査結果・指導・その他
第38病日	VF/VE/咳テスト		NG	UES開大不全・唾液誤嚥レベル・唾液の咽頭貯留・舌と口蓋の接触不良
第39病日		間接訓練	〃	頭部挙上訓練・blowing・pushing exercise・チューブ飲み*肺理学療法 の開始
第50病日		↓	〃	・PAP製作
第51病日	VF/VE	↓	OE	PAPの効果確認・OE法による食道逆流の確認**　NGチューブ抜去
第52病日	VE	↓	〃	8/12の訓練内容に2 m/バルーン拡張も追加
第55病日	VE	↓	〃	バルーン拡張訓練の確認
第62病日		↓	〃	間接訓練内容継続・湿性嗄声改善傾向みられる
第69病日		↓	DIV	PEG造設
第70病日		↓	PEG	間接訓練内容継続
第78病日	VF/VE	直/間接訓練	〃	左下側臥位右向きで40度リクライニングの姿勢でスライスゼリーを用いて直接訓練可能　間接訓練は口腔ケア・頭部挙上訓練・blowing・バルーン拡張を行う
第79病日		↓	〃	上記内容を家族にも説明***．手技を覚えてもらう．ゼリー5口摂取
第80病日		↓	〃	訓練継続．ゼリー12口摂取
第81病日		↓	〃	退院．以降はフォローは外来にて
第91病日		↓	〃	自宅にてゼリーによる直接訓練継続．10口/1回×3回/日　バルーン拡張訓練 2 m/ → 2.5 m/へ
第105病日		↓	〃	訓練継続．バルーン拡張 2.5 → 3 m/へ．直接訓練は増量指示　上顎義歯製作開始
第147病日	VF/VE	↓	〃	座位にて濃いとろみのお茶orゼリーによる直接訓練　バルーン拡張訓練 4 m/へ．上顎義歯完成　舌の動きが向上しPAP不要と判断．義歯のみの使用へ変更
第161病日	VE	↓	PEG/経口	ミキサー食を濃いとろみを付与したお茶にて残留を交互嚥下で wash outしながら1食/日から開始
第175病日	VE	↓	〃	ミキサー食や舌で潰せる形態の食事で3食/日．不足分はPEGより
第189病日	VE	↓	〃	〃
第203病日	VF/VE	間接訓練	経口	3食経口のみ．形態は同様．液体はスプーンで
第231病日	VE	↓	経口	液体をコップより摂取する時はごく薄いとろみ（液体100 m/に対しトロミ剤 0.5 g）の付与指導　主治医へPEG抜去依頼****

第 233 病日		↓	経口	主治医にて PEG 抜去
第 259 病日	VE	↓	経口	食形態は変化なし．液体は 60 度リクライニングで think swallow にてコップのみ可能
第 287 病日	VE	↓	経口	前回同様
第 315 病日	VE	↓	経口	液体は 70 度リクライニング可能
第 423 病日	VE	↓	経口	前回同様
第 479 病日	VF	↓	経口	液体をコップより摂取するときも座位にて think swallow で可能 間接訓練はバルーン拡張を中止
第 521 病日		↓	経口	バルーン拡張中止しても自覚的には変化なし．このまま中止を継続

*：OE 法獲得のため経管チューブを飲み込む訓練のこと．経管チューブを正しく飲み込めているかを確認するためには，発声を促すか，VE で確認するのが安全である
**：OE 法を行う前には食道逆流の有無を確認しておく必要がある
***：退院後の訓練を継続するために家族に指導を行った．訓練時に用いるゼリーのレシピの指導や吸引器の準備の必要性をあわせて説明をした
****：PEG 抜去に関しては，患者の年齢や疾患などさまざまな面から考慮する必要がある．通常は使用しなくなってから数カ月間様子をみるが，今回は患者本人と相談のうえ，希望もあり早期に抜去した

嚥下機能検査

第 51 病日　DVD症例 37-【2】

VF 結果：PAP 装着なしと，ありの状態でそれぞれ濃いとろみを摂取させると，PAP を装着したほうが明らかに舌と口蓋の接触が良好であった．

第 78 病日

VF 結果：左側臥位右向き（図2）と右側臥位左向きで 40 度リクライニングの姿勢でそれぞれゼリーを用いて検査した．UES 開大が左右ともにわずかに認められ，やや左側のほうが通過が良好であった．誤嚥はみられず，残留もほとんど認めなかった．

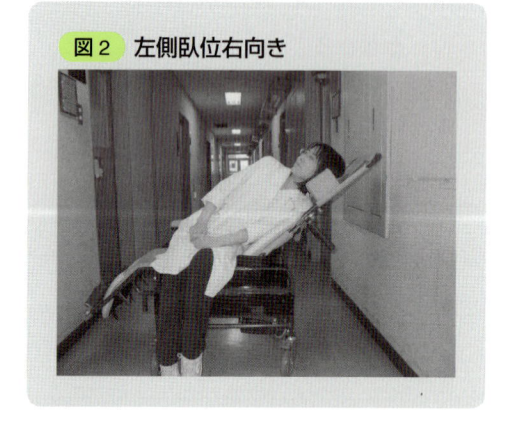

図2　左側臥位右向き

第 147 病日

VF 結果：左側臥位右向きと 90 度座位の姿勢でゼリーを摂取させたが，いずれも喉頭蓋谷と梨状窩に残留を認めた．90 度座位にて濃いとろみおよび薄いとろみ（液体 100 ml に対しとろみ剤 1.5 g）のいずれも喉頭内侵入がみられ，梨状窩に残留を認めた．上顎の義歯を装着した場合としない場合においても同じ検査内容を施行したが，いずれも結果は同様であった．喉頭蓋谷の残留は除去不可能で，梨状窩の残留は反復嚥下にて除去が可能だった．喉頭内侵入は咳にて喀出することができ，舌と口蓋の接触も良好であった．

第 161 病日

VE 結果：濃いとろみをスプーンより摂取し問題はみられなかったが，コップからの摂取では喉頭内侵入を認めた．全粥ミキサーを嚥下した後には喉頭蓋谷に残留するが，濃いとろみによる交互嚥下で wash out が可能だった．

第 175 病日

VE 結果：全粥のみ喉頭内侵入がみられ，鶏肉ペースト・茶碗蒸し・肉じゃが（舌で潰せる硬さ）は誤嚥や喉頭内侵入はないが，喉頭蓋谷および梨状窩に残留を認めた．特に左側の残留が著明で，頸部回旋および反復嚥下の効果はみられないが，chin down の効果はみられた．

第 189 病日
VE 結果：いずれの試料も残留を認めるが，反復嚥下でクリアすることが可能であった．

第 203 病日
VF 結果：ゼリーおよび濃いとろみでは喉頭蓋谷に残留を認め，薄いとろみおよび液体 4 ml の摂取では喉頭内侵入が観察された．残留は反復嚥下と chin down を行うことでクリアが可能であったが，液体をコップより摂取させると不顕性誤嚥が認められた．

第 231 病日
VE 結果：液体をコップから自由に摂取させた場合，および think swallow にて摂取させた場合のいずれも誤嚥があるが，咳反射が確認された．本人が自宅で食事時に行っている姿勢（70 度のリクライニング）でも同様の結果が得られた．

第 259 病日
VE 結果：液体を座位および 60 度リクライニングの姿勢でコップから摂取させたところ誤嚥を認めた．60 度リクライニングの姿勢で think swallow を行わせると喉頭内侵入のみがみられた．

第 287 病日
VE 結果：前回同様．

第 315 病日
VE 結果：80 度リクライニングの姿勢で液体をコップから摂取させると誤嚥を認め，70 度リクライニングの姿勢では喉頭内侵入のみがみられた．

第 423 病日
VE 結果：80 度リクライニングおよび座位の姿勢で液体をコップから摂取させると，いずれも喉頭内侵入のみみられ，誤嚥は認めなかった．自覚的に座位の姿勢は飲みにくいとのこと．

第 479 病日
VF 結果：液体をコップから摂取させると座位の姿勢でも喉頭内侵入のみがみられた．UES 開大良好のためバルーン拡張訓練を中止した　DVD症例 37-【3】．

04 帰結

早期に PEG を造設し自宅へ退院した．その後訓練を通院で行い，同時に上顎のみ義歯を作製，装着し 3 食経口（ミキサー食）へ至り，PEG 抜去となった．UES 開大も良好となり，間接訓練のバルーン拡張は中止しそのほかの訓練は継続しながら経過を追っている．

05 症例のポイント

地道に自宅で嚥下訓練を行い三食経口摂取が可能に

初診時の嚥下機能検査より経口摂取での退院は難しいと判断し，OE 法の獲得や PEG 造設を行って早期に退院させ，自宅にて家族とともに嚥下訓練を行い，三食経口摂取が可能となった症例である．早期の退院により患者を精神的に落ち着かせ，訓練に臨むことができたと考えられる．直接訓練は当初，姿勢の再現が難しかったが家族とともに確実に行い，gag reflex がみられなかったことが幸いして，バルーン拡張という間接訓練方法も的確に習熟し，地道に訓練を行えた症例であった．

サイドメモ

▶舌切除術

　主に腫瘍などに対する外科的療法のことをいい，腫瘍のタイプや部位，大きさなどにより切除範囲が決められる．その切除範囲は可動部舌部切，可動部舌半切，舌半切（可動部舌半切ならびに舌根半切），可動部舌亜全摘（舌根は温存され可動部舌が半分以上切除），舌亜全摘（舌根ならびに可動部舌が半分を超えて切除），舌全摘（舌根ならびに可動部舌が両側舌下神経を含めてすべて切除）に分けられる[1]．

　口腔のなかでも特に舌は，咀嚼・嚥下・構音などに非常に重要な役割をもつ組織であり，その切除範囲と再建方法が後の経口摂取機能を大きく左右する．切除範囲が比較的小さい場合は，残存舌を引っ張り縫合する単純包縮が可能で，摂食・嚥下機能も比較的良好に保たれることが多い．しかし切除範囲が大きくなると，他の部位から採得した組織で創を被覆する皮弁を用いて再建を行う．このような場合は，舌の可動域が限局され，食塊を送り込んだりすることが非常に困難になる．対処法として，tossing[2]法やリクライニングを行い食塊の送り込みに重力を利用したり，チューブつきのボトルを用いて食塊を奥舌から咽頭に直接取り込む[3]ようにしたり，PAP（舌接触補助床）の装着が有効になる．さらに再建を行った場合，手術直後は再建舌のボリュームがあり比較的良好に送り込みが可能であった症例でも，術後時間の経過とともに，舌のボリュームが減少し，後に送り込みが困難になる症例も多くみられる．よってPAP装着後もフォローが必要となる．経口摂取が可能な症例でもゼリーのような食形態はコントロールが難しく，最初は水分がやや多目のペースト食が適応になることが多い．

文献

1) 木股敬裕・他：舌・口腔・咽頭再建．先端医療シリーズ35 耳鼻咽喉科・頭頸部外科学の最新医療（加我君孝，小宗静男編），寺田国際事務所／先端医療技術研究所，2005，pp33-38．
2) 才藤栄一：老年者の摂食・嚥下障害の評価法と訓練の実際．歯界展望 **91**（3）：649-656，1998．
3) 中根綾子・他：舌腫瘍オペ後患者の間接訓練と摂食自助具の工夫症例（抄）．障害者歯科 **27**（3）：341，2006．

38 下顎骨切除術後に嚥下障害を生じ，退院後の外来フォローにより常食摂取可能となった症例

村田志乃　東京医科歯科大学大学院 高齢者歯科学分野
　　　　　東京医科歯科大学歯学部附属病院 摂食リハビリテーション外来

01 経過

症例：78歳，男性．

経過：2005年2月ごろより右下顎歯肉の腫脹を自覚．3月下旬より同部腫脹の増悪，疼痛を自覚し，5月初旬，症状が変化しないため近医歯科受診．精査，加療を勧められ，当院口腔外科紹介初診．右下顎歯肉癌の診断のもと，6月上旬入院，5日後に全身麻酔下に下顎骨区域切除（サイドメモ），右上頸部郭清術，遊離前腕皮弁およびプレート固定による再建，分層植皮術，気管切開術を施行した（第1病日）．第15病日口腔外科医の指示によりゼリーでの直接訓練を開始したが，むせることが多く，嚥下障害が疑われた．第18病日嚥下機能評価およびリハビリテーション（以下リハ）を目的に摂食リハ外来に紹介された．

02 検査所見とゴールの設定

初診時口腔内所見および口腔咽頭機能評価：表参照．

表　初診時口腔内所見および口腔咽頭機能評価

残存歯： 7 ┼ 7 / 1 ┼ 7 1｜ 遠心から顎角部にかけて下顎骨区域切除　開口障害：あり（最大開口25 mm）	口唇　口唇閉鎖：可　　　頰膨らまし：右障害　　　口唇突出：不良 舌　　舌突出：良好　　　舌挙上：舌尖部良好，後方部不良　　　右方運動：不良，左方運動：良好 軟口蓋 挙上：良好 Gag reflex：左右ともにあり
嚥下障害スクリーニング　反復唾液飲みテスト（RSST）：5回　改訂水飲みテスト（MWST）：3点	湿性嗄声：常にあり 気息性嗄声：時にあり 開鼻声：時にあり 構音　「パ」：不良　「タ」：不良　「カ」：不良

放射線治療の有無：術前・術後の放射線治療は実施せず．
社会的背景：妻と2人暮らし．
併存疾患：肺気腫　内服加療中．
既往歴：肺門リンパ腺腫瘍手術（18歳）．

図1 VE 所見（第18病日）
梨状窩に貯留した唾液
右梨状窩に唾液の貯留を認める

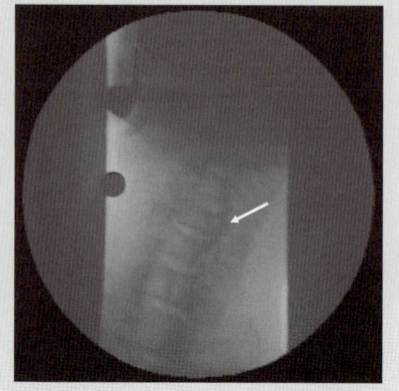

図2 VF 所見（第21病日）
50度リクライニング左側臥位，頸部右回旋，ゼリー摂取

右側頸部結核性腫瘍手術（30歳），術後嗄声，嚥下困難，右腕挙上障害を認めた．
機能障害：嚥下障害．
ADL：FIM　食事の項目のみ1点，他の項目は7点．
ゴール設定：初診時は喀出力が弱かったため，まず間接訓練を行い，喀出力の強化を目標とした．入院中は，ミキサー食3食経口摂取での退院を目標とし，退院後は，外来通院でフォローし，食形態アップを目指すこととした．

【嚥下障害の評価】
1回目：第18病日 VE 施行．梨状窩に唾液の貯留を認めた（図1）．
2回目：第21病日 VF 施行（図2）　DVD症例38-【1】．食道入口部開大不全を認め，食塊通過は左側優位であった．50度リクライニング左側臥位，頸部右回旋の姿勢にてスライスゼリー，濃いとろみ（3％），薄いとろみ（1.5％）の摂取を試みたところ，食道入口部開大不全によりすべての食形態において微量誤嚥と梨状窩残留を認めた．誤嚥時はすぐにむせたものの喀出力は弱かった．特にとろみでは梨状窩残留が多かった．
3回目：第30病日直接訓練の評価目的に VF 施行．60度リクライニング，頸部右回旋の姿勢にて，スライスゼリーおよび濃いとろみを摂取したところ，誤嚥，喉頭内侵入は認められなかった．梨状窩に残留を認め，反復嚥下を必要とした．
4回目：第42病日直接訓練の評価および経口摂取開始の可否検討目的で VF 施行　DVD症例38-【2】．座位にてゼリー，濃いとろみ（3％），薄いとろみ（1.5％）の自己摂取を試み，すべての食形態で誤嚥は認められなかった．食道入口部の開大は当初に比べ改善していたが，とろみは梨状窩に残留を認め，ゼリーによる交互嚥下を必要とした．
5回目：第59病日外来にて VE 施行．退院直前に比べ嚥下反射惹起遅延は改善し，梨状窩の残留は減少した．ポタージュスープ摂取時に微量の誤嚥を認めたが，すぐにむせて喀出した．梨状窩残留時の残留感が乏しかった．
6回目：第115病日外来にて VE 施行　DVD症例38-【3】．妻の手づくりの弁当（さばの唐揚げ，卵焼き，にんじんとかぼちゃと里芋の煮物，米飯）を VE にて評価した．咀嚼，食塊形成ともに良好で，浅い喉頭内侵入を認めるものの誤嚥は認められなかった．咽頭内残留を認めたが，反復嚥下にて減少した．液体のコップ飲みで深い喉頭内侵入を認めた．

7回目：第164病日外来にてVE施行．液体のコップ飲みで深い喉頭内侵入を認めたが，自発的な咳払いにて喀出可能であった．

8回目：第255病日外来にてVE施行．食事中に鼻咽腔への食物の逆流を自覚し，VEにて軽度の鼻咽腔閉鎖不全を認めた．液体のコップ飲みでは披裂部からのわずかな喉頭内侵入を認めたが誤嚥は認めず，咳払いにて喀出可能であった．

9回目：第311病日外来にてVE施行 DVD症例38-【4】．液体のコップ飲みは一口ずつの摂取であれば異常所見は認められなかった．コップから連続して摂取した場合に喉頭内侵入を認めたが，自発的に咳払いにて喀出していた．固形物は左梨状窩に少量の残留を認めたが，液体にて除去可能であり，臨床的には問題のない程度であった．ブローイングの効果により鼻咽腔閉鎖不全にやや改善を認めた．

10回目：第444病日外来にてVE施行．常食，液体ともに異常所見を認めなかった．鼻咽腔閉鎖機能も改善した．

03 介入後のアプローチと経過

自分で直接訓練が可能になるまで

第18病日の初診時は湿性嗄声を認め，栄養摂取方法はN-Gチューブによる経管栄養であった．VEにて梨状窩に唾液の貯留を認めた．また，喀出力が弱いことから，直接訓練不可と判断し，間接訓練として頭部挙上訓練，ハフィング，口すぼめ呼吸を行った．第21病日にVFを施行し，食道入口部開大不全を認めた．食道入口部の食塊通過は左側優位であった．50度リクライニング左側臥位，頸部右回旋の姿勢にて，スライスゼリー，濃いとろみ，薄いとろみの摂取を試みたところ，食道入口部開大不全によりすべての食形態において微量誤嚥と梨状窩残留を認めた．誤嚥時はすぐにむせたものの喀出力は弱かった．特にとろみでは梨状窩残留が多かった．

第22病日より50度リクライニング左側臥位，頸部右回旋の姿勢で，緑茶スライスゼリーを用いて，摂食リハ外来担当医の介助の下，直接訓練を開始した．嚥下代償法として嚥下後の発声と咳払いを行った．間接訓練は頭部挙上訓練，ハフィング，口すぼめ呼吸を継続した．第30病日VFを施行し，60度リクライニング，頸部右回旋の姿勢にて，スライスゼリーおよび濃いとろみの摂取を試みたところ，誤嚥，喉頭内侵入は認められなかったが，梨状窩に残留を認め，反復嚥下を必要とした．第31病日より直接訓練の条件を60度リクライニング，とろみ茶とスライスゼリーによる交互嚥下に変更し，間接訓練は継続した．変更直後は，とろみ茶50 m*l*と緑茶ゼリー50 m*l*を約45分かけて摂取していたが，しだいに摂取時間が短縮し，摂取量も増加し，とろみ茶200 m*l*と緑茶ゼリー100 m*l*を30分で摂取できるまでになった．また，嚥下後の発声と咳払いを習得し，摂食リハ外来担当医の見守りなしに自分で直接訓練が可能となり，訓練頻度を1日1回から2～3回へ増やすことができた．

N-Gチューブの抜去と退院

第39病日気切部カニューレ抜去．第42病日経口摂取開始の可否を検討する目的でVF施行．座位でのゼリー，濃いとろみ，薄いとろみの自己摂取を試み，誤嚥は認められず，食道入口部開大不全も当初に比べ改善していた．しかし，とろみでは梨状窩に残留を認め，ゼリーとの交互嚥下を必要とした．第43病日N-Gチューブを挿入したままミキサー食を1日1食（夕食）で開始した．水分には濃いとろみをつけるよう指示した．残留を除去するために反復嚥下とゼリーとの交互嚥下が

必要であったため，摂取に時間がかかり，1時間かけて1/3～1/2を摂取するのがやっとであった．このころから，経口摂取が思うように進まない苛立ちから，食事中に「もうだめだ」「もう死ぬしかない」などと悲観的な発言がみられたり，早くN-Gチューブを抜去したいという焦りから，提供されたジュースにとろみをつけずに摂取して激しくむせることがあったが，患者の訴えに傾聴し，不安や焦りを解消するよう努めることで，訓練に意欲的に取り組んでもらった．「早く退院したい」という患者の希望により，退院日が決定したものの，経口摂取だけでは摂取量が不足するため，N-Gチューブから不足分を補っていた．第46病日朝食後N-Gチューブを抜去し，以降経口摂取のみとなったが，1回の食事での摂取量が少ないため，栄養不足と脱水を懸念し，栄養補助食品の利用と頻回の水分補給を勧めた．第47病日退院．以降外来にて摂食・嚥下訓練を継続することとした．

外来での継続指導

第59病日外来にてVE施行．自宅ではミキサー食3食に加え，補食を1～2回行っていた．1回の食事にかかる時間は1時間程度で，食事に集中するために家族とは時間をずらして食事をしていた．かかりつけ内科医より1日2缶のエンシュア・リキッド®が処方されており，脱水予防として毎日かかりつけ医にて補液を行っていた．体重は退院時から3kg増加．間接訓練は毎日実施していた．退院直前に比べて嚥下反射惹起遅延は改善し，梨状窩の残留は減少した．ポタージュスープ摂取時に微量の誤嚥を認めたが，すぐにむせにて喀出した．咽頭残留感が乏しいため，嚥下後の発声と咳払いは継続指導した．また，咀嚼を要する食形態へステップアップするため，レシピを紹介するなどして軟菜食への食形態変更を指示し，次回外来受診時にVEで評価を行うこととした．

第115病日外来にてVE施行．前回受診後に感冒で発熱し入院したため，当科受診が中断し，2カ月ぶりの受診であった．退院後は発熱なく経過し，体重は当院退院時から4kg増加した．食形態も前回受診後から軟菜食，常食へと徐々に食形態アップを行い，水分もとろみをつけずに摂取していた．ただし，食事に集中するため，家族と時間をずらして食事をしていた．持参した妻の手づくり弁当（さばの唐揚げ，卵焼き，にんじんとかぼちゃと里芋の煮物，米飯）をVEにて評価したが，浅い喉頭内侵入を認めるものの誤嚥は認められなかった．咽頭内残留を認めたが，反復嚥下により残留は減少し，常食摂取は可能であった．液体のコップ飲みにて深い喉頭内侵入を認めたが，むせや自発的な咳払いはなかったため，液体をコップから飲む場合は，一口量を調整して少量ずつ摂取し，嚥下後に発声と咳払いを行うよう指導した．以降，液体摂取について評価を継続することとした．第164病日外来にてVE施行．液体のコップ飲みで深い喉頭内侵入を認めたが，自発的な咳払いにて喀出可能であった．嚥下後の咳払いの励行を継続とし，3カ月後に再評価を行うこととした．

フォロー終了

第255病日外来にてVE施行．3カ月ぶりの受診．食事中に食物が鼻のほうへ逆流するとの訴えあり．VEにて軽度の鼻咽腔閉鎖不全を認めたため，間接訓練としてブローイングを指導した．液体のコップ飲みでは披裂部からのわずかな喉頭内侵入を認めたが，誤嚥は認めず，咳払いにて喀出可能であったため，嚥下後の咳払い励行を継続とした．第311病日外来にてVE施行．液体のコップ飲みは一口ずつ摂取すれば異常所見は認められなかった．コップから連続して摂取した場合に喉頭内侵入を認めたが，自発的に咳払いにて喀出していた．固形物は左梨状窩に少量の残留を認めたが，液体にて除去可能であり，臨床的には問題のない程度であった．ブローイングの効果により鼻咽腔閉鎖不全にやや改善を認めたため，間接訓練は継続とした．第444病日外来にてVE施行．常食，液体ともに異常所見を認めず，鼻咽腔閉鎖機能に改善を認め，当科でのフォローを終了した．

04 症例のポイント

スタッフが不安や焦りを取り除き患者のリハ意欲を維持

　下顎歯肉腫瘍に対して下顎骨区域切除術を行い，術後に嚥下障害が生じた症例である．リハ介入当初は，食道入口部開大不全により誤嚥を認めたが，間接訓練と直接訓練により経口摂取が可能となった．入院下で，摂食リハ外来担当医が毎日訓練に立ち会い，訓練経過に対応して頻回に検査を行うことで，適切な時期に適切な内容で訓練を進めることができた．

　嚥下障害により，術前の予想よりも入院期間が延長したことで，途中焦りや悲観的な発言がみられたが，スタッフが不安や焦りを解消させるように努めることで，患者の訓練に対する意欲を維持できたと思われる．口腔外科病棟では，食形態に関係なく3食経口摂取できた段階で退院となるケースが比較的多いが，退院後も細かくフォローすることで，安全に食形態アップを進めることができ，常食摂取が可能となった症例である．

サイドメモ　　　　　　　　　　　　　　　　　　　　　　　　　　　　Sidememo

▶下顎骨切除

　下顎骨切除は，下顎歯肉または下顎骨に発生した腫瘍に対する外科的治療として行われるが，舌癌の下顎骨浸潤例あるいは口底浸潤舌癌などでも行われる．下顎骨切除は，切除する範囲によって辺縁切除術，区域切除術，半側切除術，亜全摘術，全摘術に分類され，その適応は，腫瘍の進展度によって選択される．

　下顎骨前方部には，オトガイ舌筋，オトガイ舌骨筋，顎舌骨筋，顎二腹筋前腹など摂食・嚥下機能に関与する多くの筋肉が付着している．そのため，下顎骨前方部が切除された場合，嚥下機能に不可欠な多くの筋肉の付着が切断されることにより，術後の摂食・嚥下機能に大きな影響を及ぼす．流涎，食塊形成および送り込みの障害，舌骨喉頭挙上の減少，誤嚥などを引き起こすことがある．下顎骨の切除により歯数が減ったり，上下歯列の咬合関係が乱された場合には，咀嚼障害が生じる．また，手術に加えて放射線療法や化学療法を併用した場合には，嚥下障害が生じる可能性が高くなる．多くの場合，切除後の下顎骨はメタルプレートあるいは骨と軟組織で再建され，後に顎補綴物を装着する場合もある．

　下顎骨切除による摂食・嚥下障害は，手術の種類によって障害のパターンをある程度予想することが可能であるが，併用療法の有無や術後の合併症の発生などによりその程度は一致しないことが多く，個々の患者の障害に対応した摂食・嚥下リハを行うことが重要である．

文献

1) Corbin-Lewis K, Liss JM et al 原著（金子芳洋訳）：摂食・嚥下メカニズム UPDATE，第1版，医歯薬出版，2006.
2) Kronenberger MB, Meyers AD：Dysphagia following Head and Neck Cancer Surgery. Dysphagia **9**：236-244, 1994.
3) Crary MA, Groher ME 原著（藤島一郎訳）：嚥下障害入門，第1版，医歯薬出版，2007.
4) 日本口腔腫瘍学会学術委員会「口腔癌取扱い指針」ワーキング・グループ：下顎歯肉癌取扱い指針，口腔腫瘍 **19**（2）：37-124, 2007.

39 寝たきり状態で経口摂取もほとんどなく，廃用により嚥下機能が顕著に低下していた症例

戸原 玄　東京医科歯科大学大学院医歯学総合研究科老化制御学系口腔老化制御学講座高齢者歯科学分野

■症例①

01 経過

症例：88歳，男性．
経過：特別養護老人ホームに入居しており，誤嚥性肺炎により栄養は胃瘻より摂取しているという．現時点ではスポンジブラシで口腔ケアを行っている程度で，間接および直接訓練は全く行っていない．口腔ケアの方法を教えてもらいたいことと，ゼリーが食べられるかどうかをみてもらいたいと依頼があり，2006年10月下旬，往診にて内視鏡検査を行うことで対応した．

02 検査所見とゴールの設定

原因疾患：認知症，廃用症候群．
既往歴：誤嚥性肺炎，弁膜症，腰椎骨折．
社会的背景：特別養護老人ホームに入居．
機能障害：下肢は拘縮し著しいROMおよび筋力低下，上肢は筋力低下が認められるが，ROM制限は顕著ではない，意識レベルJCS Ⅰ-3（ただし昼夜逆転がある場合，日中開眼していないこともある），日中はリクライニングの車椅子で過ごし体幹保持は不良だが頸部の支持性は良好，SpO_2 95％．
ADL：FIMは運動項目はすべて1点，認知項目は表出・理解・社会的交流2点（総得点21点）．
問題点：下肢拘縮，上肢筋力低下，嚥下障害，認知症，コミュニケーション，口腔ケア不良．
【嚥下障害の評価】
VE所見初診時（第1病日）（図1～2） DVD症例39-【1】：45度程度のリクライニング位で検査を行った．乾燥した痰が咽頭内に著しく付着し，梨状窩から食道入口部をふさぐように付着している所見も観察できる．その状態のままお茶ゼリーをティースプーンで半量程度摂取させたところ，気道防御的な声門閉鎖は起こるも嚥下反射は惹起されずゼリーは気管内に落下する．直後に起こるホワイトアウトは咳反射に伴うものであり，全量かどうかは不明だが誤嚥したゼリーが喀出されたことが確認できる．

その後，内視鏡検査下で痰の吸引を行った．吸引中および後に嚥下反射が起こることが観察される．吸引後にティースプーン半量のゼリーを同様に摂取させたところ，送り込みにかなり時間はかかるものの良好に嚥下できていることがわかる．

ゴール設定：咽頭に強固に付着している痰を吸引した後であれば，なんとかゼリーを誤嚥なく摂

図1 VE所見(第1病日)	図2 VE所見(第1病日)	図3 VE所見(第85病日)
乾燥した痰が著しく咽頭に付着している	図1同日吸引後,著明な痰は取り除けた	直接訓練を行えるようになったことで,痰の付着はみられなくなった

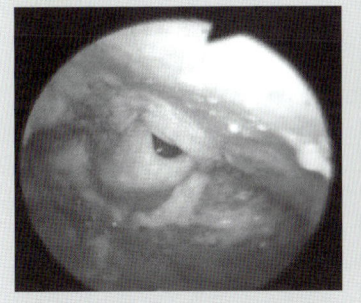

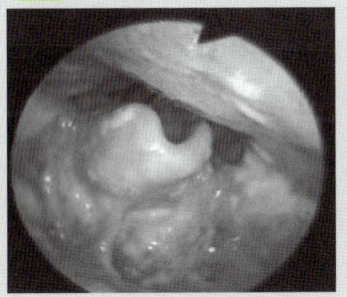

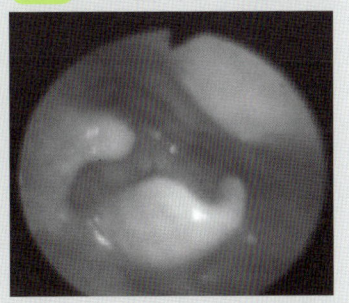

取できることが観察され,また誤嚥時にも咳反射がみられることがわかった.施設内での日常的な口腔ケアだけでは改善を期待することが困難であったため,定期的に歯科衛生士を往診させて口腔ケアを行いながら施設のスタッフにも指導し,まずは口腔内が保湿された状態を確保することを目標とした.また,定期的に経過を観察し,咽頭の衛生状態が改善されてきた時点で,直接訓練開始の可否を判断することとした.

03 介入後のアプローチと経過

栄養は胃瘻のままで,歯科衛生士が週に1回往診して口腔ケアを行うこととし,直接訓練はこちらで可能と判断されてから開始するよう指導した.

VE所見(第24病日) DVD症例39-[2]:歯科衛生士の指導により,施設スタッフによる口腔ケアを行っているとのこと.咽頭に痰は付着しているが,以前に比して付着の程度が改善し,さらに咽頭の乾燥状態が改善していることがわかる.また,ゼリーが口腔から咽頭へ落下するような所見があるために,口腔期の送り込みが機能的とはいいがたい部分があるが,嚥下反射はスムーズに起きている.その後連続的にゼリーを摂取させ,50 ml程度を誤嚥なく摂取できたため,昼夜逆転などにより意識の状態が悪いときや,発熱など体調がよくないときは除き,口腔ケア後に50 ml以内でお茶ゼリーによる直接訓練を開始するよう指導した.直接訓練は施設のスタッフに行わせた.また,発熱,痰の増加があれば中止とし,直接訓練時もむせがみられた場合にはその時点で中止するよう指導した.

VE所見(第85病日)(図3) DVD症例39-[3]:不穏や昼夜逆転等あるときを除き,1日に1回50 ml程度のお茶ゼリーによる直接訓練を行い,発熱なく経過していたという.施設側よりお茶ゼリーだけでは飽きてきたようなので,プリンなど味のあるものも食べさせてみたいとの申し出があった.咽頭の衛生状態をみたところ,さらに乾燥していることがわかり,ゼリーを摂取させたところ,ホワイトアウトは不完全で少量の残留はあるも誤嚥なく摂取できた.その後ヨーグルトを摂取させたところ,誤嚥は認められないものの,咽頭内にび漫性に広がるように残留することが確認されたが,お茶ゼリーによる交互嚥下が残留除去に有効であることが観察された.その後プリンを摂取させたところ所見は同様で,ゼリーによる交互嚥下を行えば残留が除去できることが観察された.そこで,お茶ゼリーのみならず,交互嚥下を用いながらであればヨーグルトやプリンなどを直接訓練に用いてもよいと指導した.

その後も歯科衛生士の口腔ケアは継続し，直接訓練は肺炎・熱発などなく行えている．

■症例②

01 経過

症例：82歳，男性．
経過：1994年9月に脳梗塞で左不全片麻痺となり，徐々に言葉が不自由になったという．常食摂取していたが，2001年および2002年に肺炎を起こしミキサー食となった．その後2004年12月デイサービスで窒息および呼吸困難を起こし，入院して検査すると肺炎が広がっていたことがわかった．栄養は胃瘻で経口摂取禁止となり2005年4月に在宅に退院し，訓練は家族が頸部ROMのみ行っているが，口腔ケアの方法を教えてもらいたいことと，口から食べることができるかみてもらいたいと依頼があった．そして2005年7月下旬往診にて内視鏡検査した．

02 検査所見とゴールの設定

既往歴：脳梗塞，廃用症候群，誤嚥性肺炎．
社会的背景：在宅療養で，配偶者および娘との3人暮らし．
機能障害：上下肢ともにROMおよび筋力低下，意識レベルJCS I-3（ただし昼夜逆転がある場合日中開眼していないこともある），日中はリクライニングのベッド上で過ごすことが多く，車椅子に乗ることはほとんどない，SpO_2 93%．
ADL：FIMは運動項目はすべて1点，認知項目は表出・理解・社会的交流2点（総得点21点）．
問題点：上下肢筋力低下，嚥下障害，認知症，コミュニケーション，口腔ケア不良．
【嚥下障害の評価】
VE所見初診時（第1病日）（図4）　DVD症例39-【4】：45度程度のリクライニング位で検査を行った．咽頭内は乾燥し痰の付着もみられる．特に右側の梨状窩に痰が貯留しているが，右側の開大が不良であるのか，単純に経口摂取を行っていないために付着しているのかの判断はつかない．指示による空嚥下は不可能で，指で軟口蓋などに刺激を加えても内視鏡の先端で喉頭蓋を刺激しても嚥下反射は起こらず，ゼリーなどの嚥下は施行しなかった．
ゴール設定：嚥下反射の惹起性が不良であるため直接訓練は当面考えず，まずは歯科衛生士を往診させて口腔ケアを行うこととした．併せて家族に指導することで，日常的な口腔ケアを行えるようにすることを当面の目標とした．また，定期的に経過を観察し，口腔から咽頭の衛生状態および乾燥状態，嚥下反射の惹起性が改善されてきた時点で，直接訓練の開始可否を判断することとした．

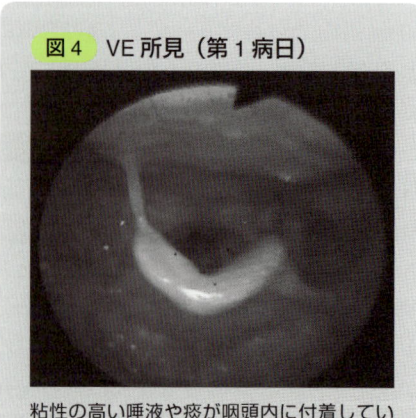

図4　VE所見（第1病日）
粘性の高い唾液や痰が咽頭内に付着している

03 介入後のアプローチと経過

栄養は胃瘻のままで，歯科衛生士が週に1回往診して口腔ケアを行うこととし，直接訓練はこちらで可能と判断されてから開始するよう指導した．

VE所見（第43病日） ▶DVD症例39—【5】：
歯科衛生士が週に1回往診で口腔ケアを行い，また家族にも口腔ケアを指導して日常的に行えている．口腔ケアに併せてアイスマッサージも行うこととしたが，家族よりアイスマッサージを行うと嚥下反射が起こるようになった気がするとのこと．発熱などはない．左側に痰の付着はみられるが，咽頭の乾燥状態は改善してきている（図5）．

図5 VE所見（第43病日）

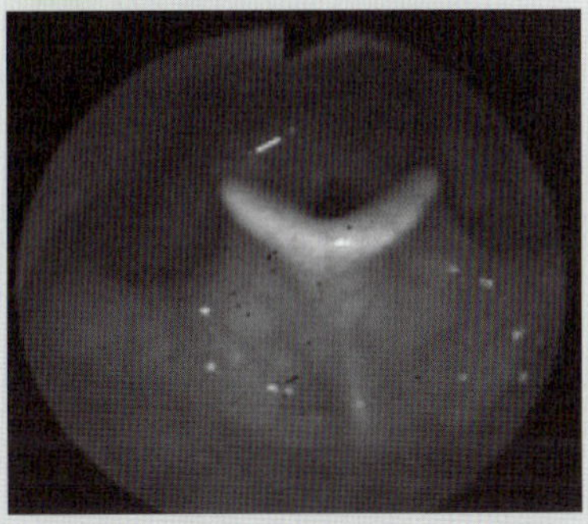

口腔ケアとアイスマッサージにより咽頭の乾燥状態と痰の付着は改善した

検査時の飲みやすさのためにプリンを検査食として用い，嚥下を施行した．唾液の誤嚥と思われるむせ込みがみられているが，プリンは右側の咽頭を通過し，梨状窩に達した時点で嚥下反射が起こる．その後内視鏡の先端が曇るが，気管内を確認したところ誤嚥と疑わしき所見はない．よって，前回の検査時に右側の食道入口部の開大不全が疑われたが，開大しないというわけではないと考えられた．プリンの嚥下を10口程度施行して誤嚥が認められなかったため，歯科衛生士の往診時のみお茶ゼリーを用いた直接訓練を行うこととした．また，訓練開始直後なので，なんらかの異常があった場合には即座に中止として，最大でも5口以内にとどめるよう指導した．

第71病日：歯科衛生士の往診時にお茶ゼリーを用いた直接訓練を行い，時間はかかるが飲み込めるようになってきているとのこと．家族にも同様に直接訓練を行うよう指導．

第99病日：毎日ではないが，家族も直接訓練を行っているとのこと．発熱などがないため，直接訓練を継続するよう指導．

第134病日：直接訓練は行っていたが，ショートステイから帰ってきたあとに37度台の発熱があり，反応が悪くなっているとのこと．歯科衛生士および家族による直接訓練は中止．

第190病日：直接訓練は行っていないが，歯科衛生士と家族により頸部ROM，アイスマッサージなどは行えている．VE施行したところ以前と同様お茶ゼリーを誤嚥なく嚥下できたため，直接訓練を再開するよう指導．

第218病日：お茶ゼリーを用いた直接訓練施行し，異常なし．お茶ゼリーは飽きてきたとのことなので，プリンなどを用いた直接訓練を行うよう指導．

第230病日：プリンなど用いて毎日ではないが直接訓練は継続できているとのこと．その後も歯科衛生士の口腔ケアは継続し，直接訓練は肺炎・熱発などはなく行えている．

04 症例のポイント

長期間経口摂取していない患者へのアプローチ

いずれも長期間経口摂取をしておらず，特別訓練がなされていない症例であり，初回の

検査時には咽頭が乾燥し，痰が付着しているような状態であった．口腔乾燥症の患者は乾いた食物を口腔内で処理するのが困難で，口腔や咽頭に残留しやすいとされる[1]．介入によって栄養摂取目的の経口摂取には全く至らないものの，直接訓練をなんとか継続できるようになった．大きな異常なく訓練を行えている要因は大きく2つある．1つ目は，在宅や施設において内視鏡をもち込んで精査を行えたことである（**サイドメモ**）．これにより，患者の摂食・嚥下機能にあった対応をとることができた．2つ目は，歯科衛生士を往診させて口腔ケアを行えたことである．家族や介護職に口腔ケアを定着させるためには，一定頻度での介入が必要であり，歯科衛生士が往診することにより継続的な指導を行えたことが，日常的な口腔ケアの定着につながったものと考える．

また，経口摂取には栄養摂取以外にも楽しみ，嚥下機能低下防止，自浄作用などの意味合いがある．訓練の経過に伴い，初回検査時に観察された口腔の異常な衛生不良状態や乾燥状態が改善していることが観察される．直接訓練を提供する場合には，その目的を明確にすることが重要である．

サイドメモ　Sidememo

▶ **訪問診療**

　日本の高齢化が急速に進行していることは周知の事実であり，特に団塊の世代がいわゆる後期高齢者となっていく．以前は後期高齢者の死亡者数の一部分であったが，後期高齢者の死亡数は増加している．2036年には176万人という多死，かつさらにその大多数が後期高齢者であるという時代を迎える．社会情勢の変化に伴い，どこでどのように死んでいくかということが問われている．このようななか，平成18年に行われた医療制度改革において，在宅医療推進が大きく位置づけられ，在宅療養支援診療所が制定され，さらに平成20年には在宅療養支援歯科診療所が制定された．摂食・嚥下リハビリテーションの分野においても，今後の訪問診療の重要性は著しく高い．

文献

1) Hamlet S, Faull J et al：Mastication and swallowing in patients with postirradiation xerostomia. *Int J Radiat Oncol Biol Phys* **37**：789-796, 1997.

40 高齢者ではよくみられる，口腔内および口腔周囲の不随意運動（オーラルジスキネジア）が止まらない症例

田村文誉　菊谷 武　日本歯科大学口腔リハビリテーション多摩クリニック口腔リハビリテーション科

01 経過

症例：78歳，女性．

経過：2002年10月に脳梗塞を発症し急性期病院に搬送されたが，その後回復経過をたどり，3カ月後，介護力強化病院に転院．その後歯科が併設された介護福祉施設に入居となった．2004年5月，食事時に義歯が外れるという主訴のもと，歯科に受診となった．歯科初診時の状態は，自力で経口摂取可能，車椅子座位であったが，介助にて歩行も可能であった．また，意思疎通可，会話も可能であった．

服薬状況：リーゼ（抗不安薬），パキシル（抗うつ薬），カマ（便秘薬），アルセチン（高脂血症用剤），ノイクロニック（傾眠鎮静剤）．

02 検査所見とゴールの設定

併存疾患：糖尿病，認知症．

機能障害：立位は介助にて可能だが，通常は車椅子座位またはベッド上で日中を過ごすことが多い．自力で座位体幹保持可能．30分程度の座位で「腰が痛い」との訴えあり．頻繁で止むことのない舌ジスキネジアが認められる．舌の2/3程度が口腔外へ突出され，それを引っ込めることを繰り返す（図1，2）．

既往歴：脳梗塞．

ADL：FIM総得点65点，要介護度3．

栄養状態：BMI 17.1．

社会的背景：介護老人福祉施設入居，家族は息子1人と娘1人が健在．

【嚥下障害の評価】

スクリーニング：2004年5月上旬に初診時の評価として，各スクリーニングテストと昼食時の

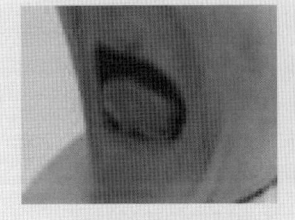

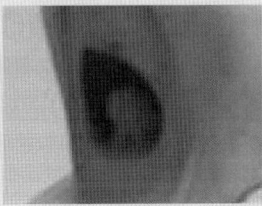

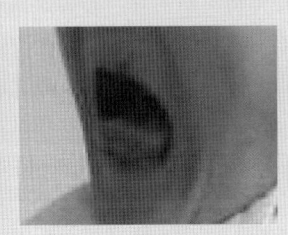

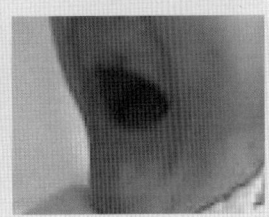

図1　開口したままの舌ジスキネジア

図2 開口，閉口を繰り返しながらの舌ジスキネジア

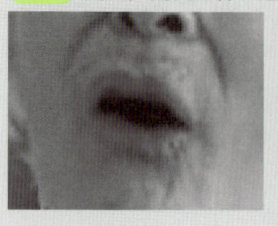

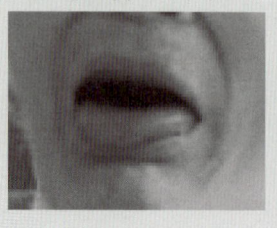

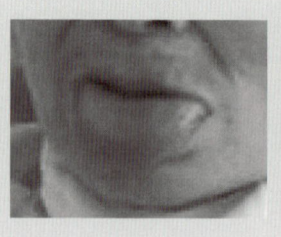

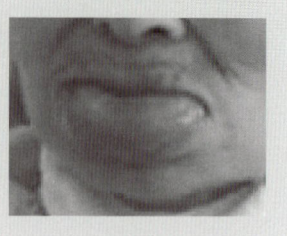

様子を観察評価した．初診時の摂食機能評価票を，表に示す．

改訂水飲みテスト（3 m/）：4点．むせなく嚥下可だが，複数回嚥下．水分を口腔内に取り込むタイミングで舌突出するため，こぼれあり．嚥下後の頸部聴診では，音は清明．

反復唾液飲みテスト（RSST）：指示を完全には理解できないため，評価不能．

フードテスト：3点．2回以上の嚥下動作後も口腔内に食物残留を認めた．

食事場面の観察評価：口腔内は無歯顎のため，上下に総義歯が装着されていたが，適合が不良であることとジスキネジアのための舌突出により義歯が頻繁に外れ，ときには口腔外へ出てきてしまう状態であった．食物形態は，全粥と細刻み食であったが，むせや食べこぼしがみられており，食物形態の不適が疑われた．食事開始から途中までは自食でカレー用スプーンを用いており，ペーシングは非常に早く，一口量は多すぎであった．姿勢は，車椅子にて座位をとっており，体幹は垂直であったが，頸部は後屈していた．これは，舌突出とともに口腔外に食物が出てしまうのを防ぐため，上を向いて対処している様子であった．

初診時は一部介助であったが，日によって全量自食が可能なときもあるとのことであった．摂食時の口唇と舌の動きは，随意的な口唇閉鎖は可能なものの，舌ジスキネジアが始まるとともに口唇や顎が開き，自分の意思ではコントロールできない動きが出現した（**サイドメモ**）．自食ではタイミングよく捕食できることが多かったが，介助時のほうがタイミングが合わず，捕食時に食べこぼしが増えていた．舌の動きは前後運動がほとんどであり，食物を咀嚼したり食塊形成することはできていなかった．また嚥下時に舌を前方突出させる「逆嚥下」が認められた．義歯が頻繁に外れるため，食事の後半は義歯を外し，無歯顎状態で食事を行っていた．自食時のスプーンの操作では，把持方法は，中手指節間関節より遠位を使用する握りであるフィンガーグラスプで，口に運ぶまでにこぼすこともあった．また，舌ジスキネジアのために捕食後口唇閉鎖するタイミングが合わず，スプーンをかんでしまうこともあった．一部介助時には，介助者は何人もの入居者の介助を同時に行っており，慌しい雰囲気で介助を行っていた．本人が嚥下するペースよりも速いペースで摂食介助しており，うまく捕食できない場合には，押し込む様子もみられた．

VF所見1回目（2004年6月上旬）（図3）：それまで摂取していた全粥と細刻み食，そしてペースト状の食物に造影剤を混和した3種類の検査食で検査を行った．初診後，歯科により新しい義歯を製作する予定であったが，家族の希望により中止していた．そのため，旧義歯を装着して検査を開始した．しかし捕食時に舌突出があり，義歯が外れてきたため，無歯顎状態で検査を行うこととなった．姿勢は垂直座位で，頸部はできる限りやや前屈位としたが，検査中に本人が後屈する場面が多かった．いずれの食物形態でも，捕食は可能であったが，食塊形成，移送は困難で，何度も舌を前後させ，また舌根部を押し下げる動きがみられた．そして舌根部に食塊を落とし込み，舌根部だけを動かして口蓋後方部に押しつけて嚥下するといった，いわゆる「逆嚥下」の動きがみられた．嚥下反射前の咽頭流入は，逆嚥下に伴って起こっていた．嚥下後の口腔内残留は，ペースト状ではみられなかったが，全粥と細刻み状では舌上と口腔前庭に見受けられた．また咽頭内残留はい

表　摂食機能評価票

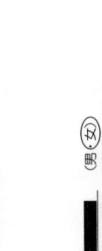

氏名　　　　　（男・女）
生年月日　　　年　　月　　日　78歳

評価年月日：2004年 5月 日
主治医：
歯科：
評価者：

全身状況
主疾患：脳梗塞、誤嚥性
機能障害：誤嚥機能障害、自力での立位はず、ロもジスキネジー
既往歴：特になし
摂食に関する現症：むせ、食べこぼし、ロもジスキネジーによる摂食・嚥下時の多動出
脳卒中重症度の程度：誤嚥老人の日常生活自立度 Ⅲ
日常生活自立度：誤嚥老人の日常生活自立度 Bランク
平熱：36度5分
肺炎の既往：（あり）・なし　　回／年　いつごろ
窒息の既往：あり・（なし）　1回／年　いつごろ 1年前
褥瘡の既往：（可）・やや可・困難
栄養摂取の方法：経口摂取・経口摂取＋経管・経管栄養

口腔内の状態
天然歯：アイヒナー Cランク（上下無歯）
義歯：アイヒナー Aランク　総義歯・部分床義歯
食形態：中程度
口腔衛生：主食：全粥　　　（良・不良）　副食：無制限　　（良・不良）

食事の状況
食時間：全量（ただし、食べこぼし多い）
食事時間：15分
姿勢（摂食時）：過剰屈・過剰伸・垂直・後傾　　　　（上体）過剰屈・過剰伸・垂直・後傾　後半全介助・全介助
食事介助：自立・一部介助・全介助
使用食器：スプーン フォーク 箸 コップ ストロー　　（可・不可）カレー用スプーン
自費用：スプーン フォーク 箸 コップ ストロー　　（可・不可）カレー用スプーン

スクリーニング検査
水のみテスト：4点
フードテスト：3点
RSST：不可（指示理解不十分）
頭頸部聴診：清明

摂食時の実態評価
□認知期機能：　自食時〇、介助時△
　安静時　（＋）＋　±　－
　捕食時　（＋）＋　±　－
　処理時　（＋）＋　±　－
　嚥下時　（＋）＋　±　－
±：問題はできないが問いようとする動きがある
＋：常に問題
－：まったく関連できない

舌の位置：　　自食時〇、介助時△
　安静時　（－）±　＋　＋＋
　捕食時　（－）±　＋　＋＋　　　：歯列の外側
　処理時　（－）±　＋　＋＋　　　±：時々歯の外側
　嚥下時　（－）±　＋　＋＋　　　＋：時々歯の外側／常に歯の外側

舌運動　前後　上下　（前後）
舌口食処理能力：咀嚼可　舌による押しつぶし　（ロもヨロ）全てに困難
水分処理能力：液状可　（嚥下のみ）嚥下困難　（嚥下下あり）
摂食時のSpO₂：食前安静時：97～99%、食事中：97～98%、食後30分間：97～98%

食事の問題

	0 なし	1 稀	2 時々	3 頻繁
食べこぼし		1稀	2時々	3頻繁
ためたまま飲み込まない		1稀	2時々	3頻繁
嚥下後の口腔内残留		1稀	2時々	3頻繁
口臭見られない		1稀	2時々	3頻繁
食べむら		1稀	2時々	3頻繁
むせ・咳込み		1稀	2時々	3頻繁
咽の増加		1稀	2時々	3頻繁
疲労		1稀	2時々	3頻繁
呼吸症状（喘鳴や息苦しさ）		1稀	2時々	3頻繁

手と口の協調（先行期～補食）　★自食時：スプーン
食具の把持方法（ペングリップ・フィンガーグリップ・パームグラスプ）（順手・逆手）
すくい方（直接的な動きで縁にこごつてくぼない）
上肢の振せん（－・±・＋・＋＋）体幹の振せん（－・±・＋・＋＋）
捕食時の口腔関節の位置（本体の前方から肩関節の前方～45度内外側）
口への入れ方（口腔の中から・正中・正中～斜め下・斜め平行）
口腔への参加（参加・低所的に参加・不参加）一口量（適当・多すぎる・少なすぎる）
ペーシング（適当・早すぎる・遅すぎる）　スプーン収め（（なし）時々・頻繁）

介助の方法　★全介助・一部介助
雰囲気（なごやか・厳粛）　★静か
声かけ（適切・過剰・だしい・強制的・無関心・おしゃべり）
捕食の促し方（適切・過剰・強制的・無関心）　　（適量・多い・少ない）
上肢への介入のつけ方（なし・時々・頻繁）
ペーシング（適切・早すぎる・遅すぎる）　無理強い込み（なし・時々・頻繁）
口が開かない時（あきま出す前に次の一口）（動きを待って次の一口）

リハビリテーションの方針
○精密検査の必要性：（VF）VE
○食　環　境：分助方法の改善、食器具の変更
○食　内　容：むせの多い副菜をペースト食に変更する
○リハビリテーションのアプローチ
　間接的訓練：舌訓練（口腔からのマッサージ）、口唇訓練（口輪筋のマッサージ）
　直接的訓練：捕食訓練、嚥下訓練
○口腔ケア：専門的口腔清掃

図3 VF 所見（2004 年 6 月上旬）

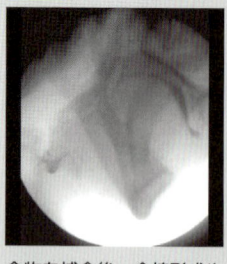

食物を捕食後，食塊形成や食塊移送ができず，舌の前後運動のみみられる

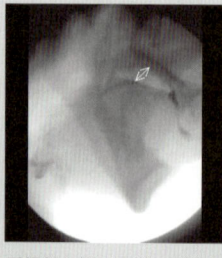

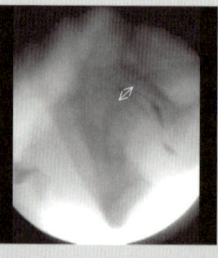

舌根部を押し下げて食塊を移送しようとしている

舌を前から後ろへ順番に口蓋へ押しつける動きではなく，舌根部を何度も上下運動させている

舌根部を上下運動させ，舌を突出しながら嚥下する「逆嚥下」がみられた

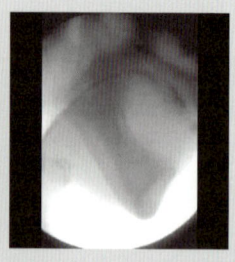

ずれの性状でもみられたが，全粥と細刻みでは，ペースト状に比べて多い傾向であった．誤嚥は認められなかった．

VF 所見 2 回目（2005 年 1 月中旬）：家族の同意が得られ，新義歯を作製することができたため，その後の評価を行った．食物形態は前回の評価後にペースト粥，ペースト食となっていたため，検査食もその性状に合わせて用意した．検査時の姿勢は前回と同様．新義歯を装着したことにより舌位が定まり，舌突出が減少していた．ペースト状の検査食を捕食後，食物を咽頭へ移送する時間が，前回よりも短くなっていた．しかし，舌根部を押し下げる動きは若干改善したもののまだ見受けられた．嚥下後の口腔内および咽頭残留は減少していた．誤嚥や喉頭侵入はみられなかった．

問題点：低栄養，舌ジスキネジア，義歯不適合，食物形態，姿勢，食具，介助方法．

ゴール設定：舌ジスキネジアへの対応として，主治医への脳梗塞の状況や服薬についての対診．舌位，顎位を安定させるために義歯装着の継続を図る．現在まで誤嚥や肺炎の既往はないものの，窒息事故が 1 回あり，今後これらの事象が起きないよう，安全に経口摂取を維持することを目標とした．

03 リハアプローチと経過

栄養状態改善と舌ジスキネジアの原因を模索

初診時，食事をほぼ全量摂取しているにもかかわらず，BMI が 17.1 と低栄養が疑われた．そのため，主治医，管理栄養士との連携のもと，栄養状態の改善のために，必要エネルギー量 900 kcal を 1,300 kcal に，必要たんぱく量を 30 g から 55 g に変更した．また，食べこぼしによる摂取量減少を改善するため，介助方法の適正化を図った．これらの対応と並行して，舌ジスキネジアに関する取り組みを行った．

まず，主治医と連携をとりジスキネジアの原因を模索したが，服薬によるものか原疾患由来のものかについて確定することができなかった．また，舌ジスキネジアの一要因として，義歯の不適合や無歯顎状態による顎位の不安定さもあげられることから，歯科治療的アプローチとして不適合であった義歯を新製することを提案した．しかし家族から「すでにもっているので必要ない．義歯を新しくつくることは希望しない」との回答であり，断念せざるをえなかった．そこで旧義歯のまま食事を続けることになったが，頻繁に外れることから，しだいに義歯を装着せずに食事をするこ

とが多くなっていった．5月中旬より歯科において旧義歯の調整を行い，また摂食・嚥下リハビリテーション（以下リハ）として，口唇閉鎖力を強化するために受動的口唇訓練を，また舌の過剰な前方運動を改善するために舌訓練口外法を看護師に指導し，毎日行ってもらうこととした．

「逆嚥下」解消のために摂食状況を変更

　初診から約1カ月経過後の6月上旬，VF検査を施行した．全粥と細刻み食，そしてペースト状の3種類の検査食を用いた．旧義歯を装着して検査を開始したが，義歯が外れてきたため，無歯顎状態で検査を行った．姿勢は垂直座位で，頸部はできる限りやや前屈位としたが，検査中に本人が後屈させる場面もあった．いずれの食物形態でも，捕食は可能であったが，食塊形成，移送は困難で，何度も舌を前後させ，また舌根部を押し下げる動きがみられた．そして舌根部に食塊を落とし込み，舌根部だけを動かして口蓋後方部に押しつけて嚥下するといった，いわゆる「逆嚥下」の動きがみられた．嚥下反射前の咽頭流入は，逆嚥下に伴って起こっていた．嚥下後の口腔内残留は，ペースト状ではみられなかったが，全粥と細刻み状では舌上と口腔前庭に見受けられた．また咽頭内残留はいずれの性状でもみられたが，全粥と細刻みでは，ペースト状に比べて多い傾向であった．誤嚥は認められなかった．

　VF検査後，食物形態の適正化が必要と考え，主治医，管理栄養士と協議の結果，VF検査翌日よりペースト粥，ペースト食に変更した．食具は，カレー用スプーンでは一口量が多くなりすぎてしまうため，口の大きさに合わせてボール部は中程度の大きさ，把持部もやや太目のもちやすい形状のものに変更した．また，食事のペースが速いことから，声かけによってペーシングを図るよう，介護者に指導した．さらに介助時の介助方法に不適切さが見受けられたことから，本人の嚥下を確認し，強制的に口に入れないことや，上の前歯にスプーンをなすりつけないよう指導を行った．

　また，食事姿勢も安定しないため，施設の作業療法士に食事場面に立ち会ってもらい，適切な姿勢が取れる工夫を行った．口腔内は無歯顎であるが，口腔粘膜に中程度の口腔乾燥がみられ，舌苔がつきやすい状態であった．そこで，週に1回のペースで，歯科衛生士による専門的口腔清掃を開始した．口腔ケアにおいては，スポンジブラシを少し湿らせた状態で粘膜を清掃し，乾燥予防のために保湿ジェルを塗布した．毎日の口腔ケアにおいても同様の方法を行えるよう，介護職員に指導した．

義歯を新装し自宅へ

　10月になると，理学療法士によるリハの効果が表れ，介助なしで数分間，立位をとることが可能となり，介助歩行もできるようになっていった．また，初診時には30分で「腰が痛い」と訴えるなど，座位も楽にはできていなかったが，このころには2時間以上，座位保持が可能となっていた．これらの効果によると思われるが，食事中の姿勢も安定してとれるようになってきていた．ペースト食に変更したことや，介助方法も適切に行われるようになっていったことから，食事中のむせや食べこぼしは減少していた．しかし舌ジスキネジアに変化はなく，本人が「舌が痛い，舌が疲れる」と言うほどであった．

　12月，家族に食事場面をみに来てもらい，舌ジスキネジアによってうまく食べられないこと，今までの義歯は合っていないので，なおさら外れやすいこと，義歯がないことによって，舌が出やすくなっている可能性があることを伝えた．それにより，家族から許可が出たため，義歯の新製を行った（図4）．

　翌年1月中旬，前回VF検査時からの変化と義歯装着による効果をみるために，2回目のVFの再検査を施行した．検査食はペースト状である．検査時の姿勢は体幹垂直座位，頸部適前屈．新義

歯を装着したことにより舌位が定まり，ペースト状の検査食の捕食から嚥下までの舌突出が減少していた．また捕食後，食物を咽頭へ移送する時間が，前回よりも速くなっていた．しかし舌根部を押し下げる動きは若干改善したもののまだ見受けられ，逆嚥下の動きは残っていた．嚥下後の口腔内および咽頭残留は減少しており，誤嚥や喉頭侵入はみられなかった．これらの所見から，食物形態は適切であり，義歯装着は異常運動を完全には改善させないものの，ある程度の効果があることが認められた．

図4 歯科治療風景

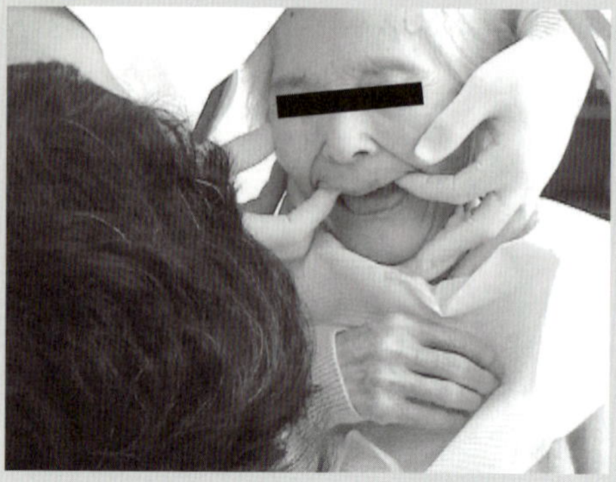

その後介助による歩行が可能となり，食事も全量自力摂取が安定してできるようになったことから，4月上旬に自宅へ戻り，通所サービスへ移行した．現在も通所サービスにて，リハを継続している状況である．現在，BMIは22.0まで増加し，栄養改善も図られた結果となった．

04 帰結

介護老人福祉施設において，各専門職が連携して取り組んだことにより，舌ジスキネジアを主要因とする摂食・嚥下障害および栄養状態の改善を図ることが可能であった．ジスキネジアそのものを改善することはできなかったが，リハによる運動面へのアプローチと，義歯装着による解剖学的形態面の改善が，本症例に効果があったものと考えられた．

05 症例のポイント

それぞれの専門職がかかわり改善傾向へ

舌ジスキネジアは，「持続性の不随意運動で，ドーパミン過剰時や向精神薬などの薬剤による遅発性ジスキネジアの症状として出現することもある（最新医学大辞典第3版インターネット版，医歯薬出版，1301）」と定義されている．しかし，薬によらない特発性のものや，脳血管疾患によるものなど，その原因はさまざまである．義歯の不適合によって引き起こされる場合もあるともいわれており，本症例はこれらのいずれもが疑われるような要因を含んでいた．

舌ジスキネジアはめずらしい症状ではなく，比較的頻繁に見受けられる．しかし注意していないとわからないようなものもあり，また周囲はその動きに気づいていても，それがジスキネジアだとは思っていないことも多い．このような症状の患者においては，対処可能な具体策をとっていないこともあるが，本症例においてはそれぞれの専門職がかかわることができたことから，改善傾向に導けたものと考えられる．最終的には在宅に移行でき，本人のQOLも改善したと思われるが，本人が最も苦しんでいる舌ジスキネジアへの直接的な改善には至らなかった．服薬の調整や脳梗塞の病状の確認など，主治医との連携をさらに強化する必要がうかがわれた．

サイドメモ　Sidememo

▶オーラルジスキネジア[1]

　オーラルジスキネジア（oral dyskinesia）口周囲と舌に出現する持続性の不随意運動で，たとえば口ではすぼめたり開けたり，舌ではねじるような，あるいは出したりひっこめたりと一定しない動きを示す．ドーパミン過剰時や向精神薬などの薬剤による遅発性ジスキネジアの症状として出現することもある．遅発性ジスキネジアは、主としてフェノチアジン系の向精神薬の長期服用患者にみられる顔面，口唇，舌，肩，体幹，四肢などの特異な不随意運動である．遅発性であり，服薬中止後に発症する場合もある．症状は数カ月〜数年にわたり，ときには永続的に持続する．この不随意運動は，向精神薬によって長期にわたりブロックされたドーパミン受容体が，二次的に過感受的になるために生じると説明されている．原因を除くとともに，スルピリドなどのドーパミン拮抗薬を用いる．

文献

1) インターネット版 最新医学大辞典，医歯薬出版，第3版，1301，0206（http://www.so-net.ne.jp/medipro/isyk/saishin.htm）

41 習慣性顎関節脱臼にて下顎位が定まらず，摂食・嚥下に困難をきたした症例

菊谷 武　田村文誉　日本歯科大学口腔リハビリテーション多摩クリニック口腔リハビリテーション科

01 経過

　症例：72歳，男性．
　経過：数日前より食物を咀嚼できない，涎が出る，飲み込めない，という主訴のもと，2005年4月上旬（第1病日）に病院歯科外来を受診した．歯科初診時の状態は，車椅子に乗って家族に付き添われ来院した．介助すれば歩行も可能であった．また意思疎通，会話に問題はなかったが，口をうまく閉じられないために，不明瞭な会話であった．
　服薬状況：ガスモチン（消化管運動促進剤），ツムラ補中益気湯（体力増強），ビオフェルミンR（生菌整腸剤），タケプロンOD（消化性潰瘍治療薬），アレジオン（アレルギー性疾患治療剤），ハイペン（非ステロイド性消炎・鎮痛剤），カマ（便秘薬），ラックビー（生菌整腸剤）．

02 検査所見とゴールの設定

　併存疾患：アルコール性認知症，慢性胃炎．
　機能障害：車椅子座位にて日中を過ごし，自走可能である．自力座位体幹保持可能．軽度摂食・嚥下障害．
　既往歴：10年前に胃癌のため切除手術施行．
　ADL：FIM総得点82点，要介護度2．
　栄養状態：BMI 21.5，体重56 kg．
　社会的背景：居宅にて家族（娘夫婦）と同居．
　口腔内歯の状態（残存歯）：

7654	123 5
32	67

義歯未装着

【嚥下障害の評価】
　スクリーニング：第1病日に歯科外来初診時において，スクリーニングテストを行った．
・改訂水飲みテスト（3 ml）：3点．嚥下時に下顎が右側に偏位しており，閉口できない．口唇閉鎖弱く，水分のこぼれあり．嚥下後にむせあり．嚥下後の頸部聴診では，濁音が認められた．
・反復唾液飲みテスト（RSST）：2回/30秒，初回嚥下まで15秒．
・フードテスト：3点．
　VE所見1回目（第55病日）：顎関節脱臼の整復後，頻回に脱臼が起こり，摂食・嚥下障害の症状が改善されないことから，VE検査を実施した．はじめに，脱臼状態において評価した．「アー」の発声時において軟口蓋挙上し，鼻咽腔閉鎖あり．発声時に，湿性嗄声あり．梨状窩に唾液の貯留

が認められた．発声させたところ，声門の開大・閉鎖運動は良好で，声帯麻痺はみられず，唾液等分泌物の誤嚥は認められなかった．次に，粥を用いて検査を行った．舌根部の咀嚼様の動きが認められ，食塊が徐々に喉頭蓋谷に達し，嚥下反射が惹起された．反射の遅延はみられなかった．嚥下後に喉頭蓋谷や梨状窩へ粥の残留があったが，喉頭侵入後にむせにより排出された（図1）．

脱臼整復後の評価では，整復後に唾液嚥下を繰り返し，VE挿入後に咽頭内には分泌物，残留物の貯留はみられなかった．粥摂取時の評価では，舌根部の咀嚼様の動きとともに食塊が喉頭蓋谷に達し（図2），嚥下反射が惹起された．嚥下後に残留は認められなかった（図3）．

問題点：習慣性顎関節脱臼（**サイドメモ**），歯のすれ違い咬合，義歯未装着，食物形態，摂食ペース．

ゴール設定：習慣性顎関節脱臼に対しては，整復処置により改善を試みる．顎関節脱臼の要因として，歯のすれ違い咬合からくる顎関節への負荷が考えられるため，口腔内環境の改善を図り，義歯装着により咬合を安定させる．機能的原因による摂食・嚥下障害はないと推測されるものの，頻繁な脱臼によりむせやこぼれが出現することから，食事摂取には注意が必要であることを，本人と家族に理解してもらうことを目標とした．

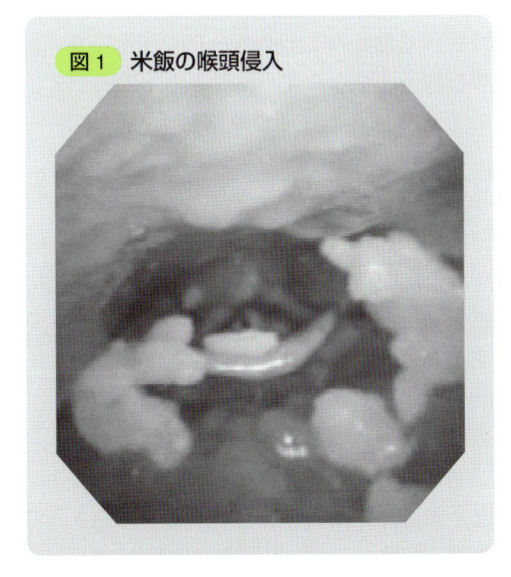

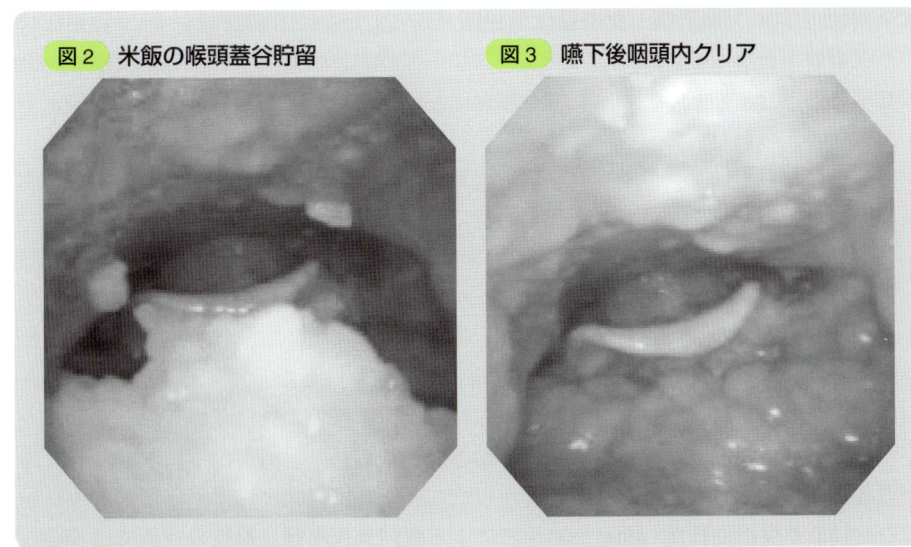

図1　米飯の喉頭侵入

図2　米飯の喉頭蓋谷貯留

図3　嚥下後咽頭内クリア

03　リハアプローチと経過

繰り返される顎関節脱臼

第1病日における病院歯科外来での初診時のスクリーニング評価では，顎関節脱臼による下顎右側偏位のため，摂食・嚥下機能に障害を及ぼしていることが疑われた．そこで顎関節脱臼の整復術であるHippocrates法を施行した．また，口腔内の歯は，上下がすれ違い咬合であり，義歯未装着

であった．すれ違い咬合とは，上下の歯があるにもかかわらず咬み合っていない状態で，咬合が不安定となっている状態である．咬み合う歯がないことから，たとえ咀嚼様の顎運動があったとしても，食物をすり潰すことができない．また，すれ違い咬合による咬合不安定も，習慣性顎関節脱臼の要因となることがあるため，義歯の必要性を説明したが，「今まで使ったことがなく，面倒くさい」という理由で同意に至らなかった．

　第6病日に患者宅から電話があり，また脱臼したとのことであった．さらに食事摂取もままならず，流涎もみられるとのことであった．そこで次回来院時に，患者宅にて食事摂取の状況をビデオ録画したものを持参してもらい，外来にて脱臼の整復後に食事観察評価を行うこととなった．脱臼に対しては，前回と同様にHippocrates法にて整復した．その後自宅での昼食時の様子をビデオ上で観察評価した．摂取食物形態は，軟らかめの普通食であった．この時は脱臼しており，下顎は右側に偏位したままの状態であった．咀嚼運動はあるものの不安定な動きとなっており，時折食べこぼしがみられた．また，捕食時や嚥下時において，口唇閉鎖の動きは不十分であり，食べこぼしや嚥下困難が認められた（図4）．食事開始から10分経過後，食事量は半分以上残っていたにもかかわらず，「顎が疲れた」との理由で，食事終了となっていた．

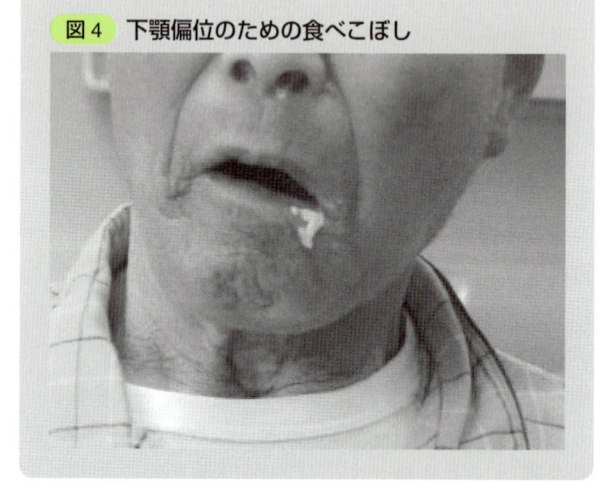

図4　下顎偏位のための食べこぼし

　食事時の摂食・嚥下障害の症状は，顎関節脱臼による下顎右側偏位と咬合状態が不良であることが原因と考えられた．この時点では，義歯製作への同意が得られないままであった．摂食・嚥下障害の症状に対しては，食事環境の整備を提案した．摂取食物形態を軟食から押しつぶし食程度に変更し，一口量とペーシングの適正化が必要であることを説明した．

義歯作製に同意

　第55病日，再び患者宅より連絡があり，顎関節脱臼を起こしたこと，流涎がひどく，食事できないこと，むせが頻発していることの連絡があり，来院となった．そこで，VE検査を行った．脱臼状態では，梨状窩に唾液の貯留が認められたが，唾液の誤嚥は認められなかった．次に，粥を用いて検査したところ，舌根部の咀嚼様の動きが認められ，食塊が徐々に喉頭蓋谷に達し，嚥下反射が惹起された．反射の遅延はみられなかった．嚥下後に梨状窩へ粥の残留があったが，喉頭侵入後にむせにより排出された．Hippocrates法による脱臼整復を行った後の評価では，咽頭内には分泌物，残留物の貯留はみられなかった．粥摂取時の評価では，舌根部の咀嚼様の動きとともに食塊が喉頭蓋谷に達し，嚥下反射が惹起された．嚥下後に残留は認められなかった．

　VE検査の結果から，流涎や摂食・嚥下障害の症状は顎関節脱臼による下顎の右側偏位が原因となっている疑いが強いこと，そして顎関節の安静を図るためには咬合の安定が重要であり，それには義歯装着が必要であることを再度説明し，同意が得られたため，義歯作製のための治療を開始することとなった．

義歯の装着により摂食・嚥下障害が改善

　義歯完成までには少なくとも1カ月かかることから，その間の顎関節の運動制限を図るため，食事などの口腔が機能する時間以外においては，下顎から頭部にかけて伸縮包帯を巻くように指導した．
　第92病日に義歯が完成し，外来来院時に装着となった．義歯を装着した状態でゼリーと粥を摂取してもらい，咀嚼機能や嚥下機能の状態を頸部聴診を行いながら外部観察評価した．その結果，安全に摂食可能と判断し，家庭でも使用してもらうよう指導した．
　第99病日，義歯調整のため来院した．義歯による粘膜の痛みはないものの，異物感が強くて長時間入れていられないとのことであった．咬合や粘膜適合の評価を行い，異常はないことから義歯装着の経験不足による受容不良と判断し，毎日時間を決めて，少しずつ慣れるよう指導した．
　第129病日，再度義歯装着の状態を診るために来院されたが，食事時には必ず装着することが可能となり，また食事以外の時間にも，少しずつ装着していられるようになったとのことであった．顎関節脱臼を頻繁に繰り返していたころに比べて食欲が出てきたこと，また摂食・嚥下障害の症状が改善したことから体重が60.0 kgに増加し，栄養状態も改善されていった．今後は，3カ月ごとに習慣性顎関節脱臼と義歯に関するフォローを行っていくこととした．

04 帰結

　本症例では，VE検査が可能な病院歯科外来において，家族の協力のもと，習慣性顎関節脱臼を原因とした摂食・嚥下障害への対応が可能であった．しかし，習慣性顎関節脱臼は，今後も繰り返される可能性が大きいことから，長期的フォローが必要であると考えられる．習慣性顎関節脱臼に対し，非観血的整復法であるHippocrates法によって応急処置を行い，義歯装着による安定した咬合位の保持を図ったことが，本症例に効果があったものと考えられた．

05 症例のポイント

習慣性顎関節脱臼の治療

　習慣性顎関節脱臼は，関節の形態異常や関節包，靱帯の弛緩によって生じるとされ，高齢者では比較的よくみられる症状である．通常は関節や周囲の筋に痛みを感じるが，無症状のこともあり，本症例においても下顎の偏位による違和感や嚥下困難は自覚していたものの，疼痛の訴えはなかった．そのため，なかなか顎関節が外れたということを，本人や家族が気づきにくいことがある．
　表に下顎骨脱臼の治療法一覧を示すが，習慣性顎関節脱臼の場合，いつの間にか脱臼がもとに戻っていることもあり，また，整復しても再び外れてしまうことも少なくない．本症例においては，義歯装着による咬合状態の安定が習慣性顎関節脱臼の抑制につながったと考えられるが，関節の形態異常などの解剖学的異常があるため，再度習慣性顎関節脱臼が起こりうる可能性は高い．一度の改善で診療を終わらせるのでなく，長期的経過を追うことが必要である．

表　下顎脱臼の治療法

疾患名		原因	症状	診断	治療法
顎関節脱臼	前方脱臼	過度の開口、下顎骨体の下後方向への打撲、関節部の局所的措置異常	両側性：閉口状態で不動性、下顎は前方突出、嚥下障害、流涎、関節部疼痛、関節窩の陥凹、片側性：下顎は健側に偏位し、咬合不能、著名な交叉咬合	外傷の既往、開閉口障害、触診による関節頭の位置異常、X線写真にて下顎頭が関節隆起の前下方に位置する	徒手整復法で、両側拇指を下顎咬合面に当て、臼歯部を下方に、前歯部を上方に回転するような力を加えて整復する（Hippocrates法：患者の前方に立つ、Borchers法：患者の後方に立つ）徒手整復不可能な場合は、観血的整復法
	陳旧性前方脱臼	前方脱臼を生じ、そのまま放置	軽度の前方脱臼症状、咀嚼障害、咬合異常、顎運動抑制、流涎	既往歴にて脱臼症状の確認、X線診査にて関節窩に結合組織の増殖像を認める	観血的整復法でないと改善されないことが多い
	習慣性前方脱臼	関節の形態異常、関節包および靱帯の弛緩	前方脱臼症状が屢々生じる	軽微な外力や普通の開口で脱臼を反復する、X線による診査にて確認	非観血的に顎運動の制限、顎間固定、オトガイ帽などを用いる
	後方脱臼	外力によってオトガイ部前下方に加わった鈍性外力	相対的に上顎前突様顔貌、開口不能、関節頭の後方転移	外傷の既往歴があり、関節頭の後方転位、X線診査にて関節頭が後方に位置する	徒手整復または観血的整復

（口腔外科マニュアル，南山堂，1987より）

サイドメモ　Sidememo

▶ 習慣性顎関節脱臼[1]

　習慣性顎関節脱臼（habitual dislocation of temporomandiular joint）は，生体力学的要因により発症し，顎関節症の程度が進行したものである．同症の進行には，①開口不良になるもの，②不快症状が亢じて心身症を呈するもの，③脱臼症状を呈するもの，の3種がある．従来，本疾患の最終的治療として外科手術がしばしば行われていたが，原因を明確に把握し，これを除去しなければ，再発の恐れのほか，新たな疾患を起こす恐れもある．顎関節脱臼の主な原因は，共動関節の一方にのみ加わる隔たった機能や外力など，習癖に起因する生体力学的因子による顎関節の形態的変化と，咀嚼効率器官である歯列弓の構造的変化や欠損（咬合平面のゆがみ，歯列弓の狭窄，歯の欠損など）である．

文献

1) 西原克成：口腔領域における機能性疾患の診断と治療．歯界展望 91（2）：449-459, 1998.

42 喉頭摘出術後も嚥下障害が遷延化したワレンベルグ症候群患者に対して軟口蓋挙上装置が効果的であった症例

菊谷　武　　日本歯科大学口腔リハビリテーション多摩クリニック口腔リハビリテーション科
高橋賢晃　　日本歯科大学附属病院口腔リハビリテーション科

01 経過

症例：76歳，男性．

経過：2005年6月に脳梗塞を発症し，ワレンベルグ症候群と診断され，嚥下困難により胃瘻造設を行い，近医にて嚥下リハビリテーション（以下リハ）を施行されていた．しかしその後もリハは奏功せず，鼻咽腔閉鎖不全，食道入口部開大不全が指摘されて，5カ月後に喉頭挙上術および両側の輪状咽頭筋切除術を受けるも改善がみられなかった．患者の経口摂取に対する希望も強く，2カ月後に喉頭摘出術を受けた．しかし，術後に食道入口部の狭窄もあり，VF検査下においても咽頭内に造影剤が残留したままであった．咽頭内圧測定などの評価では，咽頭食道移行部圧はわずかで，さらに軟口蓋部の圧はほとんど認められないことから，嚥下障害の原因のひとつに鼻咽腔閉鎖不全が強く関与していると考えられたため，鼻咽腔閉鎖を目的とした補綴装置の作製を依頼され，2007年1月，当センターに来院した．

02 検査所見とゴールの設定

併存疾患：なし．
機能障害：患側（左側）の顔面感覚障害，反対側に若干の体幹感覚障害，運動障害は認められるものの運動失調も軽微で，認知機能に障害は認められず．
既往歴：脳梗塞．
口腔内所見：下顎に歯の欠損なし．上顎は左側の第一，第二小臼歯，第一，第二大臼歯の欠損が認められる．患側左側の軟口蓋挙上不全が認められ，カーテン様兆候を呈する．舌に運動障害は認められない．
咽頭内所見：鼻咽腔内視鏡検査によって，鼻咽腔閉鎖不全が認められ，患側である左側の閉鎖不全が顕著であった（図1）．咽頭内は泡状の唾液で満たされていた（図2）．

【嚥下障害の評価】
VF所見：軟口蓋は下方位を呈し，嚥下時の挙上は十分ではない．10mlのバリウム水を嚥下させるも，多くは咽頭内に貯留を示し，嚥下されない．頸部の前突，回旋など姿勢調整は無効であったが，頸部前屈させ追加嚥下により，一部バリウムの食道内流入を示したが，十分な量ではなかった．
問題点：鼻咽腔閉鎖不全による咽頭内圧の低下および術後の食道入口部の狭窄．
ゴール設定：短期のゴール設定として，流動物の嚥下が可能になること．さらに，歯の欠損は少

図1

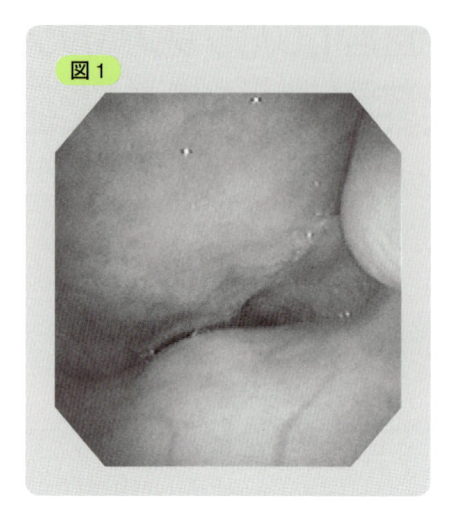

図2

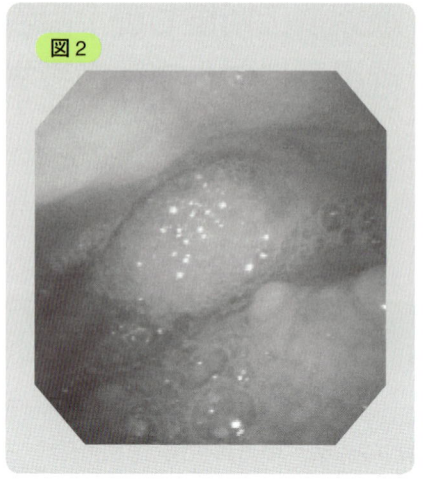

なく，口腔の運動障害もなく，咀嚼機能に問題はないと考えられることから，固形物の摂取を目標とした．

03 リハアプローチと経過

PLPの作製

紹介医療機関にて継続してバルーンブジー法が行われた．当センターでは，通法どおり軟口蓋後方部まで印象採得を行い，軟口蓋挙上装置（PLP，**サイドメモ**）の作製を行った．PLPの副子の位置は硬口蓋におおむね平行とし，鼻咽腔ファイバーを用いて軟口蓋の挙上量の設定を行った．本症例は鼻腔を用いての呼吸を行う必要がないために，十分に挙上することとした．

また，仮床試適時に頸部前屈位や回旋時に疼痛のないことを確認した．さらに空嚥下時においても疼痛のないことを確認した（図3）．

図3

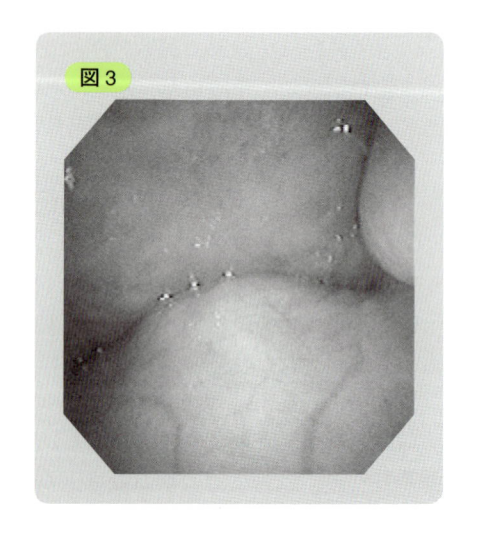

2007年3月，PLP完成後，X線透視下にて，十分に軟口蓋が挙上して咽頭後壁と接し，鼻咽腔閉鎖が得られていることを確認した．術前と同様にVF検査にて，10 mlのバリウム水を嚥下させた．咽頭内に流入したバリウム水は嚥下運動とともに食道内に流入し，PLP装着の効果は著しいといえた 🎞 **DVD症例 42**―【1】【2】．その後，日常生活においても水様物の摂取には問題がなくなり，翌月には3分粥を中心とした食事を1時間かけて食することができるようになった．半年後には，通常の食事が摂れるようになった．

04 帰結

1年半にわたり，嚥下機能が障害されたまま胃瘻からの栄養摂取であった本症例において，医科病院からの依頼により，歯科において補綴的対応を含めたリハを行った結果，鼻咽腔閉鎖不全が改

善され，およそ半年で全量普通食の摂取が可能となった．食道入口部の狭窄に対してはバルーンブジー訓練を継続していたものの，それだけでは改善が認められなかったが，軟口蓋挙上装置という補綴装置を用いて鼻咽腔を物理的に閉鎖させたことが，本症例の嚥下機能改善に寄与したものと考えられた．

05 症例のポイント

医療連携によりPLPの適応を選択

　本症例は，ワレンベルグ症候群による嚥下障害患者に対し，主治医により嚥下機能改善術，さらには喉頭摘出術を受けたにもかかわらず嚥下機能が改善しなかった症例に，口腔内補助装置（PLP）で対応したケースである．嚥下機能を改善する代表的な口腔内補助装置には，舌の機能を高め嚥下圧を上昇させることを目的とした舌接触補助床（PAP）や，今回使用した軟口蓋の挙上を補助し嚥下圧を上昇させることを目的としたPLPがある．これらの装置は，適応を選択すれば十分な効果が得られるもので，有効な場合が多い．これらの装置は歯科によって作製されるが，リハを担当する医療機関に必ずしも本装置を作製できる歯科医師がいるとは限らなかったり，本装置の効果に対する認知が進んでいなかったりするために，現状では，効果が期待できる症例の多くの症例に適応されているとはいえない．口腔内補助装置は，いずれも口腔内からの取り外しが可能で可逆的な対応ともいえ，医療連携のもと積極的な応用が望まれる．

サイドメモ　　　　　　　　　　　　　　　　　　　　　　　　　　　Sidememo

▶軟口蓋挙上装置

　軟口蓋挙上装置（Palatal Lift Prosthesis：PLP）は，嚥下や構音の際に必要な，軟口蓋を挙上させ，鼻咽腔を閉鎖させる機能（鼻咽腔閉鎖機能）を補う口腔内装置のことである．硬口蓋を覆う床と連結部，軟口蓋を後方に挙上するための軟口蓋延長部（副子）からなる．構音機能を改善する発音補整装置として，応用される場合が多いが，嚥下機能の改善目的にも期待される．構音時と嚥下時にみられる軟口蓋の挙上様式の相違などから，装着当初に嚥下時に違和感を感じることもある．本装置は，軟口蓋を挙上し，物理的に鼻咽腔を封鎖する意義と軟口蓋を持続的に挙上することが，鼻咽腔閉鎖筋の筋知覚を介して中枢への情報が伝達される結果，反射弓が形成され，鼻咽腔閉鎖運動の賦活化が行われることが期待される．

文献
1) 鄭　漢忠：軟口蓋挙上装置（PLP）による対応．摂食・嚥下リハビリテーション（才藤栄一，向井美惠監修），第2版，医歯薬出版，2007，pp349-350．
2) 浜村康司，西尾順太郎・他：Palatal Lift Prosthesisによる鼻咽腔運動の賦活化について．日口外誌 **24**（2）：253-260，1978．

43 舌接触補助床を装着したことにより口腔移送が改善したALSの症例

西脇恵子　日本歯科大学附属病院言語聴覚室
菊谷　武　日本歯科大学口腔リハビリテーション多摩クリニック口腔リハビリテーション科

01 経過

症例：56歳，女性．
経過：2003年5月ごろから発話のしにくさを自覚していた．半年ほど経過して，家族から言葉がわかりにくいといわれ，神経内科を受診し，筋萎縮性側索硬化症（ALS）と診断された．その後，構音訓練と摂食嚥下障害に対する訓練を地域の通所リハビリテーション（以下リハ）施設で行っていた．その施設で担当していた言語聴覚士に補綴的対応の適応の可能性を紹介され，当院を受診した．

02 初診時検査所見とゴールの設定

併存疾患：なし．
既往歴：筋萎縮性側索硬化症．
社会的背景：夫，2人の娘と同居（4人家族）．
機能障害：舌の運動障害，上肢の筋力低下，歩行障害（ごく軽度）．
ADL：FIM（食事7，整容7，清拭7，更衣7，トイレ7，排尿7，排便7，移乗いずれも7，移動いずれも7，コミュニケーション理解7，コミュニケーション表出5，社会的交流6，問題解決7，記憶7）．
問題点：嚥下障害，構音障害．
【嚥下障害の評価】
口腔内所見（図1）：安静時の舌は全体に萎縮し，線維束攣縮が認められた．前方突出は口唇内にとどまり，左右はどちらも口角まで達せず，挙上をさせると舌尖は前歯の切端にようやく達する程度であった．軟口蓋は両側の弛緩が認められ，/a:/発声時で挙上範囲が少なかった．
反復唾液飲みテスト：2回/30秒（5秒/18秒）．
改訂水飲みテスト：3点（嚥下あり，呼吸変化はないが，むせあるいは湿性嗄声を伴う）．
フードテスト：3点（嚥下あり，呼吸変化はないが，むせあるいは湿性嗄声や口腔内残留を伴うレベル）（図2）．
VF所見（2004年5月）：水溶物の指示嚥下では，口腔内の保持が難しく水分の一部分がそのま

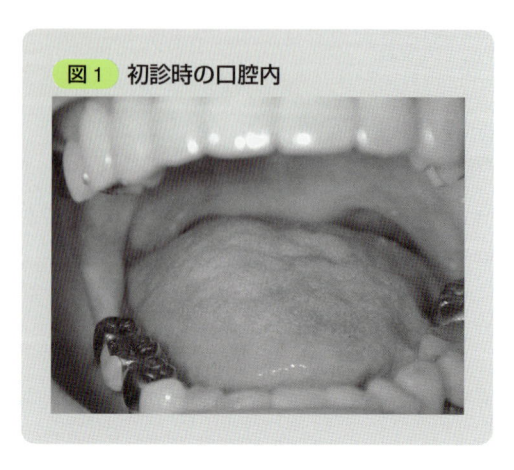

図1　初診時の口腔内

ま咽頭に送り込まれ，喉頭挙上前の誤嚥が認められた．反射的なむせはあり，誤嚥物の喀出は可能だった．舌の挙上ならびに後方移動はほとんどみられず，また，軟口蓋の挙上も認められなかった．固形物の嚥下では，特に口腔内の移送時間の延長が認められ，5gの食塊で平均55秒，10回以上の追加嚥下を必要としたが，さらに舌上あるいは口腔前庭に残留が多く認められた．

構音障害：100音節明瞭度は12/100，会話明瞭度は6/9であり，日常会話でも話の内容がわかっていてもわからない言葉が多く，聴き手がかなりの推測を必要とするレベルであった．

図2 初診時フードテスト（粥）

QOL：ALSの疾患特異的な主観的QOLの尺度であるALSAQ-40では，運動機能22.5点，ADL 0点，摂食機能50点，コミュニケーション機能89.2点，情緒機能90点，トータルスコアは47.5点．

ゴール設定：口腔内の移送の改善および嚥下反射の惹起の改善を目的とした歯科補綴的装置である舌接触補助床（PAP，サイドメモ）の作製と調整を行うことを目標とした．PAPの作製と調整には数回の外来診療が必要だが，本症例は下肢の運動障害がそれほど顕著でなく，数回の外来通院は可能であるとのことだった．

03 外来でのリハアプローチと経過

口腔内移送を改善するために，舌後方の口蓋との接触が必要で，その部分に厚みをもたせた床を作製した（図3）．患者の問題および主訴が，摂食・嚥下障害と構音障害の両面にわたってあったことから，床の厚みの決定は摂食・嚥下・構音能力の評価に基づいて行った．

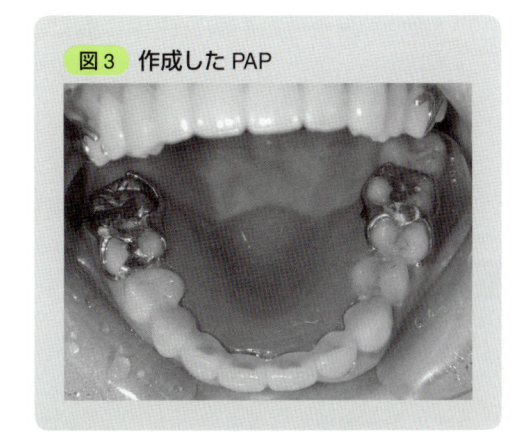

図3 作成したPAP

04 帰結

【嚥下障害の評価】
口腔内所見：6カ月の経過で，舌ならびに軟口蓋の動きに顕著な低下は認めなかった．
反復唾液飲みテスト：3回/30秒（5秒/12秒/23秒）．
改訂水飲みテスト：4点（嚥下あり，呼吸変化なし，むせ・湿性嗄声なし）．
フードテスト：4点（嚥下あり，呼吸変化なし，むせ・湿性嗄声なし，追加嚥下で口腔内残留は消失）（図4）．
VF所見（2004年11月）：水溶物の指示嚥下では，早期咽頭流入が少なくなり，喉頭挙上期の

誤嚥が減少した．舌がPAPに接触する様子が観察され，食塊が梨状陥凹に達した後3秒以内に嚥下反射が惹起される回数が増えた．また，固形物5gの嚥下で口腔内の移送時間が平均35秒と改善し，口腔内の残留も減少した．

構音障害：舌-口蓋音である /k/, /g/ が聴取されるようになり，100音節明瞭度は35/100で会話明瞭度は4/9と改善し，家族内では聞き返しが少なくなった．

QOL：ALSAQ-40では，運動機能，ADLは得点上の変化がなかったが，摂食機能は41.5点，コミュニケーション機能は71.4点，情緒機能80点，トータルスコアは43.8点と減少しており，主観的なQOLは改善したといえる．

図4　PAP装着後フードテスト（粥）

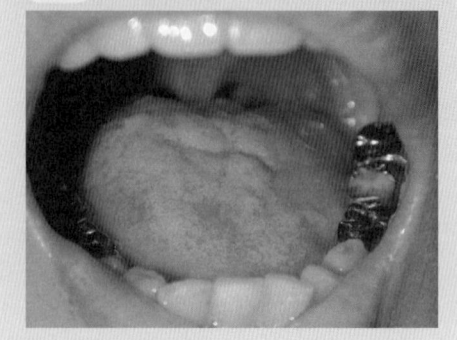

05 症例のポイント

PAPの適応

ALSの摂食・嚥下障害に対するリハは，進行にしたがって低下していく症状に対応した食形態の調整や食事時の代償手段の指導などを中心に行われてきた．しかし，特に初期の症例に対しては，本症例のようなPAPによる能力の補完を行うことが可能である．さらに，PAPを扱うためには上肢，特に手指の運動障害がないことが前提となること，装置の作製と調節に数回の外来通院が必要であることなどから，上・下肢に初発症状を示すタイプではなく，球麻痺発症型のALSであれば，補綴装置による対応が患者の能力を十分維持させ，QOLの向上に役立つことが示され，今後歯科的な補助手段の活用が広がることが望まれる．

サイドメモ　　　　　　　　　　　　　　　　　　　　　　　　　　　　　　　　　Sidememo

▶舌接触補助床

舌接触補助床（palatal augumentative prothesis：PAP）は，舌の運動不全がある患者に対する歯科的補綴装置のひとつで，舌が接触できない口蓋の部位に厚みをもたらすことで舌が口蓋に接触することを補助し，嚥下障害や構音障害の代償手段となる．パラトグラムや超音波診断装置などを使って舌と口蓋の接触状態を測定し，厚みの場所と程度を決定する．このように，PAPは嚥下障害にも構音障害にも対応できるが嚥下の動作と構音の動作は異なるため，ひとつの装置でどちらも対応できない場合もある．構音障害の場合はどの音を対象音とするかによってどの部位の厚みをもたらすかが全く異なる．

文献

1) Jenkinson C, Levvy G et al：The amyotrophic lateral sclerosis assessment questionnaire(ALSAQ-40): tests of data quality, score reliability and response rate in a survey of patients. *J Neuro Sci* **180**：94-100, 2000.
2) 望月　廣：筋萎縮性側索硬化症．総合リハ **33**（8）：721-726, 2005.

VII その他の嚥下障害

VII その他の嚥下障害 オーバービュー

近藤国嗣　東京湾岸リハビリテーション病院

はじめに

　一般に嚥下障害は先行する脳卒中などの疾患や外科手術後などによって生じることが多いが，明らかな先行疾患がないにもかかわらず，誤嚥性肺炎によってその存在が明らかになる例がしばしば認められる．また，認知症では急激に嚥下障害が進行することはないものの，徐々に摂食量の低下をきたし，誤嚥性肺炎に至るケースが散見される．このような例は，脳卒中や外科術後例のように自然回復があまり期待できないので，十分な全身管理を行いながら慎重に嚥下障害への対策を立てる必要がある．一方，高齢者では骨折といった一見嚥下障害と関連しない整形疾患で入院した際に誤嚥性肺炎を併発する場合がある．整形疾患で入院した際には，入院時までの食事姿勢とは異なる体位を保持しなければならなく，誤嚥を招いてしまうことがある．高齢患者の入院時にはこれまでの食事状況の把握が重要となる．

誤嚥性肺炎を主訴として入院した患者の嚥下障害

【1】原因

　誤嚥性肺炎の原因は摂食に伴う誤嚥に加えて，夜間睡眠時の口腔内雑菌による不顕性誤嚥や胃食道逆流に伴って肺炎が生じるとされている．このため，単に摂食に伴う誤嚥への対策を立てるだけではなく，摂食に伴わない誤嚥を予防することも考えていかなければならない．また，多くの患者は，誤嚥性肺炎は発症していなかったものの，嚥下障害は生じていた場合が多く，食事量や嗜好の変化から，るい痩や栄養障害を伴っている場合も多い．このため栄養のよい状態から突然発症する脳卒中例よりも，より重症化しやすく，また改善も困難で当初から積極的な栄養療法の併用も必要である．図に入院時にVF（ビデオ嚥下造影）を施行した脳卒中例と誤嚥性肺炎例の退院時の摂食状況を示すが，明らかに誤嚥性肺炎群の予後が悪いことがわかる．

【2】まず始めること

　前述のように誤嚥性肺炎例は低栄養状態であることがしばしばあるため，嚥下機能が問題ない例を除けば積極的に点滴や経管による栄養療法を併用する必要がある．近年わが国でもNSTが普及し，免疫能改善の意味も含めて経管栄養が急性期より積極的に施行されるようになってきている．た

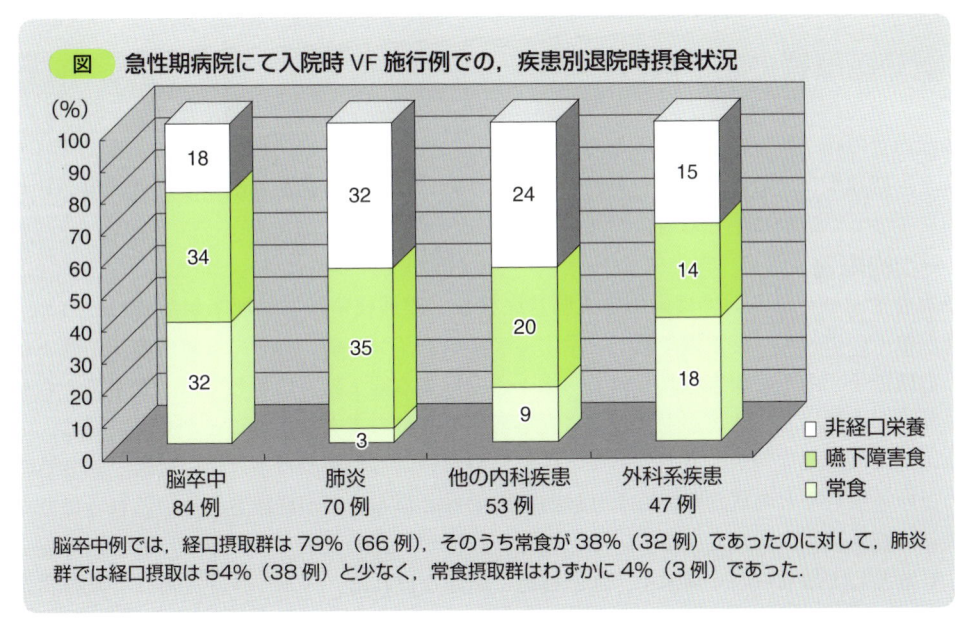

図 急性期病院にて入院時VF施行例での，疾患別退院時摂食状況

	脳卒中 84例	肺炎 70例	他の内科疾患 53例	外科系疾患 47例
非経口栄養	18	32	24	15
嚥下障害食	34	35	20	14
常食	32	3	9	18

脳卒中例では，経口摂取群は79%（66例），そのうち常食が38%（32例）であったのに対して，肺炎群では経口摂取は54%（38例）と少なく，常食摂取群はわずかに4%（3例）であった．

だし，経管栄養では胃食道逆流が生じて誤嚥し，肺炎を増悪させることもあるので，開始初期の注入速度に注意する．また，安静臥床は全身状態が安定次第，速やかに解除し，呼吸リハビリテーション（以下リハ）とともに身体的リハを行う必要がある．咳嗽力と肺炎との関連も報告されており，全身運動も重要である．

【3】摂食による誤嚥への対策

全身状態が落ちついて摂食を開始する場合は，反復唾液飲みテスト（RSST）や水飲みテストを行って嚥下機能の評価を行うことが必要である．ただし，誤嚥性肺炎患者ではむせが生じないこともしばしばあるので，できるならばVFもしくはVE（嚥下内視鏡検査）などによって，誤嚥の有無ならびに安全な食形態，姿勢を確認することが望ましい．また，検査にて摂食可能な食形態が判断されても，全身状態によっては，より安全に一段階落とした形態から始めることも一考である．

【4】口腔内細菌による不顕性誤嚥への対応

口腔内細菌の繁殖を防ぐために，十分な口腔ケアが必要である．気管内挿管時には急激に菌交代を生じるとの報告もあり，口腔ケアは急性期より行う必要がある．また，歯周病などを合併している場合もあるので，歯科の協力を仰ぐことも大切である．

【5】胃食道逆流への対応

食事および経管栄養注入中および後の座位と夜間の頭部挙上を行う．経管栄養も胃瘻も，胃食道逆流の予防はできないため，姿勢による対応で困難な場合は注入速度を遅くさせたり，固形化した栄養を投入する．注入速度は専用のポンプを用いることによって安定する．自然滴下と比較してポンプを使用したほうが肺炎予防には有効であるとする報告もある．さらに，消化管運動機能改善薬の投与も試みられている．

【6】薬による対応

嚥下反射や咳反射がドーパミンやサブスタンスPによって機能していることより，ドーパミンの増加を図るアマンタジンやサブスタンスPの分解を阻害するACE（アンジオテンシン変換酵素）阻害剤の投与が試みられており，ACE阻害剤はアジア人における肺炎予防効果が示されている．

認知症患者の嚥下障害

認知症患者の嚥下障害は，認知症そのものの進行に伴う口腔・咽頭機能低下によって伴って生じる場合と，認知症による身体管理や記憶の低下，さらには問題行動を抑制するために用いられる向精神薬によって二次的に生じる場合がある．

【1】一次的障害

①脳血管性認知症においては両側の大脳基底核など穿通枝領域に脳梗塞が多発しており，仮性球麻痺が徐々に進行し，嚥下機能低下を示す．アルツハイマー病においても重度の知的低下は嚥下障害の危険因子であると報告されている．徐々に進行する嚥下障害に対しては，食事量やむせ，喀痰・発熱などを観察し，肺炎が生じる前に食事形態や姿勢の工夫を行うことが必要である．

②臨床的には認知症例が肺炎や発熱など生じていないにもかかわらず，開口困難，送り込み困難さらには吐き出しなどの摂食障害により経口摂取困難となることが経験される．これらは認知症進行による口腔―顔面失行にて生じていると考えられるが，他の因子（うつなど）も考慮する必要がある．対策としてはK-point刺激や，咽頭機能に問題なければノズルつき注入器にて直接奥舌へ投与する．ただし，タイミングが合わなくなり，誤嚥が生じることもあるのでとろみをつける必要がある．

【2】二次的障害

①認知症患者は口腔ケアを自己管理することができなくなり，口腔内細菌の増殖にともなう不顕性誤嚥が併発しやすくなる．さらには口腔内の不衛生は味覚障害などを生じ，食欲低下につながる．認知症患者における口腔ケアは重要である．

②摂食の記憶障害にともなって，食欲が低下したり，亢進したりする．さらには「早食い」が生じる場合がある．決め手となる対策がなく，環境を工夫して対応することも必要である．

③認知障害による問題行動をコントロールするための向精神薬や抗うつ薬の投与は，錐体外路症状や唾液分泌低下などの副作用により嚥下障害を生じる．やむをえなく使われている場合があるが，嚥下障害が進行してきている時期には必要性がなくなっている場合も多く，減量を試みる．

【3】栄養の改善

食欲低下をきたしている認知症患者は低栄養状態となっている場合が多い．通常の食形態にこだわらず，補助栄養などにとろみを混ぜるなどして，積極的に栄養改善を図る必要がある．なお，認知症患者への胃瘻造設後の予後は3カ月後生存率22％との報告もあり，十分な検討が必要である．

整形外科疾患にともなう嚥下障害

①大腿骨頸部骨折などの高齢整形外科疾患例では，もともと嚥下障害があったり，重度の円背などを認めることがある．下肢牽引下でのベッド上ギャッジアップ状態での無理な姿勢では，嚥下機能のさらなる低下や摂食困難が生じ，術前に肺炎併発や低栄養が起きてしまう．入院時，食事状況を把握し，問題があればスクリーニングテストを行い，より安全な食事形態への変更を試みる．また，できるだけ早期に手術を行う．

②頸椎疾患に用いられる頸椎カラーにて強制的に頸部伸展位となることもあり，嚥下障害が疑われる場合は食事時に緩めるなどして，誤嚥に配慮する必要がある．

文献

1) Nagasawa T, Sekizawa K et al：High incidence of pneumonia in elderly patients with basal ganglia infarction. *Arch Intern Med* **157**：321-324, 1997.
2) Rope CE：Current concepts：acid reflux disorder. *N Engl J Med* **331**：656-660, 1994.
3) Sekizawa K, Ujiie Y et al：Lack of cough reflex in aspiration pneumonia. *Lancet* **335**：1228-1229, 1990.
4) 松下文彦, 園田直志・他：総合病院におけるチームアプローチの実践〜第1報：システムの紹介と口腔細菌検査の活用状況. 有病者歯科医療 **14**：9-19, 2005.
5) 板橋 繁：クエン酸モサプリドにより誤嚥性肺炎が予防できた胃瘻造設患者の1例. *Pharma Medica* **20**：221-224, 2002.
6) Nakagawa T, Wada H et al：Amantadine and pneumonia. *Lancet* **353**：1157, 1999.
7) 板橋 繁, 座安 清・他：アンジオテンシン変換酵素阻害薬による老人性肺炎予防. 呼吸 **17**：1342-1344, 1998.
8) Okubo T, Chapman N et al：Effects of an angiotensin-converting enzyme inhibitor-based regimen on pneumonia risk. *Am J Respir Crit Care Dis* **169**：1041-1045, 2004.
9) Wada H et al：Risk factor of aspiration pneumonia in Alzheimer's disease patients. *Gerontology* **47**：271-276, 2001.

44 肺炎を主訴に入院し嚥下訓練で経口摂取を獲得し退院した症例

田邊亜矢　川崎市立川崎病院リハビリテーション科

01 経過

症例：75歳，男性．

経過：2007年8月より食欲低下を認めた．9月より咳，黄色痰を認めるようになり，2カ月で体重が23 kg減少し（75 kg→52 kg），ほぼ寝たきりの状態になっていた．10月上旬肺炎で入院した．挿管され呼吸器管理となった．入院23日目抜管され，入院42日目リハビリテーション（以下リハ）科に依頼された．

02 検査所見とゴールの設定

併存疾患：糖尿病，高血圧．
既往歴：胃潰瘍，胆石症．
社会的背景：1人暮らし．生活保護を受けている．
初診時所見：

呼吸障害：SpO$_2$ 91％（酸素2 l カヌラ）．HR 110〜120回/分．廃用性筋力低下：徒手筋力テスト（MMT）4レベル．起き上がり，立ち上がり，立位は全介助，座位保持は数分で疲労を認める．

ADL：FIM運動項目はすべて1点．認知項目は社会的交流のみ5点（訓練に対し拒否的な発言あり，促しを要す），その他7点．合計46点．

検査データ：入院時 WBC 21,270, Hb 12.6, PLT 45.3, TP 6.7, Alb 3.3, TC 120, TG 56, HDL-C 33, Na 130, K 4.0, Cl 85, CRP 15.7.

X線所見：右下肺野に浸潤影を認める（図）．

嚥下障害の評価：反復唾液飲みテスト（RSST）：1回/30 sec．喉頭挙上不良．改訂水飲みテスト：1 mlで湿声嗄声を認めたが咳反射は認めず．痰量が多い．

VF所見1回目（入院52日目）：ゼリー，液体淡とろみ，濃とろみいずれも口腔内食塊の移

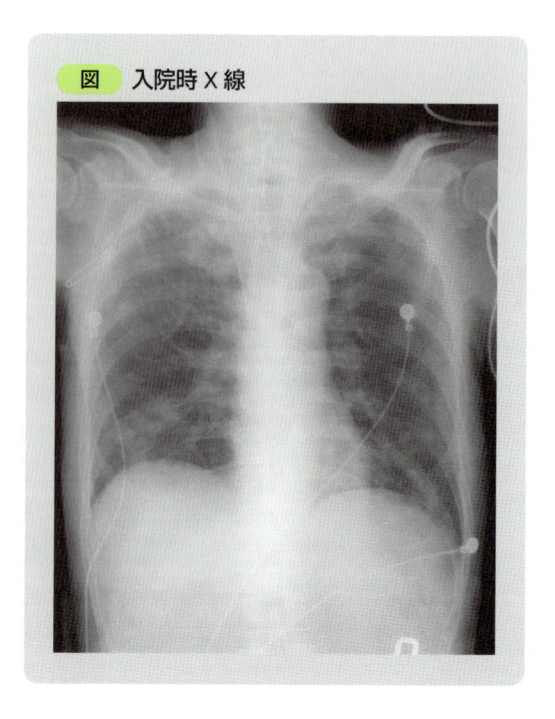

図　入院時X線

送が不良であったため30度ギャッジアップで検査を施行した．嚥下反射は遅延しており，喉頭挙上も不良で，すべての食形態で誤嚥を認めたが，咳反射は認められなかった．また，梨状陥凹，喉頭蓋谷の食塊の残留量は多かった．食道蠕動は良好であった．

VF所見2回目（入院70日目） DVD症例 **44**―【1】：ギャッジアップ60度でゼリー，液体淡とろみ，全粥を用いて検査を施行した．食塊の移送は不良であり，嚥下反射は遅延しており，喉頭挙上も不良であった．ゼリー，全粥では誤嚥を認めたが咳反射は認めなかった．液体淡とろみであれば，明らかな誤嚥を認めなかった．すべての食形態で梨状陥凹，喉頭蓋谷の食塊の残留量は多かった．

問題点：嚥下障害，呼吸障害，廃用性筋力低下，座位保持困難，ADL障害，転帰先．

ゴール設定：まず，2カ月以上にわたる廃用，肺炎に伴う呼吸障害の改善を図り，持久力をつけることを短期目標とし，長期的にはADL，歩行自立させ3カ月前の状態に戻すことを目指した．また，嚥下機能的には口腔内の食塊の移送が不良であったため，舌運動の改善を図り，また喉頭挙上を改善するよう間接訓練を開始したうえで，経口摂取を目指すこととした．

03 リハアプローチと経過

座位保持と栄養状態の改善を図る

入院42日目の初診時は，ベッド上安静，禁食中で中心静脈栄養の状態であった．易疲労および廃用による体幹筋力の低下により，座位保持も短時間しか可能ではなかったため，ベッドサイドより座位保持訓練とともに筋力増強訓練，持久力増強訓練を開始した．痰量も多く，改訂水飲みテストでは1mlでも誤嚥を認めたため，STでの間接訓練も開始した．また，栄養に関しては，経口摂取は不能であるが，腸管の廃用を予防し，早期に栄養状態の改善，免疫系の改善を図るために経鼻経管栄養に変更した．

入院49日目より車椅子座位での耐久性を得ることができるようになり，酸素もoffとなったため，センターリハに変更し，立ち上がり訓練，立位保持訓練，歩行訓練を開始した．

2回のVFを施行

入院52日目にVFを施行した．しかし，ギャッジアップ30度でも口腔内の食塊の移送が不良であり，喉頭挙上も不良，嚥下反射は遅延しており，すべての食塊の誤嚥を認めたが咳反射は認められなかった．引き続きSTにて，舌運動の訓練，頸部のストレッチおよび関節可動域訓練，うなずき嚥下訓練を施行した．

喉頭挙上の若干改善を認めたため，入院70日目にVFを再施行した．喉頭挙上は不良であるものの，1回目と比べると改善を認めており，ギャッジアップ60度での液体淡とろみ嚥下では明らかな誤嚥を認めなかった．梨状陥凹，喉頭蓋谷の食塊の残留量は多かった．3食の経口摂取は難しいと考えたため，STでの直接訓練を開始した．体位を指導するとともに，ジュースなどを淡とろみ状にして，少量ずつ複数回嚥下を行うように指導した．

食形態が改善し施設へ転所

訓練中発熱も認めず，摂取後の湿声もなくなったため，入院87日目よりミキサー・淡とろみ食3食の摂取を開始した．毎食5割以上摂取できたため，N-Gチューブを抜去した．その後ギャッジアップ90度に変更したが，発熱もなく，順調に摂食できたため，刻み・淡とろみ食，一口大・淡

とろみ食と食形態をあげた．義歯がなかったため，それ以上の食形態は難しいと判断した．
　また，嚥下反射はやはり遅延しており，水分では湿声を認めたので，とろみ剤は必ず使用するようにした．歩行も自立したが，本人が食事管理に自信がなく，短期記憶の低下も認めているため，現在の年齢も考慮すると，今後は施設入所がよいと考えられ，入院112日目施設入所となった．

04 退院時所見

嚥下障害の評価：RSST：3回/30 sec．喉頭挙上は初診時に比べ改善傾向あり．改訂水飲みテスト：3 m*l* で湿声嗄声を認めたが咳反射認めず．
MMT：5レベル．基本動作，歩行自立．
認知機能検査（MMSE）：24/30点（記憶再生0点，計算2点）．
ADL：FIM運動項目，排便コントロールで6点，その他7点．認知項目すべて7点．合計125点．
検査データ：退院時 WBC 6,490, Hb 12.8, PLT 28.6, TP 6.1, Alb 3.1, Na 141, K 3.2, Cl 100, CRP 0.1.

05 症例のポイント

廃用性患者への対処

　本症例は，食欲低下に伴い体重減少を認め，廃用性に嚥下障害をもたらし，重症肺炎で入院となった症例である（**サイドメモ**）．嚥下以前に全身状態が不良であったため，呼吸状態，全身の筋力・持久力の改善を図ることが先決であった．本症例の嚥下障害の最も重要な問題点は，頸部筋群の廃用に伴う喉頭挙上不良，舌運動不良，嚥下反射の遅延であると考えられた．
　リハアプローチとして，頸部ストレッチ，頸部可動域訓練，舌運動訓練，うなずき嚥下訓練を施行し，経口摂取可能となった．しかし，義歯不適となっており，食形態を一口大・淡とろみ食以上にあげることができなかった．もし，義歯装着すれば，さらに食形態をあげられる可能性が高かったと考えられたため，入院中義歯を作製することができなかったところが反省点である．

サイドメモ

▶高齢者の嚥下障害

　高齢者に多い嚥下障害の原因を表に示した．認知障害では，摂食意欲の低下，注意の持続時間短縮，遂行機能障害による食事動作の停止や，理解力・記憶力の低下による食物認知の低下などが認められる．口腔内においては唾液量減少と組成の変化，口腔内常在菌叢の変化，歯牙欠損に伴う咀嚼力の低下，味覚（特に塩味）の低下が認められる．咽頭機能は嚥下に関する筋群の筋萎縮により，喉頭挙上力が低下し，クリアランスが低下してくる．また，末梢受容器の変性や萎縮，神経伝導速度の低下，中枢神経の退行変性などにより，嚥下反射も遅延する．咳反射も低下する．食道入口部開大長も年齢とともに短くなる．
　これらのうち，認知障害，味覚の変化は，直接的な嚥下障害の原因というよりは，間接的

に咀嚼能力の低下を助長させる因子である．そのため，認知機能なども含め，総合的に嚥下障害の原因を判断し，的確なアプローチを行うことが必要である．

表　高齢者に多い嚥下障害の原因

唾液量減少と組成の変化
口腔内常在菌叢の変化
味覚の変化（塩味，苦味の閾値上昇）
咀嚼力の低下
嚥下能力の低下（高次脳機能，球麻痺，知覚低下，筋力低下，解剖学的変化など）
咽頭反射の低下
咳嗽反射の低下
喀出効率の低下

文献

1) 才藤栄一，向井美惠監修：摂食・嚥下リハビリテーション，第2版，医歯薬出版，2007．
2) 藤島一郎編：よくわかる嚥下障害，改訂第2版，永井書店，2005．

45 誤嚥性肺炎を主訴として入院して全身状態改善のため経管栄養とした症例

吉川幸織　国立病院機構呉医療センター・中国がんセンターリハビリテーション科

01 経過

症例：93歳，女性．
経過：特別養護老人ホーム入所中．全介助でミキサー食を摂取していた．入院1カ月前から認知症が進行．食事中むせることが多くなっていた．2007年11月下旬に38.5度の発熱を認めた．坐薬によりいったん解熱したが翌日再度38度の発熱を認めたため，当院救急外来受診．血液検査で腎機能障害とCRP高値と白血球数の増加を認め，脱水，誤嚥性肺炎，尿路感染症などの疑いで神経内科に入院となった．入院時意識レベルJCS Ⅱ-10．

02 検査所見とゴールの設定

画像：胸部X線　入院1日目（**図1**）肺野全体に雑な印象あり．
　　　　胸部CT　入院1日目（**図2**）肺野の背面に浸潤影あり．
併存疾患：認知症．
既往歴：特記すべきことなし．
社会的背景：特別養護老人ホーム入所．

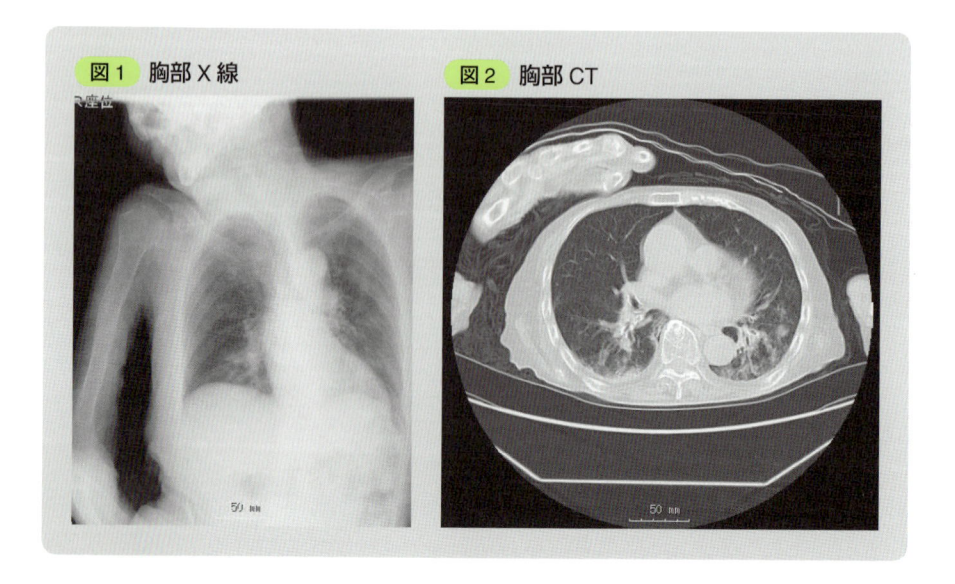

図1　胸部X線

図2　胸部CT

検査データ：入院時　WBC 18,200，RBC 440，BUN 73，CRE 1.2，TP 7.3，Alb 3.4，Glu 303，Na 163，K 4.2，Cl 114，CRP 14.27．体重 35 kg，BMI15.8．

機能障害：四肢筋力低下，ROM 制限，認知症，起居動作全介助，座位保持不能．

ADL：FIM は全項目 1 点（総得点 18 点）．

問題点：誤嚥性肺炎，脱水，嚥下障害，重度の認知症によるコミュニケーション障害，ADL 全介助，褥瘡．

【嚥下障害の評価】

スクリーニング評価，VE 所見：入院 3 日目 ST によりベッドサイドにてスクリーニング評価．四肢・頸部の著明な ROM 制限あり．体が反り返っており，うなずき姿勢がとれず，下顎は下垂しており，口呼吸を認める．発話は構音障害のため不明瞭で，なんとか聞き取れるが会話は成立せず常に大声で叫んでいる．口腔内汚染・乾燥あり，硬口蓋や軟口蓋に緑色の粘調痰が多量に付着している．舌の萎縮は認めない．口腔内清拭後アイスマッサージ（**サイドメモ**）を試みたが嚥下反射は全く起こらない．咽頭付近まで触れるが催吐反射は起きない．水飲みテストは誤嚥の危険性高いと判断し行わなかった．

入院 9 日目 ST によりベッドサイドにてスクリーニング評価．依然として頸部の緊張・拘縮が強く，うなずき姿勢はとれず．下顎下垂，口呼吸あり．口腔内は清潔になり湿潤となっている．アイスマッサージにて嚥下反射は全く起こらない．催吐反射なし．水飲みテストは行わなかった．

入院 16 日目 ST によりベッドサイドにてスクリーニング評価．話しかけると返答するようになったが，質問には答えられない．ギャッジアップ 30 度，枕を高くして軽くうなずく姿勢にするが，頸部の緊張が高まったため 90 度に起こし，腰にクッションを入れて背部がベッドの床面につかないように調節．頸部の緊張がおさまるようしばらく待ったが，大声で叫び続けてしまい頸部後屈は続いた．嚥下反射，催吐反射についても先週と同様に起きなかった．発声は湿性嗄声を認めた．水飲みテストは行わなかった．

入院 17 日目 VE 施行　**DVD症例 45-【1】**．車椅子乗車困難のためストレッチャーにて行った．30 度ギャッジアップ，枕を高くして軽くうなずき姿勢にするが，大声を上げるたびに頸部が後屈してしまった．

VE では，検査開始前から下咽頭に唾液や粘調痰の貯留を認め，吸引を必要とした．誤嚥の危険性があるため，薄いとろみをつけた紫色の水を注入したところ，嚥下反射は起こらず咳が 2 回出現した．咳により液体は一部が上咽頭まで押し出されたが，すぐに下咽頭に流れ込んできた．その後嚥下反射が起こり一部の液体は嚥下されたと思われるが，ほとんどの液体は下咽頭に残留したままだった．声帯や気道に流入は認めなかった．血中酸素飽和度は検査前と変わらなかった．その後内視鏡による刺激によっても嚥下が起こらなかったため，他の食物形態での検査は危険と判断し吸引し検査を終了とした．

ゴール設定：高齢であること，食事摂取量の低下，認知症，四肢筋力低下，頸部の関節拘縮などから，今後も経口では必要栄養量・水分量を十分に摂取できない可能性が高いと思われた．まずは全身状態を改善し，胃瘻造設．早期に入所中の施設に戻ることを目標とした．

03　入院後のリハアプローチと経過

口腔機能の低下

入院時より絶飲食．口腔ケアアセスメントにより口腔ケア開始．末梢からの輸液にて脱水の補正

と抗生剤の投与を行い意識レベルは急速に改善した．

入院3日目，PT・OT・ST処方．同日ベッドサイドリハビリテーション（以下リハ）開始．PT，OTでは四肢のROM，ギャッジアップ訓練，STは口腔ケアと間接嚥下訓練を行った．

入院4日目胃管挿入し，経管栄養開始．同日夜間に39度の熱発あり，誤嚥性肺炎の増悪が疑われたため胃管抜去．末梢からの点滴で抗生剤と800 kcal程度の輸液を継続した．

入院5日目，主治医より家族に対し現在の病状を説明．今後の方針について話し合い，まだ意思疎通ができる状態であるため家族は胃瘻造設を希望された．

入院6日目より38度を超える熱発はみられなくなった．

入院8日目ごろから，意思疎通が可能な時間帯も出てきたが，口腔機能は依然として障害されており，重度の構音障害，開鼻声，気息性嗄声を認めた．また，食事に対する欲求もなく，プリンやお茶などをみせても欲しがる様子は観察されなかった．睡眠時を観察すると唾液の嚥下は行われているようだったが，アイスマッサージやK-point刺激などでは嚥下反射は起こらなかった．

四肢の筋力低下，ROM制限についても特に改善は認められなかった．端座位は全介助で可能となり，血圧低下も認めなくなったが，端座位中は話しかけても返事をしなくなるなど，反応の低下を認めた．

胃瘻造設し元の施設へ戻る

入院9日目神経内科カンファレンス．必要栄養量の十分な経口摂取は困難との判断にて，胃瘻造設し早期に元の施設に戻るというゴールが確認された．

入院11日目胃瘻造設．

入院15日目抗生剤終了．持続点滴も終了．37度を越える熱発が散見され，注入された濃厚流動食の逆流による誤嚥が疑われたが，その後注入量を漸増しても微熱は変わらず，血液検査にも著変なかった．嘔吐や下痢症状は認めなかった．

入院17日目VE施行．経口摂取は困難．

入院19日目入所していた特別養護老人ホームに退院となった．

04 退院時の所見

検査データ：WBC 7,600，RBC 357，BUN 10，CRE 0.5，TP 5.8，Alb 2.4，Na 130，K 5.4，Cl 96，CRP 4.08．

機能障害：入院時と著変なし．

ADL：FIM 全項目1点（総得点18点）．

05 症例のポイント

誤嚥性肺炎と栄養・水分摂取量の低下

誤嚥性肺炎と重度の脱水をきたし入院となる患者の典型例と思われる症例である．このような患者の多くは突然誤嚥性肺炎をきたしているようにみえるが，実は入院前までに徐々に栄養・水分摂取量が低下しているケースがほとんどで，誤嚥性肺炎が改善した後も必要栄養量の経口摂取に難渋し，入院期間が長期に渡ることが多い．家族や本人からも入

院してすぐに経口摂取再開の希望があることが多いが，まずは輸液や経管栄養で全身状態を改善してリハを行い，30分以上の座位や覚醒が必要であろう食事時間に耐えうるだけの体力・持久力の回復を図ることが重要であると思われる．

この患者は，リハスタッフが急性期からかかわり，毎週のカンファレンスで医師と経過を共有することで，嚥下を含めた機能回復の見通しを早めに立てることができた．結果，早期に胃瘻造設の判断がされたことで，3週間の入院のみで元いた施設に帰ることができた．今後は施設間で連携して，再度の嚥下機能評価ができればと思った症例であった．

サイドメモ　　　　　　　　　　　　　　　　　　　　　　　　　　　　　　　Sidememo

▶アイスマッサージ

嚥下障害に対して行われるアイスマッサージとは，いわゆる「Thermal stimulation」の一種で，凍らせた綿棒を少量の水に浸し，口蓋弓・舌根部・咽頭後壁などを刺激することにより嚥下反応を誘発させる手技である[3]．リハとして行うことにより嚥下反応自体をよくする効果があるかどうかについては，肯定的な意見と否定的な意見がある．臨床場面では次のような使いかたをすると診療やリハの一助になる．

①意識レベルが低下していたり，認知症で指示理解ができない患者に対して，開口を促したり，嚥下を誘発する．

②嚥下の評価やリハに対して拒否的な患者にも，手にもたせて舐めさせたり吸わせたりすることにより，抵抗少なく評価やリハに導入していける．

③口腔ケアとしても使用できる．

アイスマッサージに使用されるのは凍らせた綿棒が多いが，氷水に冷やしたマドラーやスプーンなども，患者が抵抗なく口に入れることができるという点で有効である．

文献

1) 寺本信嗣：嚥下障害と肺炎 リハビリテーション医学と内科学の missing link. 耳鼻と臨床 53（Suppl 2）：S79-82, 2007.
2) 藤谷順子：【リハビリテーション医に必要な合併症の知識】誤嚥性肺炎. MB Med Reha 52：17-22, 2005.
3) 藤島一郎：口から食べる嚥下障害Q&A, 中央法規出版, 2003, pp187-190.

46 口腔機能を中心とした摂食・嚥下障害を有する認知症患者に対して，代償手段の併用にて栄養管理可能となった症例

近藤国嗣　東京湾岸リハビリテーション病院

01 経過

症例：87歳，女性．

経過：認知症，四肢運動障害にて要介護状態となり，特別養護老人ホームに入所中．1年前までは家族の介助にて食事（いわゆる全粥軟菜・刻み食）を全量摂取させることが可能であったが，2005年4月から摂食困難となる．さらに6月からは口腔内に食事を入れても閉口することが困難となり，咀嚼機能も低下し，口腔内食塊貯留が著明となった．ホームのスタッフが徒手的に閉口をサポートしながら食事を行っていたが，摂食量の低下は持続し，6月下旬より食形態をミキサー食に変更された．その後一時的に摂食量の増大は得られたが，10月に入り口腔内貯留が再び増加し，開口も困難となり，吐き出す行為もみられるようになった．リクライニング車椅子および頭部へのクッション挿入による頸部屈曲位の保持など姿勢調整を行うも，摂食量の大きな改善が得られなかった．さらに食事中に奇声の発生なども認められてきたため，同年11月中旬（第1病日）リハビリテーション（以下リハ）科外来受診となった．

02 検査所見と治療方針

社会背景：特別養護老人ホーム入所中．介護職員および家族ともに嚥下障害への取り組みに対して積極的．経管栄養は希望されず．

初診時摂食状況：ジャム状のミキサー食を摂取中．水分にてむせあり．

初診時身体所見：発熱のエピソードは最近なし，知的機能は評価不能，コミュニケーションは不能，ADLは全介助．

VF所見1回目（第8病日）：30度リクライニング位にて施行．

口腔相：開口困難あり．K-point（図1）刺激により開口する．スプーンにて舌背中央にとろみのついた液体を入れても口から吐き出そうとし，一部口唇から食塊が流出する．奥舌に食塊を置くと吐き出し動作は生じないが，咀嚼様運動は全く生じず，咽頭への送り込みも拙劣であった．K-point刺激をさらに加えることにより送り込みは若干改善した．送り込みに要する時間はとろみの濃さによる差は認められなかった．

咽頭相：液体にて喉頭挙上の遅延あり．薄めのとろみのついた液体でも喉頭侵入が生じ，大きな声を発生したのちにむせが生じた．濃いとろみのついた液体にては喉頭侵入は生じず，嚥下反射後に咽頭残留は生じなかった．7cm程度のノズルのついたボトル（図2）にて少量ずつ奥舌にとろみつき液体を注入すると送り込みと嚥下反射が安定して生じ，誤嚥および咽頭残留は生じなかった．

図1 K-point（文献1より）

K-pointは臼後三角後縁のやや後方（上下の歯をかみ合わせたときの頂点：●）の内側（隆起部を下りたあたりの★の部分）に存在している．正常者では特別に敏感に感じる

図2 ノズルつきボトル

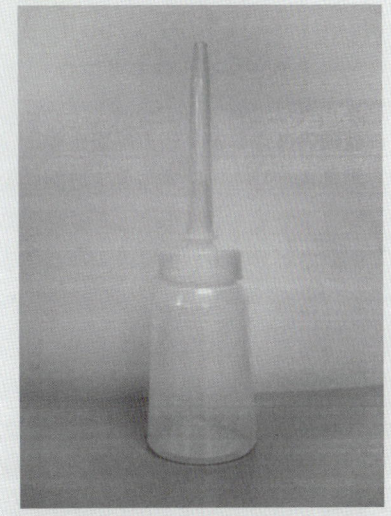

ドレッシングを入れるようなボトルに柔らかいノズルを取りつけている．ノズルを口腔内に入れることにより奥舌に直接食物を注入することができる

VF1回目後の治療方針：摂食嚥下障害の中心は口腔相と考えられる（サイドメモ）．中等度のとろみをつけたミキサー状の食形態にてK-point刺激を行いながら，摂食をさせる．一定の時間にて全量をスプーンにて経口摂食させることは困難と考えられるため，ノズルつきボトルから，濃厚流動食にとろみをつけたものを補助栄養として注入し，生命維持に必要な水分と栄養を与えることとする．

03 リハアプローチと経過

VF2回目

1カ月後施設での摂食状況：食前に口腔ケアブラシにて口腔内のケアおよび，口腔顔面マッサージを施行．

食事摂取時にはリクライニング車椅子30度位および頸部屈曲位をとり，スプーンにてK-point刺激を行いながら，摂食介助を施行していた．食形態はとろみつきミキサー食およびゼリー食を用いていた．これらの介助方法にて開口障害は改善し，摂食中のむせや吐き出しは減少した．ただし，食事時間が長時間となり，十分に量が摂食できないときには食間に，ノズルつきボトルを用いて，とろみつき濃厚流動食摂取を併用していた．発熱など全身状態の悪化は生じなかった．

半年後施設での摂食状況（第191病日ごろ）：食事形態はミキサー食とゼリーおよびヨーグルトなどを併用するも，食材によっては嘔気，吐き出しが認められるようになった．特に肉，魚，青野菜などでその傾向が生じやすかった．摂取量が少ない場合には，食事量にあわせてとろみつき濃厚流動食をノズルつきボトルからの投与を併用は継続されており，発熱は生じなかった．

VF所見2回目（第191病日）：

口腔相：口唇より食塊のもれあり．開口障害あるもK-point刺激にて改善する．咀嚼は出現せず．

送り込みも拙劣であり，とろみのついた液体と比較してゼリー食のほうがより送り込みは困難である．

　咽頭相：とろみつき液体とゼリーにて喉頭挙上のタイミングは良好．明らかな誤嚥なく嚥下反射後の咽頭内残留は認められず．ただし，開口させようとしたときに頸部伸展した際にむせが生じ，唾液の垂れ込みが疑われた．いわゆる食道からの逆流は生じなかった．

　VF 2回目後の治療方針：ゼリー食は中止とし，とろみつきミキサー食およびヨーグルトを中心とした食事に変更．食事介助の際に頸部が伸展しないように気をつけながらの摂食介助を行う．

VF 3回目

　1年後施設での摂食状況（第367病日ごろ）：ミキサー食とヨーグルトを中心とした食事をスプーンにて30度リクライニング，頸部を可能な範囲で屈曲位にて摂取させていた．ただし主たる栄養は，ノズルつきボトルによる濃厚流動食投与に移行していた．嘔気，吐き出しは減少し，発熱も認められなかった．

　VF所見3回目（第367病日）：40度リクライニング頸部屈曲位にて施行．

　口腔相：開口障害あり，K-point刺激にて開口する．送り込み障害があり，奥舌に食塊を置くと，咽頭への送り込み運動が生じるが，奥まで入れすぎると催吐反射が生じた．また送り込み運動とのタイミングがあわずに，食塊を奥舌に置くと画像では認められない程度のごく少量の誤嚥が生じるためか，むせが生じた．

　咽頭相：ノズルつきボトルによるとろみつき液体注入にて明らかな誤嚥および嚥下反射後の残留はなかった．

　VF 3回目後の治療方針：ノズルつきボトルを用いてとろみつき濃厚流動食を中心とした栄養・水分投与を継続．本人の楽しみ程度にK-pointを用いながらのとろみつきミキサー食を摂取させる．その際に，催吐反射が生じないように奥まで入れすぎないように注意をする．

　1年半後の施設での摂食状況：ミキサー食とノズルつきボトルによる注入の継続．新たな問題の発生はなし．

04　症例のポイント

認知症のため食事介助方法を工夫

　本症例は先行期から口腔相（準備期・口腔期）を中心とした障害であり，開口障害，閉口障害，送り込み障害があるものの，咽頭機能は比較的保たれていた．

　口腔相障害に対する摂食嚥下リハは有効であることがしばしばあるが，本例では認知症のため，訓練的アプローチは困難であり，食事介助方法の工夫によるアプローチが中心となった．当初はスプーンを用いた経口摂取を介助者の技術・努力および忍耐によって継続されたが，摂取時の問題が増えてきたため，徐々にノズルつきボトルでの食事投与へと移行した．介助による食事にも限界があり，工夫を重ねた後にも食事時間があまりにもかかる場合などには，楽しみとしての経口摂取は残し，主たる栄養・水分投与は他の方法を併用もしくは移行が必要であると考えられる．

　なお，口腔相の障害へのアプローチは個々の障害に対する対応についてサイドメモに記す．

サイドメモ

Sidememo

口腔相の障害へのアプローチ

〔開口障害〕

認知症患者では咬反射のためにスプーンや食塊が口に触れると反射的に口を閉じてしまうことがしばしば認められる．これに対しては，K-point刺激法による開口反射誘発が有効とされている．K-pointは臼後三角後縁のやや後方内側に存在している（図1）．この部位を指や特殊なスプーン（Kスプーン）により刺激を加えることによって，開口させることが可能となる（図3）．この刺激を行った後に食塊を口に入れる介助を繰り返すことにより，食事量の増加が可能となる．なお，感染の危険の面からは指による刺激は望ましくない．

図3 K-pointを用いた開口の促しかた（文献2より）

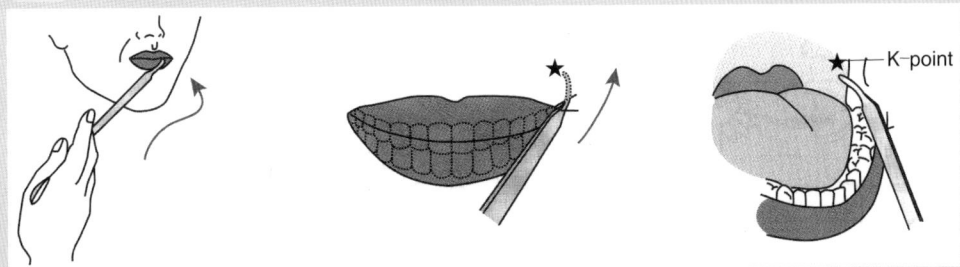

スプーンの柄先を口腔内の歯と頬粘膜の間に挿入し，奥歯の歯のない部分に進んだら，柄先を歯列の内側に進める．歯列の内側に進めると柄先がK-pointにあたり，開口が促される．あわせて，咀嚼運動や嚥下反射も誘発される場合もしばしばある

〔閉口障害〕

閉口障害に対しては，介助者が徒手的に閉口をサポートする．また，スプーンを抜くときにわざと上口唇を刺激することによって生じる吸啜反射を利用して，口唇閉鎖を促せる場合がある（図4）．

図4 口唇が閉じないときの対処法（文献2より）

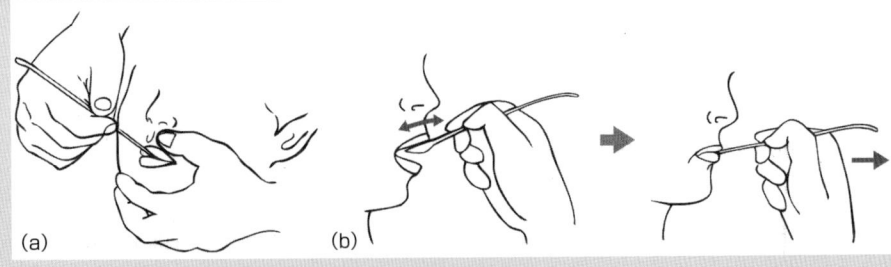

(a) 介助者が徒手的に下顎を支えて閉口をサポートする
(b) 口からスプーンを抜くときに上口唇を刺激し，これにより生じる吸啜反射を利用して，口唇閉鎖を促す

〔送り込み障害〕

認知症患者では，介助により口に入れられた食塊が口腔内に停滞して咽頭に送り込まれず，時に吐き出すといった行為がしばしば生じる．送り込みを促す方法としては

①重力を利用する：リクライニングの角度をより低くし，咽頭が口より下方に位置するようにさせることによって食塊を咽頭へ流入させる．ただし，食塊の粘性・付着性が低いと急速に流入して嚥下反射が間に合わず誤嚥することがあるので注意する．

②食塊を舌中央でなく，奥舌に入れる：舌背中央より奥舌に食塊を入れることによって，少しの舌運動でも咽頭へ移送されやすくなる．また，重力も利用しやすい．なお，この際には平たいスプーンを用い，口に入れた後にスプーンをひっくり返すと，より奥舌に入れやすくなる（図5）．

図5 奥舌への食塊の入れかた（文献2より）

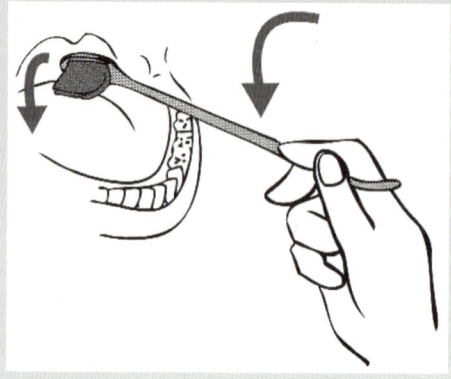

奥舌に食塊を入れる場合は，平たいスプーンを用いて，奥舌まで挿入したうえで，スプーンをひっくり返すと，入れやすくなる．奥舌に入れた後に再びK-pointを刺激すると咀嚼・嚥下運動も促せる場合もある

③K-pointを刺激する：K-point刺激によって咀嚼運動および嚥下運動が誘発されることがある．一度食塊を口に入れた後にK-pointを再び刺激すると舌運動が出現し食塊が咽頭に送り込まれ，嚥下反射が生じる．

④ノズルつきボトルを利用する（図2）：ドレッシング入れなどを利用したノズルつきボトルをもちいて口腔を介さずに直接奥舌まで食塊を注入することによって，食事量を増やすことが可能となる．ただし，この方法を介助にて行う場合には本人の意思と関係なく食塊が咽頭に入っていくので，嚥下反射の遅延が生じやすい．このため液体にはとろみをつけることが必要である．また，本法は咽頭機能障害が明らかな例では誤嚥の危険が高いので不適応となる．いずれにしても一度VFなどにて安全性を確認したのちに行う必要があると考えられる．

文献

1) 聖隷三方原病院嚥下チーム：嚥下障害ポケットマニュアル，医歯薬出版，2003．
2) 才藤栄一，向井美惠：摂食・嚥下リハビリテーション，第2版，医歯薬出版，2007．

47 大腿骨頸部骨折で牽引中に嚥下障害が認められた認知症の症例

屋嘉比清美　川崎市立川崎病院

01 経過

症例：90歳，女性．
経過：2006年1月下旬早朝，トイレに行こうとし自宅内の段差部でつまづき転倒．他院へ救急搬送され，左大腿骨頸部骨折と診断された．スピードトラック2 kgで牽引していた．翌日家族の希望にて当院に入院となった．

02 検査所見とゴールの設定

画像：X線，入院1日目（手術前，図1），入院4日目（手術後，図2）．
既往歴：認知症（2005年より夜間不眠あり，睡眠剤服用中）．
社会的背景：次男夫婦と同居（3人暮らし）．
検査データ：入院時　WBC 16,350，Hb 8.5，TP 6.5，Alb 3.6，Na 140，Cl 102，K 4.0，CRP 15.2．
機能障害：歩行障害，強度の円背による座位保持困難．
ADL：全介助（患肢免荷にて）．
問題点：認知症によるコミュニケーション困難．（簡単な会話は成立することがあるが，ほぼ協力は得られない）．睡眠パターン，円背．

【嚥下障害の評価】
非VF所見：入院3日目の問診表からは，「主食：常食を一日2食，むせあり，口内に食物残渣

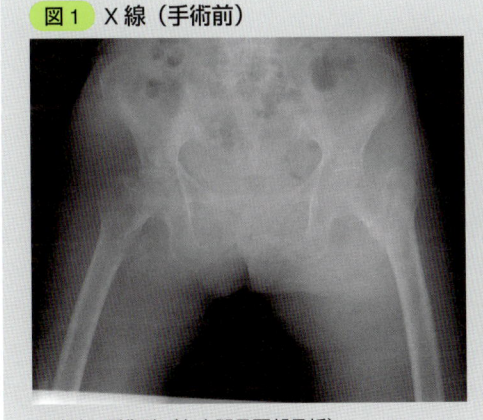

図1　X線（手術前）
入院時：受傷時（左大腿骨頸部骨折）

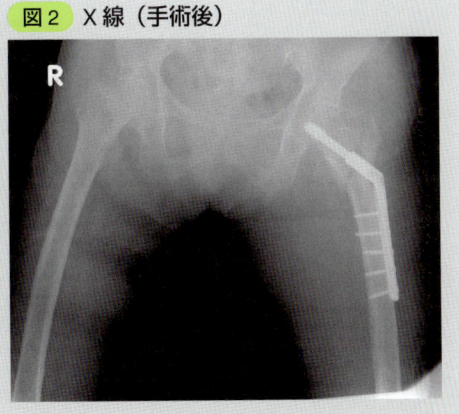

図2　X線（手術後）
入院4日目：CHS（compression hip screw：圧迫スクリューネールつきプレート）で固定されている

あり，口唇が絶えず開いている．食物の飲み込みに時間がかかる．食べこぼしがある」であった．
　スクリーニングテスト：反復唾液飲みテスト（RSST）2回，改訂水飲みテスト 4点．
　自宅では，セッティングすれば自力摂取できていたとの家族からの情報にて常食を出し，ベッド上にて食事開始するが反応緩慢にてむせ込みがみられ摂取困難であった．
　ゴール設定：退院後は自宅であるが，家族は仕事をしており，日中は一人で過ごしていることが多いためトイレ歩行できることを希望していた．自力経口摂取を目標とした．

03　入院後のアプローチと経過

認知症のため介入が難航

　入院時より傾眠状態が続いており，覚醒を促し食事を開始するが反応緩慢にてむせ込みがみられた．食事を口のなかにため，飲み込めずにいることが続くなど，食事摂取困難にて経口では十分な栄養が確保できずにいた．38度台の発熱が続き尿量も少なく脱水症状もみられ，持続点滴を行って経口摂取を一時中断した．また，流涎が多く，吸引を行いながら毎日アイスマッサージを行っていった．入院4日目，CHS（compression hip screw）を施行する．患者は90歳と高齢であり，環境の変化に順応できず夜間に泣き出したり大声で家族の名前をよんだりと不穏状態がみられた．睡眠剤使用にて，夜間の睡眠確保を試みたが，本来2日間寝た後に一日中覚醒しているパターンでなかなか困難であった．覚醒しているときも，認知症のため会話が成立せず介入が難しかった（**サイドメモ**）．

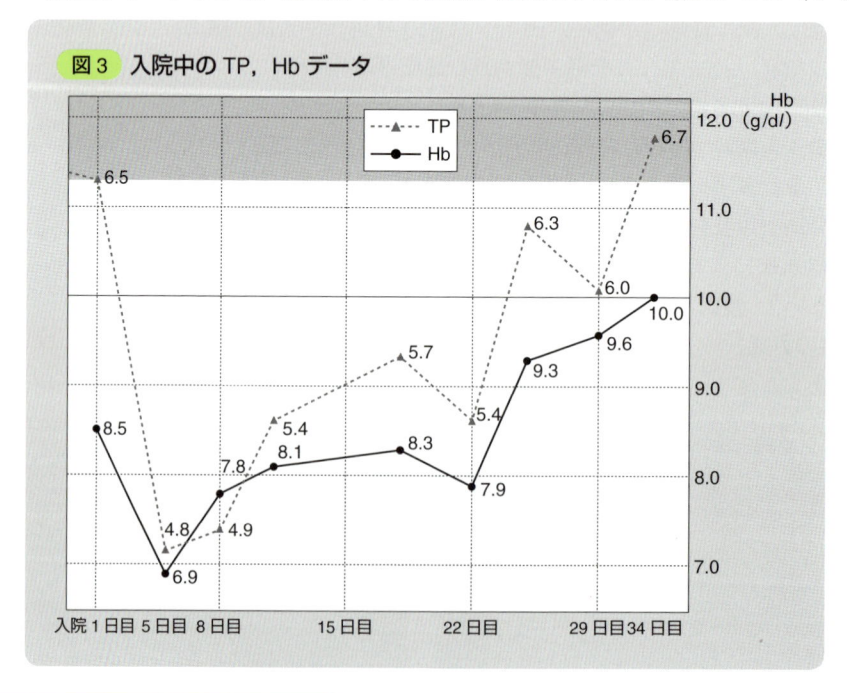

図3　入院中のTP，Hbデータ

ポジショニングを行い摂食量が改善

　入院5日目，開始食（ゼリー）にて嚥下確認．むせなく飲み込めたため，軟菜食に変更し経口食を再開した．車椅子への移動は本人の疼痛の訴えが強く，あせらずにすすめていった．ベッド上にてセッティングしたが，強い円背のため大きめの体位交換用枕を使いポジショニングを行った（60度）．その結果，少しずつではあるが食事量が増えていった．また覚醒のよいときには，自力摂取

ができるようになった．検査データではTP 4.8，Hb 6.9と低値となったため，テルミールを併用し，また家族にも本人の好むものを差し入れしてもらうようにした．その後入院18日目にはTP 5.7，Hb 8.3となった（図3）．

入院10日目バルーン抜去．日中車椅子にて過ごすことができるようになった．尿意も知らせるようになったが，看護師2人がかりでのトイレ移動であり，介助なしでの起立保持は困難であった．筋力の保持，増強を目指してリハビリテーションを続けていったが，車椅子移動がゴールとなった．家族の受け入れはよく，入院34日目自宅へ退院となった．

04 退院時の所見

検査データ：WBC 8,000．Hb 10，PLT 35.8，TP 6.7，Na 137，K 4.7，Cl 105，CRP 2.2．
機能障害：座位保持はできるが，起立，自力歩行は困難．
ADL：ほぼ全介助．

05 症例のポイント

入院時にしっかりしたスクリーニングが大切

入院当初は傾眠状態が続き意識障害を疑ったが，もともとの睡眠パターンを理解し介入していった．重い認知症であり，夜間の睡眠を得るのに苦労した症例であった．2人部屋に入院しており，独語のひどいときには一晩中ベッドごと勤務室で過ごすこともよくあった．入院当初は点滴を併用していたが，経口だけにしてからは必要な水分のとりかたにも工夫し，経口摂取を確立するよう取り組むことができた．

高齢者の転倒による大腿骨頸部骨折は多く，また入院という環境の変化や生活パターンの変化についていけず，本来もっている認知症がすすんでしまったり，ベッド上安静により肺炎や血栓塞栓症の発症などさまざまなリスクを抱

図4 嚥下障害チェックリスト（成人対象）

評価日　平成　年　月　日　評価者
病棟　　患者氏名　　　　　　　　歳　（男・女）
病名：
入院日：
発症日：
体格：るい痩（有・無）（1ヶ月以内　　kg 減・増・変化無）

○食事形態
家族から聞く（在宅で何を食べていたか）

◎食事状態：以下のチェック

所見	チェック
1．むせる	
2．呂律がまわらない	
3．口中に食物が残る	
4．口唇が絶えず開いている	
5．食物がなかなか飲み込めない又は飲み込みに時間がかかる	
6．軟らかいものしか食べない	
7．食事の好みが変わった（例：お米→お粥）	
8．のどに違和感がある	
9．歯（入れ歯）の不適合	
10．噛まずに飲み込む	
11．食べこぼす	
12．食物が胃からのどに戻る	

＊上記の項目に当てはまることがあればスクリーニングテストを行うことが望ましい．

えている．自分から症状の変化を訴えられずにいる高齢者の場合は，入院時にしっかりと家族から問診をすることが大事である（当院で利用の嚥下障害チェックリスト：**図4**）．そして項目に当てはまることがあれば，スクリーニングテスト（反復唾液飲みテスト・改訂水飲みテスト）を行うようにすることが大切である．

また，当院では嚥下障害の看護フローチャート（**図5**）に基づいて食事の開始やアップダウンを決めていく目安にしている．各病棟のリンクナースがその判断をしていく症例は多い．早期に判断し，介入していくことが大事である．

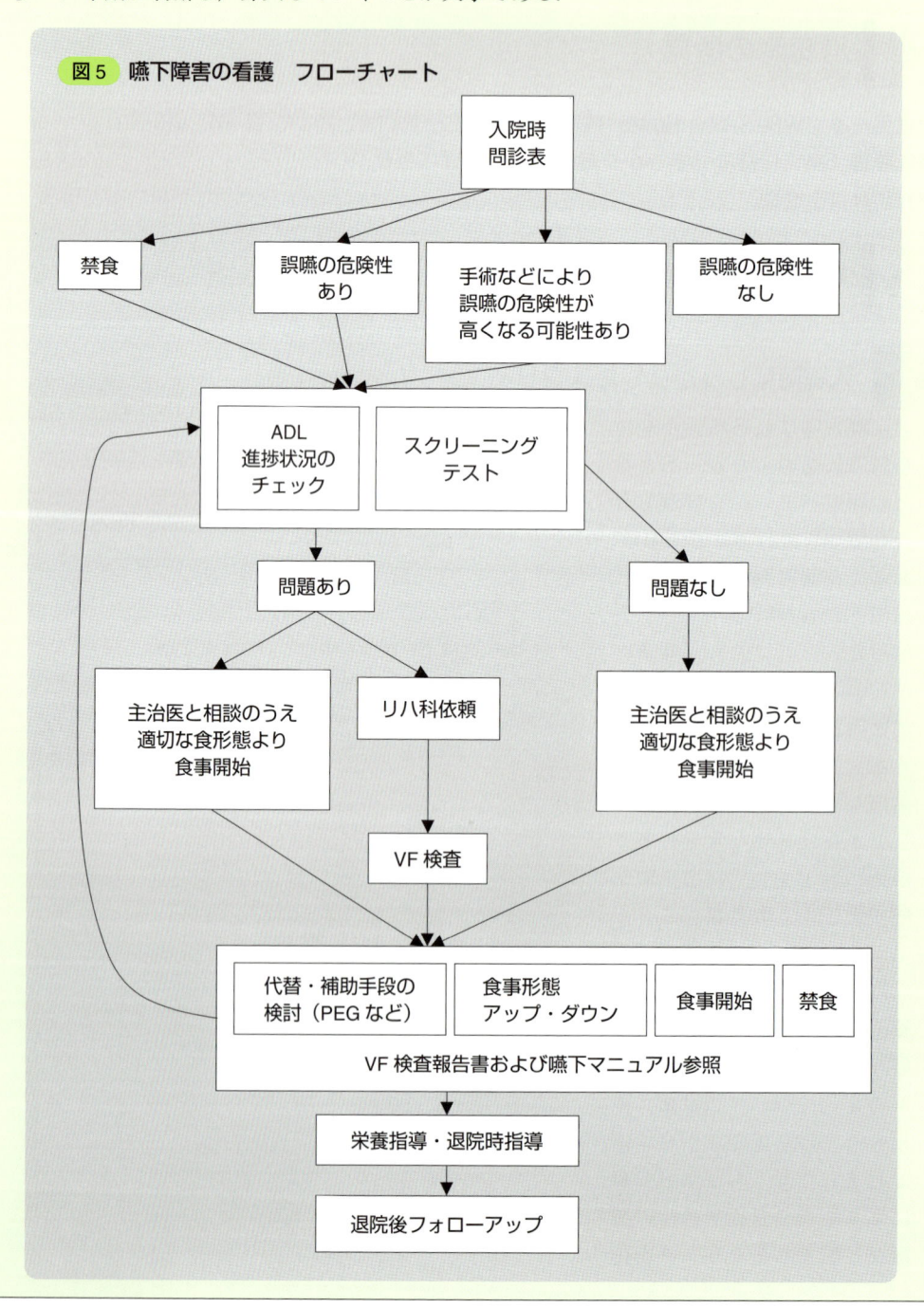

図5 嚥下障害の看護　フローチャート

```
                        入院時
                        問診表
         ┌─────────┬────────┬──────────┐
         ↓         ↓        ↓          ↓
       禁食    誤嚥の危険性  手術などにより  誤嚥の危険性
                  あり     誤嚥の危険性が     なし
                         高くなる可能性あり
                    ↓         ↓          ↓
              ┌─────────────┬─────────────┐
         →  ADL           スクリーニング
            進捗状況の         テスト
            チェック
                ↓                 ↓
             問題あり          問題なし
          ┌────┬────┐            ↓
          ↓        ↓       主治医と相談のうえ
    主治医と相談のうえ  リハ科依頼    適切な食形態より
    適切な食形態より     ↓         食事開始
       食事開始       VF検査
          ↓            ↓            ↓
    ┌──────────┬──────────┬────────┬──────┐
    代替・補助手段の  食事形態    食事開始   禁食
    検討（PEGなど） アップ・ダウン
         VF検査報告書および嚥下マニュアル参照
                      ↓
              栄養指導・退院時指導
                      ↓
              退院後フォローアップ
```

サイドメモ　　　Sidememo

認知症と嚥下障害

認知症とは，明確な意識下において，複合認識機能，情動のコントロールや社会行動に慢性的あるいは進行性に異常をきたすひとつの症候群である（国際疾病分類：ICD-10）．

人は食物を見た瞬間に，その味や硬さ，臭いなどを想像する．「はじめにこれを食べてから次にこれ…」と思い，食べ始めるときに唾液が出て，胃のなかでは胃液の分泌が盛んになり，自然に食べる準備が整う．普通はこのように「食べ物」を「食べる対象」ととらえることができる．

しかし，認知症になると日常動作（ADL）の実行が次第に困難になってくる．食への影響も大きく，①食事用具類や食物がどこにあるか，またどこに置いたらよいかがわからない，②食物や食事用具を認識できない，などの理由により自ら栄養を取り入れることができず，体重減少をきたしてしまう．このような問題点を明らかにし，うまくマネジメントすることは認知症の人々の介助を行うスタッフの責務である．

文献

1) Jacqueline Kindell（金子芳洋訳）：認知症と食べる障害，医歯薬出版，2005.
2) 藤島一郎：ナースのための摂食・嚥下障害ガイドブック，中央法規出版，2005.

48 精神疾患を主訴として入院し，薬剤性嚥下障害を合併した症例

興津太郎　社会福祉法人星風会　星風会病院

01 経過

症例：68歳，女性．

経過：2002年2月，内科で高血圧と糖尿病の治療が開始されたころから，「もう私は病気だから駄目だ，死にたくないのに」と悲観的になった．4月下旬ごろから用もなく家のなかをうろうろと歩き回ることが多くなり，「知り合いの家が火事だから逃げないとだめだ」「虫がみえる」「家に人が訪ねてくる」など事実と異なる言動が目立つようになった．不眠，不安も強くなり，「背中がぞくぞくする」といい自室にこもり，好きだったテレビをつけることさえ拒否し，内科で処方された薬も飲まなくなった．独語，易怒性，健忘症状は認めなかった．親戚宅で1週間ほど滞在し様子をみていたが改善せず，5月中旬に家族とともに当院精神科を受診した．外来でリスパダール，アキネトン，セレネースが処方され，入院を勧められた（投薬については表2を参照）．

3日後に閉鎖病棟に任意入院したが焦燥感が強く，セルシン5mg・1筒の筋肉注射，およびセレネース0.5筒の点滴静脈注射で鎮静が行われた．覚醒後に「皇太子・皇太子妃の子供を自分のせいで亡くした，自分は大変なことをしてしまった，警察に捕まるからどうすればいいのか」という罪業妄想による強い不安を認めた．拒薬傾向もみられたが，促すと内服可能であり，メイラックス，レキソタン，レンドルミンが追加投与され，アキネトンは減量された．入院8日目にはリスパダールが増量され，レキソタンは減量された．

入院12日目には妄想はほぼ消失し不安も軽減したため，アキネトンとセレネースが中止された．そのころから軽度のふらつきと固縮による歩行障害が出現したため，入院13日目にリハビリテーション（以下リハ）科に依頼がなされた．上下肢筋力MMT4．膝，肘，手関節に固縮を認めた．関節可動域訓練，筋力増強訓練，立位バランス訓練および歩行訓練が開始された．しかしながら，6月に入って流涎と嚥下障害が加わり，また，錐体外路症状も著明となり，入院19日目にレキソタンが中止された．入院26日目にはリスパダールが減量され，レンドルミンが中止された．入院27日目に再度リハ科に依頼がなされた．流涎が著しく，刻み食をひと口運んでは口を拭き，食塊を口腔内に貯めて嚥下できず，反復唾液飲みテスト（RSST）は30秒で1回であった．嚥下機能評価のため，入院29日目にVFを実施した．

02 検査所見とゴールの設定

画像：頭部MRI画像（FLAIR）入院30日目（図）．虚血性変化と考えられる多発性高信号域を，両側側脳室周囲の深部白質および両側基底核から放線冠に認める．

併存疾患：糖尿病（入院時 FBS139，HbA$_{1c}$7.5）．

既往歴：特記すべきことなし．

社会的背景：タクシー運転手の夫と2人暮らし．地方に自宅を所有．求職目的で夫婦で上京．3月まで食堂でパート（1日2回，朝と夕方に6時間ずつの長時間）をしていた．夫婦の生活時間帯は合わないことが多かった．

検査データ：入院時　WBC 6,290，Hb 12.8，PLT 11万，TP 5.6，Alb 3.3，TC 183，TG 121，HDL 41，BUN 15，Cre 0.4，Na 144，K 3.0，Cl 108，CRP 0.8．

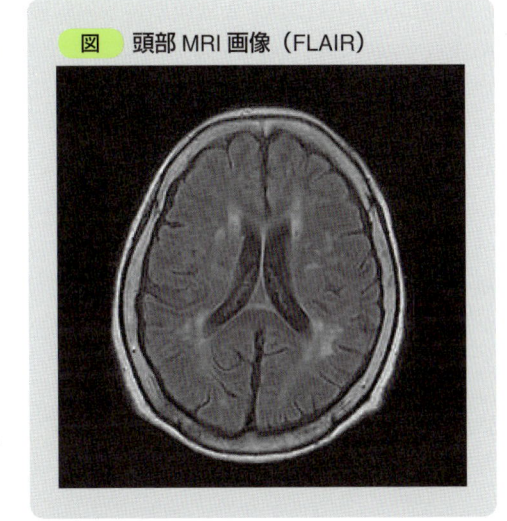

機能障害：精神症状（幻覚，妄想，焦燥感），嚥下障害，錐体外路症状（固縮）．

ADL：FIM42点．ベッド周囲を介助で歩行．食事は全面介助で摂取．

問題点：精神症状，錐体外路症状，嚥下障害，歩行障害，ADL，コミュニケーション，介護者，退院先．

【嚥下障害の評価】

VF所見（入院29日目，表1）：口腔期は口唇閉鎖が不良で舌の運動は非常に乏しい．咽頭への著明な移送障害があり，頸部伸展で代償している．咀嚼はほとんどできない．咽頭期は喉頭挙上が遅延している．喉頭蓋谷と食道入口部の残留が多く，反復空嚥下で解消できない．水分の喉頭侵入を認めるが，明らかな誤嚥は認めない．食道期には問題がない　DVD症例48―[1]．

ゴール設定：現時点で安全に摂取できる食形態の決定．

図　頭部MRI画像（FLAIR）

表1　嚥下障害の評価（VF）

角度・食種	座位90度 水分とろみ，小匙	座位90度 水分，小匙	座位60度 水分とろみ，小匙	座位60度 全粥刻み
口腔保持障害	＋	＋	＋	＋
咀嚼障害				＋＋＋＋
食塊移送障害	＋＋＋	＋＋	＋＋＋	＋＋＋
鼻咽空閉鎖不全	±	±	±	±
喉頭挙上遅延	＋	＋＋	＋	＋＋
喉頭侵入	－	＋	－	－
誤嚥	－	－	－	－
咳反射	－	－	－	－
喉頭蓋谷残留	＋＋	＋＋	＋＋	＋＋＋
梨状陥凹残留	＋	＋	＋	＋
輪状咽頭筋弛緩不全	－	－	－	－

03 リハアプローチと経過

　VFの結果から口腔期と咽頭期の双方に障害があり，水分や咀嚼を要する食物は，誤嚥や窒息の危険性が高いと思われた．食形態はミキサー食淡とろみを，姿勢はリクライニング位30〜60度の頸部前屈位で少量ずつの摂取を指示したが，当初は流涎が多く，口唇からボロボロこぼれてうまく摂取できなかった．嚥下障害の原因として，抗精神病薬による錐体外路症状が疑われたため（**サイドメモ**），主治医に可能な範囲での減薬を提言したところ，入院34，36日目にリスパダールが減量された．入院38日目ごろにはミキサー食淡とろみの自力摂取が可能となった．退院にあたっては食事栄養指導を実施し，ミキサー食の作りかた指導，市販食品の紹介，とろみ剤の紹介を行った．摂食・嚥下障害は軽度残存するものの，食形態の配慮で自力摂取が可能となった．ADLは食事の準備以外は自立となった．入院40日目に退院し，自宅で姉の介助を受けながら生活することとなった．

04 症例のポイント

薬剤性嚥下障害の分類

　薬剤性の嚥下障害のメカニズムは大きく3つに分類される．
①運動機能と協調に悪影響を及ぼす薬物によるもの
　中枢性の神経伝達物質（ドパミン，セロトニン，γ-アミノ酪酸）を阻害して，嚥下先行期，口腔準備期，咽頭期開始を障害する．抗精神病薬，抗不安薬，抗けいれん薬などが該当する．
②潤滑性に悪影響を及ぼす薬物によるもの
　神経伝達物質のアセチルコリンを阻害して，上部消化管の潤滑性と唾液分泌を障害する（口腔乾燥）．口腔準備期，口腔期開始を障害する．抗コリン作動薬が該当する．
③胃腸の運動に悪影響を及ぼす薬物によるもの
　神経伝達物質のアセチルコリンやヒスタミンを阻害して，食道蠕動性，下部食道括約筋機能，胃内容物の腸管への移送など自律神経性の胃腸の自動運動を障害する．抗コリン性の抗精神病薬や抗ヒスタミン薬が該当する．

投薬経過からみる嚥下障害

　本症例の薬剤性嚥下障害の原因となる薬剤を，投薬経過一覧表に整理して検討した（**表2**）．
　抗幻覚作用を期待して，入院3日前にリスパダールとセレネースが開始されている．ともに錐体外路症状をきたす可能性がある．アキネトンは，抗精神病薬による遅発性ジスキネジアの予防として並行投与されている．現在，この慣例的な投与法は予防効果がないと証明され，遅発性ジスキネジアを悪化させる可能性から適切な使用法ではないとされている．入院12日目に妄想がほぼ消失し不安も軽減したので，まずアキネトンとセレネースが中止された．リハ科初診の入院13日目には嚥下障害は出現していないが，軽度のふらつきと固縮による歩行障害が出現しており，錐体外路症状は始まっていたといえる．この

表2 投薬経過一覧

	入院3日前	入院1日目	入院8日目	入院12日目	入院19日目	入院26日目	入院34日目	入院36日目
①リスパダール　分2朝夕	2 mg	2 mg	4 mg	4 mg	4 mg	3 mg	2 mg	1 mg
②アキネトン　　分2朝夕	2 mg	1 mg	1 mg	中止				
③セレネース　　分1就寝前	2 mg	2 mg	2 mg	中止				
④メイラックス分1就寝前		1 mg	1 mg	1 mg	1 mg	1 mg	1 mg	1 mg
⑤レキソタン　　分2朝夕		4 mg	2 mg	2 mg	中止			
⑥レンドルミン分1就寝前		0.25 mg	0.25 mg	0.25 mg	0.25 mg	中止		

薬効の解説
①リスパダール（一般名リスペリドン）：セロトニン・ドパミン拮抗薬．適応は統合失調症で，意欲賦活作用，抗幻覚作用を有する．副作用には悪性症候群，遅発性ジスキネジア，不眠・不安，神経過敏，アカシジア（静坐不能），振戦，構音障害などがある．錐体外路症状は比較的生じにくいとされる．
②アキネトン（一般名ビペリデン）：抗コリン作用を有するパーキンソン病治療薬．適応は特発性パーキンソニズム，その他のパーキンソニズム，向精神薬投与によるパーキンソニズム・ジスキネジア（遅発性を除く），アカシジア．副作用は悪性症候群，精神錯乱，幻覚，せん妄，口渇，めまい，悪心・嘔吐，見当識障害など．
③セレネース（一般名ハロペリドール）：ブチロフェノン系向精神病薬．適応は統合失調症，躁病で抗幻覚作用を有する．副作用には錐体外路症状（遅発性ジスキネジア），不眠，悪性症候群などがある．
④メイラックス（一般名ロフラゼパム酸エチル）：ベンゾジアゼピン系抗不安薬（抗不安作用：中等度，超長時間作用型）．適用は心身症，神経症の不安・緊張，抑うつ，睡眠障害．副作用は，依存性，錯乱，幻覚，呼吸抑制，眠気，ふらつき，めまい，頭痛，言語障害，味覚倒錯，健忘，耳鳴，不眠，口渇，嘔気など．
⑤レキソタン（一般名ブロマゼパム）：ベンゾジアゼピン系抗不安薬（抗不安作用：強度，中時間作用型）．適用は心身症，神経症の不安・緊張，抑うつ，睡眠障害．副作用は依存性，刺激興奮，錯乱，呼吸抑制など．
⑥レンドルミン（一般名ブロチゾラム）：チエノジアゼピン系睡眠薬（短時間作用型）．適応は睡眠導入．副作用は眠気，ふらつき，口渇，嘔気など．

ような場合，教科書的にはリスパダールも含め，投与中のすべての抗精神病薬を完全に中止するのが好ましいとされている．

抗精神病薬が多剤投与されており，錐体外路症状も出現していたことから，嚥下障害の出現を予見し，主治医に慎重な観察を提言しておく必要があった．実際，嚥下障害は，この数日後に出現した．リスパダールを減量にとどめたのは，アキネトンよりは錐体外路症状が出現しにくいという理由からと推測される．メイラックスとレキソタン（ともにベンゾジアゼピン系抗不安薬）は鎮静，協調障害，注意力低下といった副作用のため，慢性的な使用では咽頭相の摂食・嚥下障害，輪状咽頭部・下咽頭部協調不能，誤嚥を引き起こすことがある．これらも嚥下障害の原因として否定し得ず，減量および中止がなされた．レンドルミンは超短時間作用型の睡眠薬で，就寝時の内服であることから，食事場面への影響は少ないと考えられる．

サイドメモ

Sidememo

▶薬剤性嚥下障害（表3）

治療に関連した嚥下障害の原因はさまざまであるが，薬剤が嚥下障害を誘発し，悪化させている場合がある．原因薬剤を減量，中止することで改善が得られるので容易に治療できるが，

見逃されることが多いので注意が必要である.

覚醒レベルを下げ，脳幹機能（嚥下調節を含む）を直接抑制する鎮静薬は，神経学的には正常な患者の嚥下機能を悪化させる原因となる．抗不安薬のベンゾジアゼピン系薬剤の効果は可逆性であり，これに誘発された嚥下障害は薬剤を中止することで改善する．

表3　薬剤性嚥下障害の原因と病態

原因となる薬剤	主な病態
抗精神病薬	錐体外路症状（ジスキネジア，ジストニア）
抗不安薬・鎮静薬	脳幹の嚥下の神経支配の鎮静・抑制
抗コリン作動薬	唾液分泌障害・口腔乾燥，消化管蠕動低下
抗コリンエステラーゼ	唾液増加（唾液嚥下の低下）
副腎皮質ステロイド	ミオパチー
局所麻酔・骨格筋弛緩薬	喉頭咳嗽反射の低下

抗精神病薬（神経弛緩剤），制吐剤などのドーパミン受容体拮抗薬は，遅発性ジスキネジア，舌や喉頭のジストニアなどの錐体外路症状（不随意運動をきたす障害）を誘発する．抗精神病薬で治療を受けている患者の約14％に発生するとの報告もある．治療期間が長いほど，また累積投薬量が多いほど，遅発性ジスキネジアの発生リスクは高まり，不可逆性の変化となりやすい．また，抗コリン作用性抗精神病薬の多剤使用や，抗コリン作用性パーキンソン病治療薬との並行投与は窒息のリスクを高めるともされている．

抗コリン薬は唾液分泌抑制による口腔乾燥に起因する嚥下開始困難，食道横紋筋あるいは平滑筋への作用による嚥下抑制，内臓平滑筋への作用による蠕動異常抗進などで摂食・嚥下障害を引き起こす．逆にコリンエステラーゼ薬は逆に唾液分泌を増加させ嚥下困難感を生じる場合がある．

副腎皮質ステロイドの大量長期投与はミオパチーを引き起こす場合がある．

サイドメモ

Sidememo

▶心因性嚥下障害

神経学的嚥下障害に似た様式の嚥下障害が，心理学的感情的要因によって生じるものである．除外診断であって，検査を十分に行ったうえで，神経学的異常やその他の身体状況の異常が除外された時に初めてその可能性があると考えるべきである．嚥下障害以外の点については身体的に健康である．嚥下の障害はほとんど無症状のところから，非常に重篤な障害まで症状が変動しやすいなどの特有の経過をしばしば示すことがある．しかしながら，誤嚥性肺炎を合併することはない．VF検査では飲み込むよう命じられると嚥下できないようにふるまうことがあるが，ひとたび嚥下の不随意相が開始すると，咽頭期の正常な活動が行われるのも特徴的である．

文献

1) ME Groher 著（藤島一郎監訳）：嚥下障害　その病態とリハビリテーション，原著第3版，医歯薬出版，1998.
2) LL Carl，PR Johnson 著（金子芳洋，土肥敏博訳）：薬と摂食・嚥下障害　作用機序と臨床応用ガイド，医歯薬出版，2007.
3) 水島　裕編著：今日の治療薬　解説と便覧，南江堂，2007.

49 症状と環境に合わせた対応により摂食・嚥下の問題の改善に至った中年期ダウン症例

清水充子　埼玉県総合リハビリテーションセンター言語聴覚科

01 経過

症例：46歳，男性．
現病歴：1年くらい前より，食物を丸飲みしたときなどにむせがみられ，痰もからむようになった．食事中に嘔吐がみられることがあり，約半年前より体力の低下も目立つようになっている．体重が3年間で20 kg（80 kg→60 kg）減少している．症状診断を受け，対応策をとりたいと，所属する施設の看護師が本人とともに当センターリハビリテーション（以下リハ）科を受診，評価・訓練オーダーとなった．

02 初診時評価

診断名：ダウン症候群．
障害名：嚥下障害，構音障害，知的低下（療育手帳A所持）．
既往歴：特に大きな疾病罹患歴はないが，感冒様症状を繰り返していた．その際喘鳴が聞かれることがあった．胸部CT上，両下葉肺に慢性炎症を疑わせる所見を認めたことから，誤嚥を繰り返していることが推測された．
社会的背景：月曜から金曜までを施設で生活，週末は73歳の母親が住む自宅へ帰る生活を6年間続けている．
【機能障害】
口腔器官：舌は前後以外の運動機能制限が著しく，意図的な左右上下運動などは不可能．前後運動は瞬間的に下歯列から5 cm程度の提舌が可能．摂食時の取り込みから移送運動を，ほとんどその前後運動のみで行う．口唇閉鎖は良好で，摂食，飲水時とも取りこぼしや流涎はみられない．歯牙は右上臼歯が欠損しているが，可能な歯科治療は終了していた．
ADL：時に促しを必要とするがほぼ自立．
呼吸・発声：日常的な声質は特に異常ないが，摂食中にむせなどが起こると湿性嗄声が出現．
コミュニケーション：拗音の発音に歪が認められるが，日常的な意思疎通は話し言葉で十分可能であった．
【嚥下障害の評価】
摂食状況：施設の給食（常食）を摂取．固形物，液体とも摂取スピードが著しく速く，丼1杯の米飯を数口，一食5分程度で摂っていた．摂食の仕方は，舌の前後運動で取り込みながらそのまま丸のみ状態で嚥下し，咀嚼運動がみられなかった．

性急な取り込みで嚥下を続けると，摂食中にむせることがあり，続いてその咳によって腹圧が高まり誘発されると思われる嘔吐がみられた．その吐物からも，ほとんど咀嚼されていないことを確認した．

VF所見：水分は，喉頭蓋谷，梨状陥凹に嚥下前の貯留と，嚥下後の残留および嚥下中の喉頭浸入が認められた．コップからの自己摂取では一口量が増えるため，特に注意を要した．固形，半固形物は咽頭期に大きな問題はみられないが，咀嚼運動が全く行われず，舌の前後運動によって丸飲みをする摂食方法であること，また，食道の蠕動運動が低下しており，下部食道に食物の停滞がみられること，少し間をおくとそれが胃へ流入することを確認した（DVD症例49-【1】）．

03 リハアプローチと経過（図1）

初期評価と訓練の実施

施設から当センターへ外来通所開始．コミュニケーション関係をとり，リラックスした状態での摂食活動を観察した．訓練時間を昼食時間に設定し，施設の給食を持参してもらい評価した．一口量や食べかたなど，摂食行動の特徴はすぐに観察評価できたが，摂食途中のむせや食事中の嘔吐は，数回続けるうちに出現する機会を得た．また，献立による状況の違いをみるためには，数回の評価を行う必要があった．

施設職員の協力があり，外来訓練に施設職員の指導員と看護師が毎回同伴し，昼食の運搬，施設での摂食状況と問題の報告をした．あわせて当センターでの摂食状況を言語聴覚士とともに観察

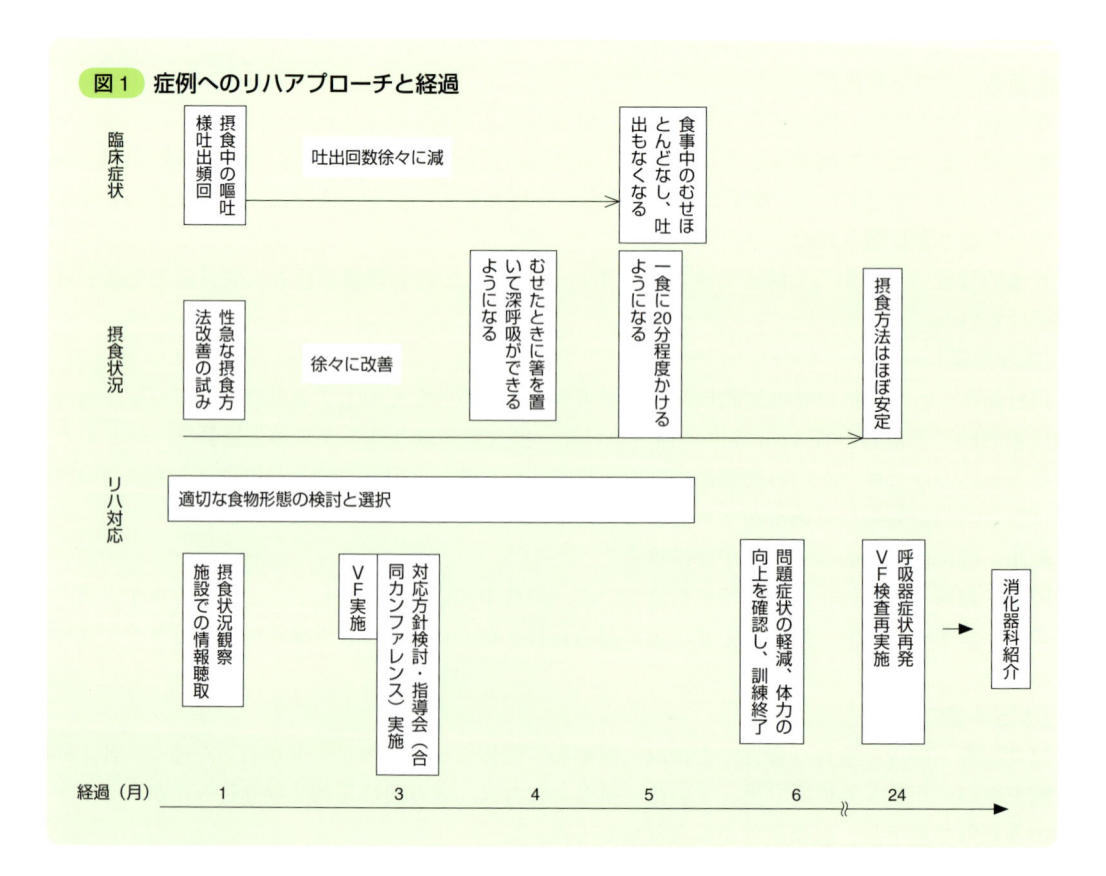

図1 症例へのリハアプローチと経過

し，問題点と対応策について話し合った．指導内容を施設の他の職員へ伝達し，次の来所日までの間に新たな実践を重ねた．また，施設の指導員と看護師は，週末に帰宅する自宅の母親との情報交換も丁寧に行った．

訓練は1～2週に1回，40分間程度で上記情報を聴取，問題点の整理とそれに基づく指導を行った．毎回来所時に，施設での状況の記録を提出してもらい，対応についての検討を重ねた．

対応方針の策定

最も大きな問題点は，性急な摂食方法にあると思われたが，長年習慣的に行われている摂食方法を変えることは困難と思われた．そこで，①食物形態，②摂食行動上の工夫を行って，本人の苦痛を減らし，それにより③本人の意識づけが可能であれば促すこととした．以上の内容を訓練時に確認し，施設での実践を促した．

食物形態の工夫として，肉や魚など大きなものは注意して食べることができるとのことであったが，汁物や，レンコン，たけのこ，たぬきそばの揚げ玉などでむせが起こることが確認された．このため，汁物にはとろみをつけ，やわらかくまとまりやすい一般的な嚥下食の形態を優先するように指導した．また，やわらかめでもまとまりにくいおひたしや焼き魚などは「あんかけ」にする工夫を指導した．日中に食べる「おやつ」も，せんべいやクラッカーなどをヨーグルトやゼリーにするなどの工夫を促した．

摂食行動へのアプローチとして，一口の量を少なくすることが大きな課題であり，主食の器を丼から茶碗にするなど，食器を小さめにする工夫をした．

また，食物を取り込み続けることで下部食道に食物が停留することが確認されたため，捕食から嚥下のスピードや一口量の調整は困難でも，せめて捕食と捕食の間を空けることができる方法を考えた．幸いコミュニケーション関係がよい本人の個性を活用し，食事中の他の利用者の間を回ってお茶を注ぐなど，本人の食事中に連続摂食の休止を入れる方法を，施設職員のアイディアで導入した．

本人の意識づけの指導とするために，施設での食事で，苦しいむせや吐出というトラブルを起こさないで食べられるよう，日常的な食事場面での声かけにも留意した．また，むせが起こった際には取り込みを休止して，咳が落ち着くまで待つよう促した．

対応の経過とアドバイス内容

訓練経過3カ月ほどの時点で，食事場面の観察・指導の経過とVFにより症状の確実な把握ができたため，施設職員（看護師，指導員，栄養士）と母親，リハセンター側からは主治医，担当言語聴覚士，栄養士が出席して合同カンファレンスを開催した．

主治医から症状と対応の必要性を説明し，言語聴覚士から具体的な対応案を提示した．続いて栄養士から本人に適する食物形態とその調理法の工夫を説明し，施設の栄養士から施設の状況を聞きながら実施可能な方法について相談・指導し，方針を検討した．あわせて，週末に外泊し食事をともにする母親に，家庭での調理の工夫と食事の際の留意点を説明し，実践されるよう促した．カンファレンスでは，図2に示す資料を配布して説明し，関係者の共通理解の促進を図った．

合同カンファレンス後は，担当看護師をキーパーソンとして，施設内で症例の症状や対応策の理解と協力が進み，食事の実際場面での対応が症例にも負担なく受け入れられた．その結果，ゆっくり一口ずつ摂る，数回の嚥下の後に周囲の者へお茶入れをして間を置くなど，摂食方法に変化がみられた．同時に食事中のむせがほとんどなくなり，嘔吐はなくなった．昼間の喘鳴がなくなり，感冒様症状もなくなった．

図2　合同カンファレンスの配布資料

○○○○様　お食事について

1. 経過
   1年くらい前より，食物を丸のみしたとき等にむせるようになり，痰も絡むようになった．水分ではむせはない．
2. 現在の様子
   - ◆ 食事のとり方
     空腹感があり，食べることは楽しい．
     確実に一人で食器を使ってとることができ，残さない．こぼすこともほとんどない．
     口腔内で噛んで食物を唾液と混ぜて飲み込むことが困難で，ほとんどそのまま飲み込む．
     一口に入る量が多く，摂食のスピードも大変速い．
   - ◆ むせの様子
     むせやすくなる条件：
     ・のどに痰がたまっている．
     ・食物の中に，のどに引っかかるようなもの，飲み込みにくいものがある．
     ・一度むせた後（咳が出やすい状態が続いている．）
     むせに続いて，食べていたものが吐き出される．（食道から，胃から）
     落ち着いてから続きを食べ始めることが難しい．（すぐに食べ始めたい）
   - ◆ 造影検査の結果
     のどの様子：水分が喉の奥を通り越してスムーズに食道へ行かず，喉のあたりにたまっていることがあり，それが喉頭に入ってしまうことがある．これが咳払いなどで払えず気管の方へ入る危険性がある．
     食道～胃の様子：飲み込んだものがすぐに胃に入らず，食道にたまっていることがある．その状態で咳き込んだりすると，逆流して嘔吐することがある．
3. 今後の注意点
   1) 食べやすい食物を
      〈喉を通りやすくする．食道への負担を少なくする〉
      咀嚼しなくても飲み込みやすいもの．ざらざらせず，まとまりの良いもの．
   2) 一口の量，続けて食べる量を少なめに調整する
      〈喉を安全に通すようにする．食道に溜まっていることをなくすようにする〉
      食器を小さめにする．
   3) 食べるスピードをゆっくりにする
      食事場面の雰囲気をリラックスできるように．
      適宜声かけをして，「ゆっくり」を促す．
   4) むせたときは休んで，落ち着いてから食べ始める．
   5) 食休みをゆっくり取る
   6) 定期的な診察を受けていただく

このような福祉施設との連携した働きかけにより，下記のとおり改善がみられ，状態が安定したと判断された約6カ月経過時点で，来所しての訓練は終了とした．

〈改善点〉
①施設から提供される給食の食物形態の工夫が適切になり，それが本人に受け入れられた．
②摂食時の注意事項が守られ，職員の声かけや摂食環境の設定の改善も効果をもたらし，性急な摂食方法が改善した．
③むせや嘔吐，湿性嗄声などの問題がみられなくなった．
④顔色もよくなり，感冒様症状がみられなくなるなど健康状態に向上がみられた．

問題の再発と対応

　上記訓練終了から約1年半後，下記症状を訴え再来された．経過として上記訓練の終了から約1年後から食事中のむせが顕在化し，日常も常に痰が絡む様子や咳がみられるようになった．また，1カ月半に一度程度の頻度で発熱を繰り返すようになり，大学病院呼吸器内科を受診したところ，慢性誤嚥性肺炎との診断であった．

　食事状況は前回の指導で定着した摂食方法や食物形態の設定は守られ，間をおいて食べることや，声かけで休止して再度食べ始めることなどは穏やかにできていて，性急な食べかたでむせるわけではないことを確認した．そこで，VFを行ったところ，とろみをつけない水分および前傾姿勢でとった半固形（ゼリー）では少量の誤嚥が認められた．また，水分（中とろみつき），ゼリーとも，喉頭蓋谷，梨状陥凹への嚥下後の残留が少量認められるが，自発的な複数回嚥下によりほぼクリアされており，前回評価時に比して大きな違いは認められなかった．最も大きな問題は食道期にあり，下部食道の筋が弛緩しており，食道内に食物が著しく貯留し，定時的にECjunctionが開いて食塊が胃内へ流入する様子がみられた．

　主治医との相談の結果，食道の問題の診断と対応のため消化器内科的な対応が必要と判断し，他院消化器内科を紹介し受診を勧めた．その結果，食道蠕動運動障害との診断で，消化管運動賦活薬の内服を開始し，問題は軽減した．

04 症例のポイント

潜在的な摂食・嚥下リハニーズへの対応の必要性

　症例は，知的発達や言語によるコミュニケーションに制限があり，摂食・嚥下や呼吸器系の問題について自覚症状に基づく訴えをすることが困難な状況にあるため，周囲の者が症状を察して対応をする必要がある状態であった（サイドメモ）．

　また，このような症例では，摂食機能の発達の滞りやその状態での経年変化から，慢性的な誤嚥や肺炎・窒息のリスクなど，摂食・嚥下のリハに対する潜在的な需要が決して少なくないと思われる．

　各地域で，このような潜在的なニーズに対応するためのシステムはまだ確立されていないが，医療機関と施設スタッフとの連携で，問題を大きくしない工夫が図られる可能性はおおいにあると思われる．このような状況におかれたケースの健康やQOLの保障を進めるよう，今後，院外ネットワークの拡充が期待される．

サイドメモ

▶摂食嚥下機能発達障害を有する中高齢者への対応

　摂食嚥下機能のうち，特に舌の運動機能発達に制限がありながら，月齢に応じて離乳，食形態を向上させると，咀嚼機能が未発達なまま摂食行動を続けていくことになる．咽頭期に大きな問題がない場合は，舌の前後運動で口腔内移送をし，そのまま丸飲みで嚥下するようになることが多い．成長過程では，ふとした摂食条件の違い（介助者の交代，摂食場所の変化，何らかの要因による過緊張など）があると窒息の危険性が高まる．さらに，喉頭下垂，嚥下反射の遅延，咽頭の筋力低下など，加齢による問題が生じた際には窒息や誤嚥の危険性が高くなり，体力低下を伴うと肺炎や生命の危険に至る場合もある．

　こうした症例で知的な障害を合併している場合は，苦痛を訴えにくいこともあり，周囲の観察や定期的なバイタルサインのチェックなどから問題の発生を察知し，適切な治療や摂食方法の改善，安全な食物形態の工夫，それらを本人が受け入れられるよう導くことなどが対応として必要となる．対応の実際では，各施設と医療機関の地域連携も重要である．

文献

1) 里宇明元：対象疾患別にみた摂食・嚥下リハビリテーション．わかる！　摂食・嚥下リハビリテーションⅠ　評価法と対処法，医歯薬出版，2005，pp184-188．
2) 金子芳洋編：食べる機能をうながす食事─摂食障害のための献立，調理，介助，医歯薬出版，1994．

50 頸髄損傷に合併した嚥下障害において骨棘を認めた症例（保存的加療例と骨棘切除術施行例）

大森まいこ（松本真以子）　辻 哲也　慶應義塾大学医学部リハビリテーション医学教室
安藤牧子　羽飼富士男　慶應義塾大学病院リハビリテーション科

■症例①

01 経過

症例：65歳，男性．
診断名：頸髄不全損傷（C5レベル）．
現症：バイク乗車中の交通事故による受傷．急性期病院にて保存的に加療された．受傷から約2カ月で，リハビリテーション（以下リハ）病院である当院に入院となった．

02 検査所見

急性期合併症：気管切開，呼吸器管理歴なし．頭部外傷は，頭部MRI，臨床所見上明らかでない．
初診時現症：意識清明，精神機能正常．頸椎可動域に制限あり，前後屈はわずか．体幹全体にも同様に可動域制限あり．発声は湿性嗄声，痰がらみ．軟口蓋挙上良好，口蓋垂正中．嚥下時は食形態（常食を摂取）にかかわらずむせあり．不全四肢麻痺．ASIA impairment scale D，neurological level motor C5/ sensory C7，motor score 84/100．手指の痺れ，巧緻障害あり．握力 右13.5 kg/左19.0 kg．ADLは，FIM（機能的自立度評価法）運動項目29点．食事は，手指巧緻障害のため，修正自立レベル．
画像所見：頸椎X線所見（図1）では，C3～6にかけての頸椎前面の異常骨化（矢印）を認める．異常骨化の突出によって，下咽頭から食道入口部にかけての圧迫あり．頸椎MRI（図2）においても，異常骨化（矢印）を認め頸髄内に輝度変化あり．
VF所見：喉頭挙上，喉頭蓋反転不良あり．喉頭蓋谷，梨状窩への残留著明．食形態にかかわらず誤嚥を認めるが，誤嚥時咳嗽反射あり，自己喀出は可能．リクライニングによって誤嚥量の減少あり．

03 リハアプローチと経過

経過：VF上，喉頭挙上と喉頭蓋の反転阻害は骨棘の突出による影響が大きいと考えられた．しかし，本人の話によると受傷前から食事時のむせこみはあり，受傷により，状態には大きな変わりはないとのことであった．手術による骨棘切除も検討したが，本人の拒否あり，受傷前から骨棘による嚥下障害が生じていた可能性もあり，経過を観察する方針となった．誤嚥による肺炎などのリスクは高く，本人への説明も行ったが，経口摂取の希望が強かった．入院後発熱を認めておらず，

図1 頸椎X線

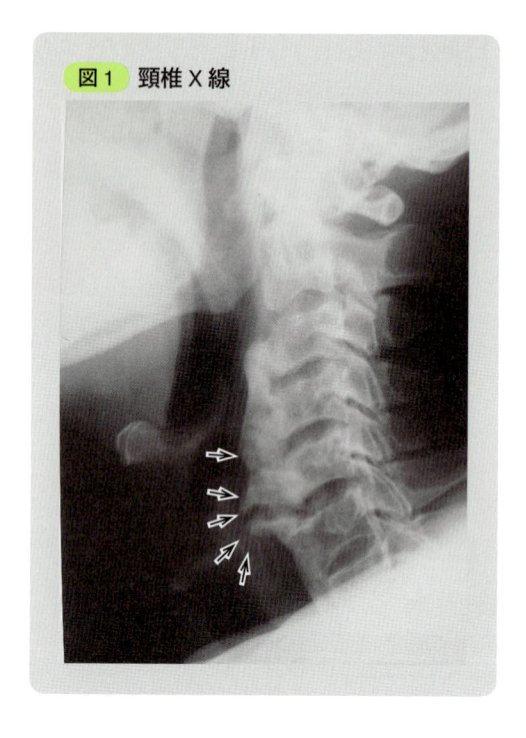

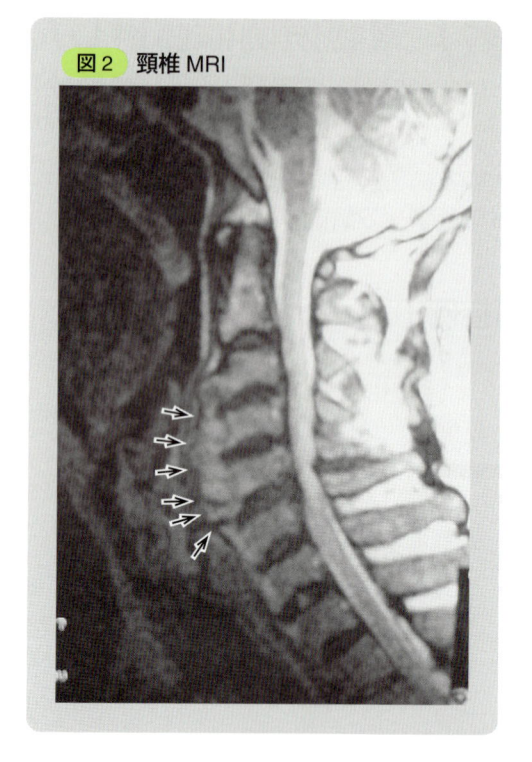

図2 頸椎MRI

　体位によって誤嚥のリスクを軽減できること，顕性誤嚥であること（咳嗽反射が誤嚥の指標になる），誤嚥時の喀出が可能であることなどを考えて，体位や食形態（下記）をしっかりと守ったうえでの経口摂取継続とし，発熱を認めたらすぐに中止することとした．
　リハ施行に際しての目標とアプローチを以下に示す．
目標：①誤嚥リスクの減少，②自力での食事摂取．
アプローチ：
・嚥下の代償法
体位：体幹全体を前傾して捕食した後，後傾して咀嚼・嚥下する．
食形態：常食摂取，水分と固形物を分けて摂取すること，一口量の制限としっかりとした咀嚼を行うことを徹底．
・ST：頸部ROM，メンデルゾーン手技などの間接訓練．体位・食形態などの確認．直接訓練
・PT，OT：体幹可動域訓練，座位バランス訓練，上肢機能訓練
　経過中，肺炎や発熱を認めず，目標である自力での食事摂取も可能となった．

04 症例①のまとめ

　本症例は，VFによって骨棘に伴う嚥下障害と診断された（**サイドメモ**）．今回の受傷によって，嚥下障害が新たに生じたというよりも，受傷前からのものである可能性が考えられた．長期にわたる経過であれば，手術による著明な改善が期待できないことも考えられ（後述），本人の拒否もあったため，手術は行わず保存的加療を行った．VFは誤嚥のリスクが高率にあるという結果であり，経口摂取継続に関しては，判断の難しいところであった．しかし，以前からむせながらも常食を摂取し，発熱や肺炎を認めていなかったため，本人の経口摂取継続の希望は強かった．できるだけ，誤嚥のリスクを減らすためにリハ介入を行った．頸髄損傷（以下頸損）による嚥下障害合併のリス

ク要因として，頸部可動域の制限や外頸筋群の緊張なども認めたため，それらに訓練アプローチは有用であると考えられた．入院中は，発熱もなく，食事の自力摂取も可能となったが，退院後も外来でフォローアップしていく必要がある．

■症例②

01 経過

症例：76歳，男性．
診断名：頸髄不全損傷（C6レベル）．
現症：階段から転落し，第6頸椎破裂骨折受傷．C6レベルの不全頸損を生じた．受傷後2週目に頸椎後方固定術施行．呼吸状態不良であり，気管切開のうえ，人工呼吸管理となった．

02 検査所見

受傷3週目現症：気切，呼吸器（BiPAP）管理．意識レベルはJCS一桁．表出は首振りや口唇の動きで推測．提舌可．反復唾液飲みテスト（RSST）3回可能だが，喉頭挙上不良．頸椎可動域に制限あり，回旋・前後屈ほぼ不可．不全四肢麻痺．ASIA impairment scale D，neurological level motor C6/ sensory C6．ADL全介助．IVHによる栄養摂取．

画像所見：術前頸椎CT（図3）：C6破裂骨折，C3/4, 4/5骨棘前方突出（矢印）．術後頸椎X線（図4）：後方固定，C3/4, 4/5骨棘前方突出（矢印）．

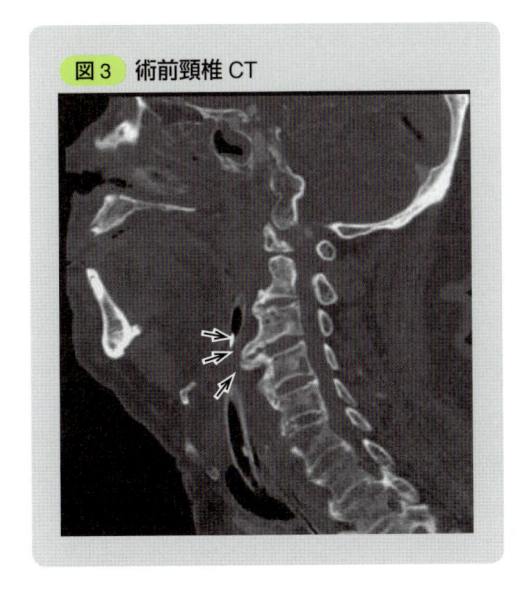

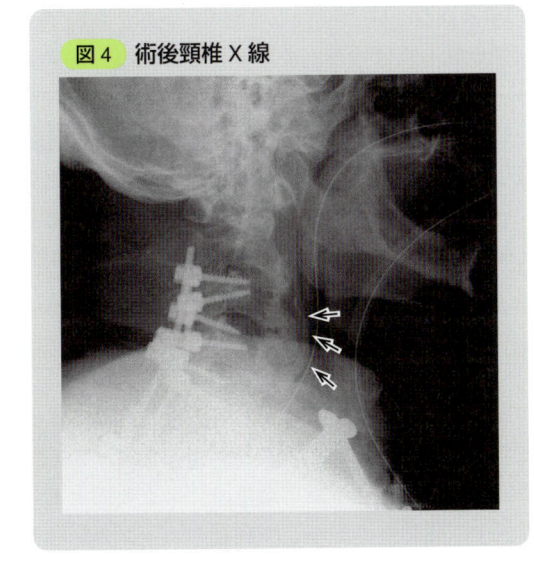

図3 術前頸椎CT

図4 術後頸椎X線

03 リハアプローチと経過

　経過：初回のVFは受傷から6週で行ったため，その後の変化があると考えられた．そのため，治療法の決定やゴール設定は行わず，経時的にVFを行いながら，経過をみていくこととした．以下，VFの所見も含めて経過をまとめた．

　第1回VF施行（受傷より6週）：骨棘が食道入口部をほぼ閉鎖する状態で前方に突出．喉頭挙上，喉頭蓋反転不良あり．喉頭蓋谷，梨状窩への残留著明．食形態にかかわらず誤嚥を認める．骨棘や気管カニューレによる器質的な要因によるものに加えて，機能的な要因も否定はできず．

　→STによる直接訓練を開始，訓練後に吸引を行う．その他，頸部ROMやメンデルゾーン手技，口腔周囲筋，舌筋訓練やPT，OT訓練は継続して施行．

　VF2回目（同8週）：第1回目と比較して大きな変化なし．気切カニューレと経鼻チューブの影響を確認するため，カニューレとチューブを抜去した状態でも施行したが，大きな違いはなし．

　→直接訓練を継続．

　VF3回目（同12週） DVD症例50-【1】：骨棘増大の印象あり，第2回目と比較して，誤嚥量の増加あり．

　→整形外科主治医と治療方針について相談．本人，家族の希望あり，手術施行予定となる．肺炎増悪あり，直接訓練中止．

　手術（同15週）：炎症反応陰性化した時点で，手術施行．前方進入のうえ，骨棘切除．

　VF4回目（同16週）：手術後1週目に評価．骨棘の突出は消失．軟部組織の隆起は残存しており，術後の炎症，浮腫の影響と考えられた．術前と比較して，わずかに喉頭挙上の改善，誤嚥の減少は認めたが，著明な改善は認めず．

　→直接訓練を再開．

　VF5回目（同17週）：直接訓練時の所見上，大きな改善は認めなかったが，本人の食事開始の希望が強く，前回から1週でのVF再検となった．前回と比較して改善はほとんど認めず．

　→本人に誤嚥のリスクを説明し，直接訓練を継続．

　VF6回目（同19週）：前回VFから2週経過．軟部組織の腫脹が減少していたが，喉頭挙上・喉頭蓋反転不良は残存．前回と比較すると，喉頭進入〜誤嚥量は減少．

　→直接訓練に加えて，昼のみペースト食を開始．

　VF7回目（同22週） DVD症例50-【2】：喉頭挙上軽度改善．嚥下後の梨状窩への残留は減少．水分では誤嚥を認めたが，とろみでは喉頭侵入のみ．誤嚥時の咳嗽反射はなし．

　→3食ペースト食，とろみ水分摂取可とする．

　転院（同23週）：リハ継続目的で他院へ転院．

04 症例②のまとめ

　本症例は，評価のために施行したVFにて骨棘を認め，嚥下障害の大きな要因となっていると考えられた．本症例も症例①と同様に受傷前から，食事時のむせはあったとのことであった．しかし，頸損受傷に伴う嚥下障害合併のリスク要因として，固定術による頸部可動域の制限，外頸筋群の過緊張や，気切カニューレや経鼻チューブの影響もあると考えられ，どこまでが骨棘によるものかという判断は困難であった．そのため，改善可能と思われる部分へのアプローチとして，嚥下訓練を開始した．そして，訓練効果の判断のために定期的にVFを行い，経過をみることとした．

しかし，訓練開始後にも改善は認められず，気管カニューレや経鼻チューブを抜去してのVF所見も大きな変化を認めなかった．逆に3回目のVFでは，若干骨棘が増大しており，誤嚥量が増加していた．また本人，家族の手術希望が強かったこともあり，骨棘切除術を施行する方針となった．手術後しばらくは軟部組織の膨隆が残存し，喉頭挙上不良もあったが，直接訓練を行いながら経時的にVFを施行し，最終的にはペースト食摂取まで可能となった．

05 両症例を通してのポイント

頸髄損傷と嚥下障害

嚥下障害の原因疾患として，頸損があげられることは少ない．嚥下中枢や嚥下に関与する神経は，脳幹部と脳神経，一部上位頸神経（C1〜3）であるため，頭部外傷を伴わない頸損や低位頸損では基本的に，機能的嚥下障害は生じにくいからである．そのため，頸損患者において明らかな臨床症状がなければ，十分な嚥下評価がなされていないことが多い．

しかし，頸損患者では表1に示すように，嚥下障害合併のリスク要因を有する．また，頸損患者では呼吸機能が低下しているため，誤嚥を生じると肺炎や無気肺などの呼吸器合併症が重症化しやすい．したがって，頸損患者において，誤嚥リスクを評価し，早期に対応することは，生命予後につながる合併症を減少させるために重要である．特に高齢者では，誤嚥のリスクも高く，誤嚥から重篤な合併症も生じやすいため，より注意が必要である．

表1　頸髄損傷における嚥下障害合併のリスク要因
- 頸椎手術の合併症（前方侵入，前方固定，移植片の挿入，反回神経麻痺，術後浮腫）
- 高齢
- 器質的変化（骨棘，強直，靭帯骨化）
- 外頸筋群の過緊張
- 頸椎カラー使用
- 挿管チューブ
- 気管切開カニューレ

骨棘への対応

高齢の頸損患者では嚥下障害が疑われて，VFを施行した際に，頸椎の器質的変化がその大きな要因になっていることに気づかれる場合がある．本稿では，そのような頸椎変形のひとつである骨棘により嚥下障害を生じ，手術もしくは保存的加療を選択した頸損患者2症例を紹介した．

両症例とも頸損受傷前から食事時のむせを認めていたことから，骨棘は受傷以前から存在しており，頸損に伴うその他のリスク要因が加わり嚥下障害をさらに悪化させた可能性が高い．しかし，各因子の影響の比重を判断することは困難であり，治療方針の決定は容易には行えない．したがって，改善可能と思われる因子への保存的なアプローチをまず行い，改善具合を定期的に評価しつつ，手術など侵襲的な評価を行うかどうかを判断することが望まれる．

サイドメモ

▶頸椎骨棘と嚥下障害

　骨棘は，嚥下障害を生じやすい器質的変化のひとつである．1905年にZahnが骨棘による嚥下障害を最初に報告していて以後，多くの症例が報告されている．表2に骨棘による嚥下障害のメカニズムを示した．特に前方に突出した骨棘は，食道入口部をふさいだり，喉頭蓋反転を妨げたりするなど，嚥下障害を生じやすい．

　骨棘が嚥下障害の大きな要因である場合，治療法としては手術による骨棘切除と消炎鎮痛剤内服などによる保存的治療がある．それらの選択が必要となるが，過去の報告では，手術によって著明に改善した例がある一方，術後も嚥下障害が残存した例や保存的加療によって改善したという報告もあり，治療法が統一されていないのが現状である．その理由として，骨棘の増殖は長期の経過によるものが多く，慢性炎症による瘢痕組織の生成や，嚥下支配神経の障害を生じているため，単純に骨棘の機械的な圧迫の解除だけでは，嚥下障害は改善しない可能性が高いためと考えられる．

表2 骨棘による嚥下障害のメカニズム

①直接の機械的圧迫
②機械的圧迫による食道およびその周囲の炎症，浮腫
③炎症による瘢痕組織からの，食道絞扼や，正常運動や弾力性の阻害
④機械的圧迫による食道の緊張状態の変化，交感神経系を介した食道弾力性の変化
⑤嚥下支配神経の障害

文献

1) 小山祐司・他：頸椎骨棘により嚥下障害を来たした2例．リハ医学 **37**：609-612，2000．
2) Kmucha ST et al：DISH syndrome and its role in dysphagia. *Otolaryngol Head Neck Surg* **110**：431-436，1994．